令和2年版

保険調剤
Q&A

調剤報酬点数のポイント

編集

日本薬剤師会

序

　令和2年度診療報酬の改定率は，令和元年12月の厚生労働大臣および財務大臣による折衝を踏まえ，消費税財源を活用した救急病院における勤務医の働き方改革への特例的対応分（プラス0.08％）を除き，本体分でプラス0.47％（うち，調剤報酬はプラス0.16％）という内容に決まりました。その後，翌年3月初旬に告示された新たな調剤報酬点数表では，かかりつけ機能の評価をはじめ，「対物業務から対人業務への構造的転換」のさらなる推進として，対人業務の評価の拡充と併せて対物業務等の評価の見直しが行われました。

　特に，医療機関と薬局による「連携」に係る取り組みについて重点が置かれ，外来がん化学療法の質向上のための総合的取り組みとして，薬局でのレジメンを活用した薬学的管理（特定薬剤管理指導加算2），吸入薬の使用方法に関する指導と，その内容に関する医療機関へのフィードバック（吸入薬指導加算），インスリン製剤等を使用している糖尿病患者に対する調剤後を含めた副作用確認および服薬指導と，その結果に関する医療機関へのフィードバック（調剤後薬剤管理指導加算）のほか，経管投薬が行われている患者への簡易懸濁法に関する必要な支援（経管投薬支援料）などについて，新たな評価が設けられています。

　その一方で，令和2年度改定の議論と並行して，令和元年12月には改正薬機法が公布され，患者の服薬期間中のフォローアップなどの法制化，機能別の薬局認定制度の導入，服薬指導の対面義務の例外としてオンライン実施の規定などが行われることになりました。1890年に我が国の薬剤師・薬局が法律で規定されて以来，「薬局の定義」と「薬剤師の役割」が，その概念を大きく変えて時代のニーズに沿ったコペルニクス的転換がなされたと言えるでしょう。

　また，その翌年2月以降には，横浜港に寄港した外洋クルーズ船の乗員・乗客への対応をはじめ，その後，世界各国で猛威を振るった新型コロナウイルスの感染拡大防止の対応に追われる中での新点数表の施行という，非常に大変な状況の中での診療報酬改定となりました。

　令和2年度改定は，改正薬機法の趣旨である「住み慣れた地域で患者が安心して医薬品を使うことができる環境を整備する」という考え方を踏まえ，薬剤師・薬局がこれまで以上に地域包括ケアシステムの中で活躍するよう期待が込められたものです。薬局ならびに薬剤師は，こうした期待に的確に応えられる

よう，多職種と連携しながら地域住民・患者への安全・安心な医薬品の提供のため，より積極的に取り組むとともに，その業務や機能をより見える化し，多くの国民が医薬分業のメリットを実感できるようにしていかなければなりません。

　本書では，保険薬剤師が調剤の現場で感じた疑問を点数表の項目に合わせてわかりやすく解説しました。保険調剤に従事する薬剤師の指針あるいはこれから調剤実務に就く薬剤師の座右の書として活用していただければ幸いです。

　本書の刊行にあたり，企画，編集に携わった諸氏に改めて謝意を表します。

　令和2年6月

公益社団法人　日本薬剤師会

会長　山本 信夫

初版の序

　医薬分業は，薬価基準制度や診療報酬体系の見直しなど，一連の医療改革を背景に急速に進みつつあり，処方せんの発行枚数は平成10年度に4億枚に達すると推計されています。医薬分業の進捗状況を示す処方せんの受取状況も全国平均で30％を超え，外来患者の3人に1人は処方せんを持って保険薬局から調剤を受ける状況になりました。

　医薬分業は，本来リスクマネージメントシステムであり，薬剤師は患者の薬歴管理をはじめ処方の二重チェック，薬歴に基づく服薬管理指導，薬剤に関する情報提供，副作用のモニタリング，また必要に応じ患者に関する情報を医師へフィードバックするなど医薬品の有効性，安全性を担保することにより，医薬品の適正使用の推進に寄与しています。また，在宅医療の推進や平成12年度からの介護保険の施行など，患者の居宅へ活動の範囲も拡がっています。

　一方で，21世紀に予想される少子高齢社会においても安定した保険財政を確保する観点から，わが国では新たな医療提供体制を構築するための検討が始まっています。医療費の適正化もその対策のひとつであり，その一環として保険請求の審査業務の充実，医療機関等の指導監査の強化への取り組みが課題とされ，保険調剤も例外ではありません。医薬分業により国民が受けるメリット，医療保険への財政効果の検証，薬剤師の業務に対する現行調剤報酬点数の適否，21世紀の調剤報酬体系のあり方などが，医療保険制度の中で再評価を受ける時代に入っていると言えます。

　保険調剤に携わる薬剤師の果たす役割は益々比重を増しています。薬剤師は，その中心となる保険調剤を通して職能を発揮し，地域におけるチーム医療の一員として医療の一翼を担い，地域住民からの信頼を得，社会の要請に十分応えなくてはなりません。従って，薬剤師は保険薬局において処方せんに基づく正確な調剤と適正な保険請求をする上から，調剤報酬点数表を正しく理解し習得しておくことが必要です。

　本書は，現場の一線で調剤業務に従事する薬剤師から日常の業務の中で出てきた調剤報酬に関する解釈上の疑義について，「調剤と情報」の創刊時より「処方・調剤・保険請求Q＆A」に寄せられた質問を調剤報酬点数表の構成に沿って再編集したもので，点数解釈上把握していなければならない基本的事項や頻度の高い疑義事項を中心に，平易に解説しています。調剤報酬の解釈及び保険請求上の指

針として本書を有効に活用いただければ幸いです。

　本書の発刊に当たり，企画，編集に携わった諸氏に深甚の謝意を表します。

平成11年5月

社団法人 日本薬剤師会

会長　**佐谷 圭一**

Contents

第 1 章　調剤技術料

調剤基本料　Q001〜Q031

令和2年度改定による変更点　Q001〜Q004 ……………………………… 2
処方箋受付，受付回数　Q005〜Q009 …………………………………… 10
算定点数　Q010〜Q015 …………………………………………………… 14
妥結率　Q016〜Q017 ……………………………………………………… 20
地域支援体制加算　Q018〜Q021 ………………………………………… 24
後発医薬品調剤体制加算　Q022〜Q023 ………………………………… 29
分割調剤　Q024〜Q031 …………………………………………………… 30

調剤料　Q032〜Q122

令和2年度改定による変更点　Q032 ……………………………………… 43
内服薬　Q033〜Q054 ……………………………………………………… 44
嚥下困難者用製剤加算　Q055〜Q059 …………………………………… 61
一包化加算　Q060〜Q070 ………………………………………………… 65
内服用滴剤　Q071 ………………………………………………………… 75
屯服薬　Q072〜Q075 ……………………………………………………… 75
注射薬　Q076〜Q078 ……………………………………………………… 78
外用薬　Q079〜Q080 ……………………………………………………… 83
麻薬加算および向精神薬，覚せい剤原料または毒薬加算　Q081〜Q082 …… 84
自家製剤加算　Q083〜Q092 ……………………………………………… 85
計量混合調剤加算　Q093〜Q102 ………………………………………… 93
時間外加算，休日加算，深夜加算　Q103〜Q106 ……………………… 99
夜間・休日等加算　Q107〜Q110 ………………………………………… 102
在宅患者調剤加算　Q111〜Q116 ………………………………………… 106

i

長期投与　Q117〜Q122 ……………………………………………………………… 112

第2章　薬学管理料

薬剤服用歴管理指導料　Q123〜Q144

令和2年度改定による変更点　Q123 …………………………………………… 122
薬剤服用歴管理指導料　Q124〜Q135 ……………………………………… 125
重複投薬・相互作用等防止加算　Q136〜Q140 ………………………… 138
特定薬剤管理指導加算1　Q141〜Q142 ……………………………………… 144
乳幼児服薬指導加算　Q143〜Q144 …………………………………………… 147

かかりつけ薬剤師指導料, かかりつけ薬剤師包括管理料　Q145〜Q149

……………………………………………………………………………………………… 150
令和2年度改定による変更点　Q145 …………………………………………… 150
かかりつけ薬剤師指導料, かかりつけ薬剤師包括管理料　Q146〜Q149 …… 151

服薬情報等提供料, 服用薬剤調整支援料　Q150〜Q159

令和2年度改定による変更点　Q150 …………………………………………… 159
服薬情報等提供料1, 2　Q151〜Q156 ……………………………………… 160
服用薬剤調整支援料1　Q157〜Q159 ………………………………………… 166

外来服薬支援料　Q160〜Q165 ……………………………………………… 172

在宅患者訪問薬剤管理指導料　Q166〜Q188

令和2年度改定による変更点　Q166 …………………………………………… 177
在宅患者訪問薬剤管理指導料　Q167〜Q186 …………………………… 179
麻薬管理指導加算　Q187 ………………………………………………………… 198
在宅患者重複投薬・相互作用等防止管理料　Q188 …………………… 198

退院時共同指導料　Q189 …………………………………………………… 201

ii

第3章　薬剤料

薬剤料　Q190～Q194 ……………………………………………………… 204

第4章　その他の関連項目

薬担，療担　Q195～Q198 ………………………………………………… 210

自己負担金　Q199～Q204 ………………………………………………… 217

領収証，明細書　Q205～Q207 …………………………………………… 226

評価療養，実費徴収など　Q208～Q212 ………………………………… 230

麻薬　Q213～Q217 ………………………………………………………… 236

後発医薬品への変更調剤　Q218～Q230 ………………………………… 243

その他　Q231～Q256 ……………………………………………………… 257

■資料

1．調剤技術料 ………………………………………………………………… 290
　（1）調剤基本料　290
　（2）地域支援体制加算　295
　（3）後発医薬品調剤体制加算　298
　（4）分割調剤　299
　（5）調剤料（内服薬，外用薬）　301
　（6）嚥下困難者用製剤加算　302
　（7）一包化加算　303

iii

（8）浸煎薬・湯薬　306

（9）無菌製剤処理加算　307

（10）自家製剤加算　309

（11）計量混合調剤加算　311

（12）時間外加算等，夜間・休日等加算　313

（13）在宅患者調剤加算　314

2. 薬学管理料 ……………………………………………………………… 315

（1）薬剤服用歴管理指導料　315

（2）かかりつけ薬剤師指導料，かかりつけ薬剤師包括管理料　326

（3）服用薬剤調整支援料　332

（4）服薬情報等提供料　334

（5）外来服薬支援料　336

（6）在宅患者訪問薬剤管理指導料　337

（7）在宅患者緊急訪問薬剤管理指導料　341

（8）在宅患者緊急時等共同指導料　341

（9）経管投薬支援料　342

（10）退院時共同指導料　342

3. その他 ……………………………………………………………………… 343

（1）領収証，明細書　343

（2）評価療養　345

（3）消費税　345

（4）掲示　346

（5）後発医薬品への変更調剤　346

（6）他医療機関の受診　350

（7）湿布薬　352

（8）その他（医科点数表）　352

- 調剤報酬　354
- 介護報酬　357

第 1 章

調剤技術料

■調剤基本料
令和2年度改定による変更点
処方箋受付, 受付回数
算定点数
妥結率
地域支援体制加算
後発医薬品調剤体制加算
分割調剤

■調剤料
令和2年度改定による変更点
内服薬
嚥下困難者用製剤加算
一包化加算
内服用滴剤
屯服薬
注射薬
外用薬
麻薬加算および向精神薬, 覚せい剤原料または毒薬加算
自家製剤加算
計量混合調剤加算
時間外加算, 休日加算, 深夜加算
夜間・休日等加算
在宅患者調剤加算
長期投与

調剤基本料

令和2年度改定による変更点

調剤基本料は，どのように変更されたのですか。

　調剤基本料については，通常の区分である調剤基本料1の要件は一切変更ありません。特例の区分（すなわち調剤基本料1以外）について，前回改定（平成30年度）に引き続き，それぞれ対象範囲の拡大が行われました（表）。

1．調剤基本料2

　調剤基本料2の要件について，**保険薬局の医薬品備蓄の効率性や損益状況などを踏まえ，対象範囲の拡大**が行われました。

　具体的には，①処方箋の受付回数が月平均4,000回超かつ特定の保険医療機関に係る処方箋による調剤の割合（以下，「集中率」）が70％超の保険薬局，②受付回数が月平均2,000回超かつ集中率85％超の保険薬局，③特定の保険医療機関に係る処方箋の受付回数が月平均4,000回超（集中率にかかわらず）の保険薬局という従来の要件に加えて，**「受付回数が月平均1,800回超かつ集中率95％超の保険薬局」も対象とするよう見直し**が行われました（図1）。ただし，所定点数については変更ありません。

2．調剤基本料3

　調剤基本料3については，**調剤基本料2とともに保険薬局の損益状況などを踏まえ，対象範囲の拡大**が行われました。

　具体的には，①同一グループ内における保険薬局の処方箋の受付回数の合計が月4万回を超えており，かつ，②集中率85％超の保険薬局（①&②），または，③特定の保険医療機関と不動産の賃貸借関係にある保険薬局（①&③）という従来の要件について，**①の受付回数の合計を「月3万5,000回」に引き

第1章 調剤技術料

表 調剤基本料の主な変更点

改定前（令和2年3月31日まで）	改定後（令和2年4月1日から）
【通常】 (1) 調剤基本料1（医療資源の少ない地域含む） 42点	【通常】 (1) 調剤基本料1（医療資源の少ない地域含む） 42点
【特例】 (2) 調剤基本料2　　　　　　　　26点 　受付回数と集中率が次のいずれかに該当 　イ）月4,000回超，集中率70％超 　ロ）月2,000回超，集中率85％超 　ハ）特定の保険医療機関に係る処方箋 　　が月4,000回超（同一建物内の複数 　　医療機関は合算ほか）	【特例】 (2) 調剤基本料2　　　　　　　　26点 　受付回数と集中率が次のいずれかに該当 　イ）月4,000回超，集中率70％超 　ロ）月2,000回超，集中率85％超 　ハ）月1,800回超，集中率95％超 　ニ）特定の保険医療機関に係る処方箋 　　が月4,000回超（同一建物内の複数 　　医療機関は合算ほか）
(3) 調剤基本料3 　21点（月4万回超），16点（月40万回超） 　同一グループの保険薬局の処方箋の合計 　が月4万回超または月40万回超で，次のい 　ずれかに該当 　　イ）集中率85％超 　　ロ）特定の保険医療機関との不動産の 　　　賃貸借関係あり	(3) 調剤基本料3 　21点（月3.5万回超），16点（月40万回超） 　同一グループの保険薬局の処方箋の合計 　が月3.5万回超または月40万回超で，次の 　いずれかに該当 　　イ）集中率85％超（月4万回超，月 　　　40万回超） 　　ロ）集中率95％超（月3.5万回超～4 　　　万回以下） 　　ハ）特定の保険医療機関との不動産の 　　　賃貸借関係あり
(4) 特別調剤基本料　　　　　　　11点 　次のいずれかに該当 　　イ）病院と特別な関係で，集中率95％ 　　　超 　　ロ）調剤基本料に係る届出を行ってい 　　　ない	(4) 特別調剤基本料　　　　　　　11点 　次のいずれかに該当 　　イ）保険医療機関と特別な関係で，集 　　　中率70％超 　　ロ）調剤基本料に係る届出を行ってい 　　　ない

（縦書き見出し：調剤基本料）

下げて，対象範囲を拡大するよう見直しが行われました（図2）。

　ただし，新たに追加されることになった，同一グループ内における処方箋の受付回数の合計が月3万5,000回超～4万回以下の部分については，集中率95％以下の保険薬局には適用されません。

3. 特別調剤基本料

　特別調剤基本料については，①病院と特別な関係を有し，かつ，集中率が95％超の保険薬局（いわゆる同一敷地内薬局），または，②調剤基本料に係る届出を行っていない保険薬局が対象とされていました。

　令和2年度改定では，保険薬局の収益状況などを踏まえ，①の要件について**診療所も対象とするよう見直し**を行うとともに，**集中率を95％超から「70％超」へ引き下げ**ることになりました。さらに，所定点数については，11点か

▶「調剤基本料2*」は，特定の保険医療機関に係る処方箋が月4,000回超の場合（①保険薬局と同一建物内の保険医療機関は合算，②同一グループの他の保険薬局で集中率が最も高い保険医療機関が同一の場合は，当該処方箋受付回数を含む）
▶医療資源の少ない地域に所在する保険薬局の場合は「調剤基本料1」，保険医療機関と特別な関係（同一敷地内）＆集中率70%の保険薬局，調剤基本料に係る届出を行っていない場合は「特別調剤基本料」

図1 調剤基本料2の変更点（イメージ）

▶「調剤基本料3*」は，同一グループ内における保険薬局の処方箋の受付回数の合計が月3.5万回を超えており，かつ，特定の保険医療機関と不動産の賃貸借関係にある保険薬局の場合

図2 調剤基本料3の変更点（イメージ）

ら「9点」に引き下げが行われました。

4. その他

複数の保険医療機関を受診する患者が同一の保険薬局を利用することで、処方薬の一元的・継続的な把握が容易となり、また、さらなる重複投薬の解消を進めることが可能となります。そのような同一薬局の利用推進という観点から、その方策の1つとして、**同一患者から異なる保険医療機関で交付された複数の処方箋を「同時」に受け付けた場合、2回目以上の受付分の調剤基本料を100分の80で算定**する仕組みが導入されました。

 地域支援体制加算は、どのように変更されたのですか。

保険薬局の地域における「かかりつけ機能」に応じた適切な評価とする観点から、実績要件を設けるとともに、所定点数の引き上げが行われました(**表**)。

1. 調剤基本料1に該当する保険薬局

従来の要件について、強化・充実が図られました。具体的には、調剤基本料の該当区分にかかわらず共通する事項(備蓄医薬品、時間外・休日対応、開局時間など)とは別に、地域医療への貢献に係る十分な体制が整備され、かつ、十分な実績を有していることとして、**新たに設けられた5項目(以下の①～⑤)のうち、4項目以上を満たしていることが必要**です(ただし、①～③は必須)。

---

①麻薬小売業者の免許
②在宅薬剤管理指導(年12回以上)
③かかりつけ薬剤師指導料・かかりつけ薬剤師包括管理料に係る届出
④保険医療機関への文書による服薬情報等の提供(年12回以上)
⑤薬剤師研修認定制度等の研修修了の薬剤師による、地域の多職種連携会議への出席(年1回以上)

表　地域支援体制加算の主な変更点

改定前（令和2年3月31日まで）	改定後（令和2年4月1日から）
地域支援体制加算　　　　　　　　35点	地域支援体制加算　　　　　　　　38点
【基準】 〈共通〉 備蓄医薬品，24時間調剤／在宅業務，緊急時等の連絡先の周知，開局時間，管理薬剤師　ほか ＋ 〈調剤基本料1〉　＊いずれも該当 ①麻薬小売業者の免許 ②在宅薬剤管理指導（年1回以上） ③かかりつけ薬剤師指導料等に係る届出	【基準】 〈共通〉 備蓄医薬品，24時間調剤／在宅業務，緊急時等の連絡先の周知，開局時間，管理薬剤師　ほか ＋ 〈調剤基本料1〉　＊うち，4項目以上該当（①～③は必須） ①麻薬小売業者の免許 ②在宅薬剤管理指導（年12回以上） ③かかりつけ薬剤師指導料等に係る届出 ④保険医療機関への服薬情報等提供（年12回以上） ⑤薬剤師研修認定制度等の研修修了薬剤師による，地域の多職種連携会議への出席（年1回以上）
〈調剤基本料1以外〉　＊いずれも該当，常勤薬剤師1人あたり（年間） ①夜間・休日等対応（400回以上） ②麻薬管理指導加算（10回以上） ③重複投薬・相互作用等防止加算（40回以上） ④かかりつけ薬剤師指導料等（40回以上） ⑤外来服薬支援料（12回以上） ⑥服用薬剤調整支援料（1回以上） ⑦在宅薬剤管理指導（単一建物患者1人，12回以上） ⑧服薬情報等提供料（60回以上）	〈調剤基本料1以外〉　＊うち，8項目以上該当，常勤薬剤師1人あたり（年間） ①夜間・休日等対応（400回以上） ②調剤料の麻薬加算（10回以上） ③重複投薬・相互作用等防止加算（40回以上） ④かかりつけ薬剤師指導料等（40回以上） ⑤外来服薬支援料（12回以上） ⑥服用薬剤調整支援料1，2（1回以上） ⑦在宅薬剤管理指導（単一建物患者1人，12回以上） ⑧服薬情報等提供料（60回以上） ⑨薬剤師研修認定制度等の研修修了薬剤師による，地域の多職種連携会議への出席（5回以上）

2．調剤基本料1以外に該当する保険薬局

　従来の要件について，見直しが図られました。具体的には，地域医療への貢献に係る必要な体制が整備され，かつ，相当な実績を有していることとして，**新たに設けられた9項目（以下の①～⑨）のうち，8項目以上を満たしていることが必要**です（ただし，①～⑧は常勤薬剤師1人当たり，⑨は1薬局当たりの直近1年間の算定回数または実施した実績）。

---

①夜間・休日等の対応（400回以上）

②調剤料の麻薬加算（10回以上）

③重複投薬・相互作用等防止加算（40回以上）

④かかりつけ薬剤師指導料等（40回以上）

⑤外来服薬支援料（12回以上）
⑥服用薬剤調整支援料（1回以上）
⑦在宅薬剤管理指導（いずれも単一建物患者1人の場合）（12回以上）
⑧服薬情報等提供料（60回以上）
⑨薬剤師研修認定制度等の研修修了の薬剤師による，地域の多職種連携会議への出席（5回以上）

3．経過措置

　調剤基本料1を算定する保険薬局に適用される要件のうち，在宅薬剤管理指導や服薬情報等の提供などのように実績を必要とする項目については，令和3年3月31日まで（1年間）経過措置が設けられています。詳細は，関係告示や関連通知をご確認ください。

地域支援体制加算は，令和2年度診療報酬改定において見直しが行われ，4月から新たな基準になりました。当薬局は調剤基本料1を算定しており，近いうちに地域支援体制加算の届出を行いたいと考えています。来年3月末までは経過措置が設けられているようですが，これから届出を行う保険薬局の場合には，新しい基準を満たしていなければならないのでしょうか。

A

　令和2年4月1日以降に届出を行う保険薬局の場合でも，**令和3年3月31日までの間は，改定前の基準を満たしていれば届出を行うことが可能**です。
　地域支援体制加算は，かかりつけ薬剤師がその機能を発揮し，地域包括ケアシステムの中で地域医療に貢献する保険薬局を評価するものとして，厚生労働大臣が定める施設基準の項目として設けられている点数です。
　調剤基本料1を算定している保険薬局と調剤基本料1以外を算定している保険薬局では，それぞれ基準の内容は異なりますが，調剤基本料1の場合，5項目のうち4項目以上を満たしていることが必要です（**表1**）。令和2年度改定前は，①麻薬小売業者の免許，②在宅薬剤管理指導（年1回以上），③かかりつ

表1 地域支援体制加算の新基準（令和2年4月1日〜）

調剤基本料1の保険薬局	調剤基本料1以外の保険薬局
▶以下のうち，4項目以上に該当していること（ただし，1〜3は必須）。 ▶数字は保険薬局あたりの直近1年間の実績。 1. 麻薬小売業者の免許 2. 在宅薬剤管理指導の実績（年12回以上の算定） 3. かかりつけ薬剤師指導料・かかりつけ薬剤師包括管理料に係る届出 4. 保険医療機関への文書による服薬情報等提供の実績（年12回以上の算定） 5. 薬剤師研修認定制度等の研修修了薬剤師による，地域の多職種連携会議への出席（年1回以上） ＊下線部分は改定前の基準	▶以下のうち，8項目以上に該当していること。 ▶数字は常勤薬剤師1人あたりの年間の実績。 1. 夜間・休日等対応（400回以上） 2. 調剤料の麻薬加算（10回以上） 3. 重複投薬・相互作用等防止加算（40回以上） 4. かかりつけ薬剤師指導料，かかりつけ薬剤師包括管理料（40回以上） 5. 外来服薬支援料（12回以上） 6. 服用薬剤調整支援料1，2（1回以上） 7. 在宅薬剤管理指導（単一建物患者1人，12回以上） 8. 服薬情報等提供料（60回以上） 9. 薬剤師研修認定制度等の研修修了薬剤師による，地域の多職種連携会議への出席（5回以上）

表2 地域支援体制加算の要件適用に関する経過措置

> 第92 地域支援体制加算
> 1 地域支援体制加算に関する施設基準
> （1） 以下のア又はイの区分に応じ，それぞれに掲げる基準を満たすこと。
> 　　ア 調剤基本料1を算定する保険薬局
> 　　　（イ），（ロ）〈略〉
> 　　イ 調剤基本料1以外を算定する保険薬局
> 　　　（イ）〜（ニ）〈略〉
> （2）〜（24）〈略〉
> 2 届出に関する事項
> （1）〈略〉
> （2） 1の（1）のアに規定する調剤基本料1を算定する保険薬局の要件については，令和3年3月31日までの間に限り，なお従前の例による。

（特掲診療料の施設基準等及びその届出に関する手続きの取扱いについて，令和2年3月5日
保医発0305第3号）

け薬剤師指導料・かかりつけ薬剤師包括管理料に係る届出の3項目でしたが，地域における「かかりつけ機能」に応じた適切な評価とするとの観点から，現在は実績要件の充実・強化が図られています。

ただし，新たに設けられた基準については，施行（令和2年4月1日）から1年間の経過措置が設けられています（表2）。この経過措置の取り扱いは，施行前または施行後にかかわらず適用されますので，4月1日以降，新たに地域

支援体制加算に係る届出を行う保険薬局の場合であっても，令和3年3月31日までの間は改定前の基準を満たしていれば届出を行うことは可能です。

 後発医薬品調剤体制加算は，どのように変更されたのですか。

　令和2年9月までに後発医薬品使用割合を80％以上にするとの政府目標を踏まえつつ，さらなる後発医薬品の使用を促進するため，**調剤数量割合の高い加算に重点を置いた評価**となるよう，所定点数の見直しが行われました（**表**）。

　具体的には，後発医薬品調剤体制加算1～3の要件は変更せず，所定点数について，加算1（75％以上）は3点の引き下げ，加算3（85％以上）は3点の引き上げがそれぞれ行われました（加算2は変更なし）。

　一方，後発医薬品の調剤数量割合が著しく低い保険薬局に対する減算措置（調剤基本料の所定点数から2点減算）については，後発医薬品の調剤数量が「20％以下」という要件から「40％以下」に拡大されています。

表　後発医薬品調剤体制加算の主な変更点

改定前（令和2年3月31日まで）	改定後（令和2年4月1日から）
(1) 後発医薬品調剤体制加算1　　18点 　　後発医薬品の調剤数量　75％以上	(1) 後発医薬品調剤体制加算1　　15点 　　後発医薬品の調剤数量　75％以上
(2) 後発医薬品調剤体制加算2　　22点 　　後発医薬品の調剤数量　80％以上	(2) 後発医薬品調剤体制加算2　　22点 　　後発医薬品の調剤数量　80％以上
(3) 後発医薬品調剤体制加算3　　26点 　　後発医薬品の調剤数量　85％以上	(3) 後発医薬品調剤体制加算3　　28点 　　後発医薬品の調剤数量　85％以上
(4) 後発医薬品減算　　▲2点[*1,2] 　　後発医薬品の調剤数量　20％以下 　　＊1：月600回以下の保険薬局は除く 　　＊2：先発品の変更不可の処方箋が50％以上の保険薬局は除く	(4) 後発医薬品減算　　▲2点[*1,2] 　　後発医薬品の調剤数量　40％以下 　　＊1：月600回以下の保険薬局は除く 　　＊2：先発品の変更不可の処方箋が50％以上の保険薬局は除く

処方箋受付，受付回数

同一病院から交付された2枚の処方箋を同時に受け付けた場合，受付回数は何回となりますか。

A

処方箋の交付日が同一であるか，異なるかにかかわらず，受付回数は1回となります。

同一保険医療機関の同一医師によって交付された処方箋，または，同一保険医療機関で一連の診療行為に基づいて（すなわち，異なる診療科から）交付された処方箋を同時に2枚以上受け付けたとしても，受付回数は一括して1回と数えます。ただし，同一の保険医療機関であっても，歯科の処方箋については歯科以外の処方箋と別受付とします。

なお，同時に2枚以上の処方箋を受け付けた場合であっても，異なる保険医療機関から発行された処方箋であれば，受付回数は2回以上となりますが，受付が1回目以外の処方箋の調剤基本料は所定点数を100分の80として算定しなければなりません。

同一日の午前と午後に同一患者から同一医療機関で発行された処方箋を受け付けた場合，午後（2回目）の分は調剤基本料を算定できないのでしょうか。

午後に受け付けた処方箋の調剤基本料は算定できません。受付回数は，午前に受け付けた処方箋の1回のみとなります。

同一患者から同一日に複数の処方箋を受け付けた場合，①同一保険医療機関の同一医師によって発行された処方箋，または，②同一の保険医療機関で一連の診療行為に基づき交付された場合は，一括して受付1回と数えます。ここでいう一連の診療行為とは，疾病上関連がある場合に限らず，同一日に複数診療

科を受診するというパターンになっている場合を含むものです。

ただし，同一日の最初に調剤を受けた後，いったん職場や家に戻ってから体調の急変により，再度処方箋の交付を受け調剤してもらうような場合は，受付回数を別にすることが認められています。

処方箋の受付回数の数え方について，「同一医療機関の同一医師または一連の診療行為に基づいて交付された処方箋を同一日に受け付けた場合は受付1回」とされていますが，「一連の診療行為」の定義を教えてください。また，次のような場合，どう算定すればよいでしょうか。

事例：患者Kは，A診療所B科（診察は午前のみ）を受診，処方医Sによる処方箋を午前中に持参した。処方薬を受け取ったKは，いったん出勤。改めてその日の夕方にA診療所へ赴きC科（診察は午後のみ）を受診し，処方医Yによる処方箋を夕方持参した。なお，両科の受診についてはB科からC科へ受診勧告があったわけではなく，全く別々の疾病による自発的受診で関連はない。

A

同一の保険医療機関の同一医師から交付された処方箋または同一の保険医療機関の異なる医師からであっても，一連の診療行為に基づいて交付されたものを同一日に受け付けた場合は，一括して受付回数は1回となります。**別受付として認められるケースは，午前の処方箋受付後に患者の病態が急変し，夜に再度医療機関を受診して処方箋を持参した場合などです。**

処方箋の受付回数については，厚生労働省保険局医療課長通知の中で，「同一患者から同一日に複数の処方箋を受け付けた場合，同一保険医療機関の同一医師によって交付された処方箋又は同一の保険医療機関で一連の診療行為に基づいて交付された処方箋については一括して受付1回と数える」と示されています。

この一連の診療行為とは，同一の保険医療機関の異なる医師によって交付された処方箋でも受付1回としていますので，傷病上や交付された処方箋の時間

的な要因を含んだものではないと解釈できます。例えば2つの傷病で通院中の患者が，同一保険医療機関の異なるそれぞれの診療科で診察を受け処方箋が交付された場合，受付1回となります。

　ただし，同一保険医療機関であっても，歯科からの処方箋は別受付として算定できます。

同一医療機関および同一診療科で，午前中にA医師から慢性疾患の薬が処方されましたが，その後，体調の変化により，午後に別のB医師から追加の薬が処方されました。「同一医療機関」，「同一診療科」，「異なる医師」により交付された2枚の処方箋を，同一日の異なる時間もしくは同時に受け付けた場合，異なる医師による処方箋であることに関してその理由などを医療機関に確認する必要はありますか。また，レセプトへの記載についても教えてください。

A

処方箋受付時に患者より聞き取った内容から，その理由などが確認できたのであれば，特段問題ないと思われます。

　処方箋の受付回数の取り扱いについては，「同一患者から同一日に複数の処方箋を受け付けた場合，同一保険医療機関の同一医師によって交付された処方箋又は同一の保険医療機関で一連の診療行為に基づいて交付された処方箋については一括して受付1回」（令和2年3月5日保医発0305第1号，厚生労働省保険局医療課長通知）とカウントします。ただし，同一日の受付であっても，例えば午前の処方箋の受付後に患者の病態が急変し，夜に再度医療機関を受診したような場合には，「別受付として取り扱って差し支えない」ことになっています。

　受付回数の取り扱いに関する質問ではありませんので数え方の解釈については割愛しますが，保険医療機関によっては午前と午後で診療を担当する医師が異なることはあるので，ご質問のようなケースは十分あり得るものと考えます。

　保険薬局においては，同一患者から同一日の午前と午後にそれぞれ処方箋を

受け付けた場合，午後の処方箋受付時に患者からその理由を確認することが必要でしょう。その際，患者から聞き取った内容に基づいて，その理由を確認もしくは問題ないことを把握できたのであれば，さらに改めて医療機関側にその真偽を確認するまでもないと考えます。

また，調剤報酬明細書（レセプト）の作成にあたっては，複数の処方箋として交付された理由まで記載することは求められていませんが，「摘要」欄には，「その他請求内容について特記する必要があればその事項」を記載することになっています。したがって，**別受付として算定したようなケースについては，必要に応じて「摘要」欄にその理由がわかるよう記載しておくことも必要です。**

ファクシミリにより処方内容が送信されてきた場合は，ファクシミリで受信した日時を処方箋の受付として取り扱うのでしょうか。それとも，実際に患者から処方箋を受け取った日時を受付と考えるべきでしょうか。

患者から提出された処方箋（原本）を受領した時点の日時をもって，処方箋受付として取り扱います。

ファクシミリで電送された処方内容に基づいて行う薬剤の調製などについては，患者もしくは家族などが持参する処方箋（原本）の受領・確認をもって，遡って調剤とみなされること，すなわち，調剤の準備行為として認められることが通知で示されています（**表**）。

表　ファクシミリによる処方内容の電送

1　調剤は，患者等が持参する処方せんを受け取って内容を確認することにより完結するものであり，ファクシミリで電送された処方内容に基づいて行う薬剤の調製等は，患者等が持参する処方せんの受領，確認により，遡って調剤とみなされるものであること。 2〜4〈略〉

（処方せん受入れ準備体制の整備のためのファクシミリの利用について，平成元年11月15日，薬企第46号・保険発第105号）

その際，ご質問のように，処方箋受付の日時の取り扱いについて迷ってしまうケースもあるようですが，この解釈通知で示されていることは，その処方箋に係る事前の準備行為を認めているのであって，実際の処方箋受付の日時に関する取り扱いまで遡ることを認めているのではないと理解しています。

例えば，処方箋の有効期間内（保険処方箋の場合は，処方箋の交付日を含めて4日間が原則）にファクシミリにより処方内容を受信したとしても，処方箋（原本）を受領・確認できない限り，調剤を完結することはできません。したがって，実際に患者から処方箋（原本）の提出を受けたのが有効期間を過ぎているというケースについては，その処方箋を調剤することはできないと解釈せざるを得ないでしょう。

また，別のケースとして，ファクシミリで処方内容を受信した時間が当該薬局の開局時間外（深夜や休日を含む）であった場合は，どのように考えるべきでしょうか（ファクシミリの受信および処方箋の受領・確認の日時は有効期間内であることを前提）。仮に，開局時間外に薬剤の調製などの準備行為を行ったとしても，患者が緊急の調剤を求めたものではなく，翌日の通常の開局時間内に処方箋（原本）を持参したようなケースであれば，時間外加算などの算定対象にはなりません。

以上のようなケースを想定しても明らかなように，処方箋受付の取り扱いについては，あくまでも，処方箋（原本）を受領・確認した日時をもって判断しなければならないということがご理解いただけるのではないでしょうか。

算定点数

調剤基本料については，平成28年4月から届出が必要になったと聞きましたが本当ですか。

地方厚生（支）局長あてに届出を行うことが必要です。

平成28年4月1日より，調剤基本料は「厚生労働大臣の定める施設基準」の1項目として組み込まれることになりました（調剤基本料1～3が該当。特別調

剤基本料は施設基準には該当しません)。

　そのため,「すべての保険薬局」は,直近1年間の処方箋応需実績に基づいて受付回数と集中率を計算し,自らの施設が該当する調剤基本料の区分を判断したうえで,その内容を地方厚生(支)局長あてに届出を行わなければなりません。ただし,届出後に該当する調剤基本料の区分に変更が生じなければ改めて届出を行う必要はありません。

　万が一,**届出を行わなかった場合には,最も低い点数である「特別調剤基本料」が適用**されてしまうことになりますので,必ず忘れずに届出を行ってください。

保険薬局の指定は従前より受けているのですが,昨年度は処方箋を1枚も受けていない場合,どの調剤基本料に該当するものとして届出を行えばよいのでしょうか。

　1年間の処方箋応需の実績が全くない保険薬局の場合,処方箋受付回数ならびに特定の保険医療機関からの集中率は調剤基本料の特例に該当しませんので,**調剤基本料1として届出を行ってください。**

受付回数と集中率を計算する際,同一病院の歯科の処方箋と他の診療科の処方箋を同時に受け付けた場合,受付回数と集中率の算出方法は,どのように計算するのでしょうか。

　同一病院であっても,歯科の処方箋は別受付と算定して差し支えないとされていますので,**受付回数はそれぞれ1回として計算します。集中率についても,歯科の処方箋は同一保険医療機関の他の診療科の受付回数に含めずに算出してください。**

　平成30年3月まで,集中率の計算にあたっては,同一保険医療機関の歯科と

歯科以外の処方箋は**受付を区別せずに計算する**（すなわち，同一保険医療機関の他の診療科に含める）ことになっていましたが，事務の簡素化という観点などから，同4月以降は，同一保険医療機関の歯科と歯科以外の処方箋は**受付を区別して計算する**よう変更されています。

Q013

処方箋受付回数や医療機関からの集中率を算出する際，対象となる処方箋は「健康保険」，「国民健康保険」，「後期高齢者医療」に係るものとされていますが，公費や労災保険に係る処方箋についてはどのように解釈すればよいのでしょうか。

A

調剤報酬点数は健康保険法に基づくものであることから，処方箋受付回数や集中率の判断には，健康保険・国民健康保険・後期高齢者医療に係る処方箋を対象として考えます（**表**）。

すなわち，**公費単独や労災保険に係る処方箋は対象となりません**が，健康保険・国民健康保険・後期高齢者医療などとの併用扱いの処方箋については対象となります。

表　受付回数・集中率の考え方について

調剤技術料
問2．処方せんの受付回数及び集中度を算出する際，対象となる処方せんは健保，国保及び老人保健に係る処方せんであり，公費，労災及びこれらの併用（健保，国保又は老人保健との併用を除く。）に係る処方せんは含まれないと解してよいか。
答　貴見のとおり。

（調剤報酬点数表についての参考資料の送付について，平成8年7月12日，事務連絡）

医薬品の取引価格の妥結率が低い保険薬局や，かかりつけ機能に係る基本的業務を実施していない保険薬局については，調剤基本料を100分の50に減算して算定することになっていますが，この減算規定は調剤基本料のいずれの区分にも適用されるのでしょうか。それとも例外規定はありますか。

A

調剤基本料の減算規定は，いずれの区分にも適用されます。 ただし，かかりつけ機能に係る基本的業務の実施の有無については，処方箋の受付回数が月平均600回以下の保険薬局には適用されません。

調剤基本料は，処方箋の受付回数や特定の保険医療機関からの応需状況（集中率）などに応じて，現在，点数表では大きく3つに区分されています（調剤基本料1～3。例外として特別調剤基本料あり）。そのうえで，①医療用医薬品の取引価格の妥結率が5割以下，②妥結率・単品単価契約率・一律値引き契約に係る状況について地方厚生支局へ報告していない，③かかりつけ機能に係る基本的業務を実施していない――といったいずれかの条件に1つでも該当する保険薬局は，調剤基本料の所定単位に100分の50を乗じた点数で算定することになっています（**表1，2**）。

ただし，かかりつけ機能に係る基本的業務の実施の有無に関する基準については，その目的や趣旨などを考慮し，処方箋の受付回数が少ない保険薬局，すなわち，処方箋の受付回数が月平均600回以下の保険薬局の場合は適用除外とされています（表2）。

表1　調剤基本料の減算規定

区分00　調剤基本料（処方箋の受付 1 回につき）
  1　調剤基本料 1（略）
  2　調剤基本料 2（略）
  3　調剤基本料 3（略）
注 1　　別に厚生労働大臣が定める施設基準に適合しているものとして地方厚生局長等に
　　　届け出た保険薬局において調剤した場合には，処方箋の受付 1 回につき，当該基準
　　　に係る区分に従い，それぞれ所定点数を算定する。ただし，別に厚生労働大臣が定
　　　める施設基準に適合しているものとして地方厚生局長等に届け出たものについて
　　　は，本文の規定にかかわらず，調剤基本料 1 により算定する。
  2　　別に厚生労働大臣が定める保険薬局においては，注 1 本文の規定にかかわらず，
　　　特別調剤基本料として，処方箋の受付 1 回につき 9 点を算定する。
  3　〈略〉
  4　　別に厚生労働大臣が定める保険薬局においては，**所定点数の 100 分の 50 に相当**
　　　する点数により算定する。

（調剤報酬点数表，令和 2 年 3 月 5 日，厚生労働省告示第 57 号）

表2　調剤基本料の注4（減算規定）

第 15　調剤
  1　調剤基本料の施設基準（略）
  2　調剤基本料の注 1 ただし書に規定する施設基準（略）
  3　**調剤基本料の注 4** に規定する保険薬局
次のいずれかに該当する保険薬局であること。
（1）当該保険薬局における医療用医薬品の取引価格の**妥結率**（〈中略〉医療用医薬品の
　　取引価格の妥結率をいう。以下同じ。）**が 5 割以下**であること。
（2）当該保険薬局における医療用医薬品の取引価格の妥結率，単品単価契約率（卸売
　　販売業者〈中略〉と当該保険薬局との間で取引された医療用医薬品に係る契約に占
　　める，品目ごとに医療用医薬品の価値を踏まえて価格を決定した契約の割合をい
　　う。）及び一律値引き契約（卸売販売業者と当該保険薬局との間で取引価格が定めら
　　れた医療用医薬品のうち，一定割合以上の医療用医薬品について総価額で交渉し，
　　総価額に見合うよう当該医療用医薬品の単価を同一の割合で値引きすることを合意
　　した契約をいう。）に係る状況について，**地方厚生局長等に報告していない保険薬**
　　局であること。
（3）薬剤師の**かかりつけ機能に係る基本的な業務を 1 年間実施していない保険薬局**
　　（処方箋の受付回数が 1 月に 600 回以下の保険薬局を除く。）であること。

（特掲診療料の施設基準等，令和 2 年 3 月 5 日，厚生労働省告示第 59 号）

Q 015

調剤基本料について，異なる保険医療機関で交付された複数枚の処方箋を同時に受け付けた場合，1枚目以外は所定点数の100分の80で算定することになっています。例えば，同一日の午前と夕方にそれぞれ受け付けた場合，どのように取り扱うのでしょうか。

A

100分の80の算定ルールは適用しません。

調剤基本料は，処方箋の受付回数ごとに所定点数を算定します。同一保険医療機関から交付された複数枚の処方箋を同時に受け付けた場合には，診療科の違いに関係なく（歯科を除く），受付回数は1回として取り扱いますので，調剤基本料も1回のみ算定します。

一方，異なる保険医療機関から交付された複数枚の処方箋であった場合は，受付回数は保険医療機関ごとにカウントすることになっていますので，調剤基本料もそれに応じて算定することができます。ただし，令和2年度改定において，同一薬局の利用推進という観点から見直しが行われました。具体的には，同一患者から異なる保険医療機関の複数枚の処方箋を「同時」に受け付けた場合に限り，2回目以上の受付回数となる処方箋の調剤基本料について，所定点数の100分の80で算定するというものです（表）。

しかし，この取り扱いは，あくまでも処方箋を「同時」に受け付けた場合に適用するものです。例えばご質問のように，午前と夕方でそれぞれ受け付けたような場合は「同時」ではありませんので，所定点数を100分の80で算定する必要はありません。

表　複数処方箋を同時に受け付けた場合の調剤基本料の取り扱い

> **区分00　調剤基本料**
> 1　受付回数等
> 　（1）　調剤基本料は，患者等が提出する処方箋の枚数に関係なく処方箋の受付1回につき算定する。なお，分割調剤を行う場合は，5により算定する。
> 　（2）　同一患者から同一日に複数の処方箋を受け付けた場合，同一保険医療機関の同一医師によって交付された処方箋又は同一の保険医療機関で一連の診療行為に基づいて交付された処方箋については一括して受付1回と数える。
> 　　ただし，同一の保険医療機関から交付された場合であっても，歯科の処方箋については歯科以外の処方箋と歯科の処方箋を別受付として算定できる。
> 　（3）　複数の保険医療機関が交付した同一患者の処方箋を<u>同時にまとめて受け付けた場合</u>においては，受付回数はそれぞれ数え2回以上とする。また，この場合において，当該受付のうち，1回目は調剤基本料の所定点数を算定し，<u>2回目以降は「注3」により調剤基本料の所定点数を100分の80</u>にし，小数点以下第1位を四捨五入した点数を算定する。（以下，略）

（診療報酬の算定方法の一部改正に伴う実施上の留意事項について，令和2年3月5日
保医発0305第1号　別添3）

妥結率

 妥結率が低い場合の取り扱いが導入されていますが，どのような内容ですか。

　妥結率が低い保険薬局である場合には，調剤基本料の引き下げが行われます。

　保険薬局（もしくは保険医療機関）は，医薬品卸売業者を介して医療用医薬品を購入します。その際，購入側（保険薬局）と販売側（医薬品卸売業者）の間では，取引価格に関する交渉を経たうえで売買契約が取り交わされる（＝妥結する）ことになりますが，取引条件が折り合わないとの理由から，妥結に至らないまま取り引きが行われている状態を「未妥結」と呼んでいます。

　しかし，未妥結もしくは妥結率が低い場合は，厚生労働省による医療用医薬品の市場実勢価格を把握するための調査（薬価調査）の障害となることから，

妥結率が一定期間を経ても一定率を超えていない保険薬局については，その評価を適正化するため，**調剤基本料を引き下げ**ることになっています。

具体的には，毎年4月1日から9月末日までの6カ月間における妥結率の実績が50％以下である保険薬局の場合は，翌年4月1日から翌々年3月末日までの1年間，調剤基本料（通常または特例のいずれも）は50％カットした点数を適用します。妥結率に係る要件を満たしているか否かの届出については，所定の様式を用いて行います（様式はQ017の図を参照）。

調剤基本料の算定において，減算規定に該当しないことを確認するため，医療用医薬品の取引価格の妥結率に関する報告を毎年1回行うことになっていますが，その様式には，「妥結率」の情報だけでなく「単品単価契約率」や「一律値引き契約の状況」についても記入することになっています。妥結率以外の内容によって，減算規定の該当の有無に違いがあるのでしょうか。

A

調剤基本料の減算規定に該当するか否かについては，妥結率で判断します。それ以外の項目の内容により，減算規定の取り扱いに影響することはありません。

調剤基本料の算定については，処方箋受付回数や特定の保険医療機関からの処方箋応需割合（集中率）などの違いに応じて，保険薬局ごとに該当区分を判断しますが，そのうえで，当該薬局における医療用医薬品の取引価格の妥結率が50％以下である場合は，該当する調剤基本料の所定点数の100分の50に相当する点数を算定することになっています。

ここでいう「妥結率」とは，当該薬局が医薬品卸売販売業者から購入した医療用医薬品（取引価格が決定していないものを含む）のうち，「取引価格が決定しているもの」について，その取引価格（薬価）の総額の割合を計算したものを指します。

保険薬局と医薬品卸売販売業者との価格交渉については，「医療用医薬品の流通改善に向けて流通関係者が遵守すべきガイドライン」（平成30年1月23日，

厚生労働省）に基づいて，原則としてすべての品目について単品単価契約とすることが望ましいこと，個々の医薬品の価値を無視した値引き交渉，医薬品の安定供給や卸売業者の経営に影響を及ぼすような流通コストを全く考慮しない値引き交渉を慎むことなどに留意するとともに，医薬品価格調査の信頼性を確保することが求められています。

　そのようなことを踏まえ，平成26年診療報酬改定において，保険薬局の妥結率が一定割合（50%）以下である場合には，調剤基本料を減算するという仕組みが導入され，現在も設けられています。妥結率の確認は毎年行う必要があり，当年4月から9月まで（6カ月間）の実績に基づいて妥結率を計算し，その内容を10月から11月まで（2カ月間）に地方厚生局へ報告しなければなりません。そして，もし妥結率が50%以下であった場合は，当該薬局は翌年4月から1年間，調剤基本料の減算規定を適用することになります。

　妥結率の地方厚生局への報告は所定様式を用いて行いますが，当該様式には①妥結率に加えて，②単品単価契約率と，③一律値引き契約の状況についても記入することになっています（図）。ただし，この2つの項目（②，③）は，前述のガイドラインに基づいて保険薬局ではどの程度「単品単価契約」が進んでいるのか，または「一律値引き契約」が行われているのかなどについて，今後のより適切な医薬品取引に関する検討に向けて，実際の状況を把握するために妥結率に関する情報と併せて報告を求めるものです。

　調剤基本料の減算規定の該当の有無の判断には関係ないものですが，医薬品取引に関する状況を把握するため，正確な情報の記入・報告に努めてください。

第1章　調剤技術料

様式85

妥結率等に係る報告書

報告年月日：　　年　　月　　日

１．妥結率

当該保険薬局において購入された医療用医薬品の薬価総額（①）	円
卸売販売業者と当該保険薬局との間での取引価格が定められた医療用医薬品の薬価総額（②）	円
妥結率　　　　　　　　　（②／①）％	％

２．単品単価契約率

卸売販売業者と当該保険薬局との間での取引価格が定められた医療用医薬品の薬価総額（②の再掲）	円
単品単価契約に基づき取引価格が定められた医療用医薬品の薬価総額（③）	円
単品単価契約率　　　　　（③／②）％	％

３．一律値引き契約の状況

（１）一律値引き契約の該当の有無

□ 有	□ 無

（２）（１）で有とした場合、当該契約における値引き率を取引卸売販売業者ごとに報告すること。

取引卸売販売業者名	値引き率（税込み）
	％
	％
	％

図　妥結率を報告する際の所定様式

地域支援体制加算

地域支援体制加算の施設基準については，患者ごとの薬歴の作成や必要な薬学的管理の実施などが要件とされていますが，患者ごとに算定の有無を判断しなければならないのでしょうか。

　地域支援体制加算は，患者ごとにその算定の可否を判断するものではありません。

　地域支援体制加算は，決められた一定品目以上の医薬品の備蓄をはじめ，患者ごとに作成された薬歴に基づく必要な指導管理，緊急時や時間外における体制整備，必要事項の掲示，従事者の資質向上を図るための研修の実施——などの基準を満たしているものとして，地方厚生（支）局長に届出を行った保険薬局において算定するものです。

　その仕組みや算定要件から明らかなように，地域支援体制加算の算定は患者ごと（処方箋ごと）にその都度判断するものではありません。その施設基準に適合しているものとして届出を行った保険薬局では，**受け付けたすべての保険処方箋について，調剤基本料に加算して算定することになります。**

新規に保険指定を受けた薬局の場合，いつから地域支援体制加算の届出を行うことが可能ですか。

　地域支援体制加算に係る要件を満たすためには，**新規指定から少なくとも1年以上の期間が必要**であり，届出はそれ以降に可能です。

　地域支援体制加算の基準については，人的要件として管理薬剤師の実務経験などに関する項目が設けられています。具体的には，地域支援体制加算の届出を行う薬局の管理薬剤師について，①保険薬剤師として5年以上の薬局勤務経

表　地域支援体制加算の人的要件

> 第92　地域支援体制加算
> 1　地域支援体制加算の施設基準
> （8）当該保険薬局の管理薬剤師は以下の要件を全て満たしていること。
> 　ア　施設基準の届出時点において，<u>保険薬剤師として5年以上の薬局勤務経験</u>があること。
> 　イ　当該保険薬局に週32時間以上勤務していること。
> 　ウ　施設基準の届出時点において，<u>当該保険薬局に継続して1年以上在籍</u>していること。

（特掲診療料の施設基準等及びその届出に関する手続きの取扱いについて，令和2年3月5日，保医発0305第3号）

験があること，②当該薬局に週32時間以上勤務していること，③届出時点において当該薬局に1年以上在籍（実際に勤務）していること——との要件が設けられています（**表**）。

したがって，新規指定の薬局の場合，届出時点において管理薬剤師が保険薬剤師として5年以上の薬局勤務経験を有していることを前提とするならば，地域支援体制加算の要件を満たすためには，少なくとも1年以上の期間が必要であることがわかります。

地域支援体制加算の算定要件に，「当該保険薬局の開局時間は，平日は1日8時間以上（中略），かつ，週45時間以上開局していること」とありますが，例えば，冠婚葬祭や急病，もしくは災害などの理由により臨時休業となってしまった場合でも，その週は所定の開局時間を満たしていなければならないのでしょうか。

開局時間に係る要件については，<u>通常時の業務体制により判断することで差し支えありません。</u>

地域支援体制加算は，保険薬局における夜間・休日対応や医療機関への服薬情報提供の実績など，地域貢献に係る一定の実績を有していることなどを前提として，地域支援に積極的に貢献するための体制整備を評価したものです。こ

表　基準調剤加算（当時）の開局時間

（問18）基準調剤加算の算定要件に「当該保険薬局の開局時間は，平日は1日8時間以上，土曜日又は日曜日のいずれかの曜日には一定時間以上開局し，かつ，週45時間以上開局していること」とあるが，祝日を含む週（日曜始まり）については，「週45時間以上開局」の規定はどのように取り扱うのか。
（答）国民の祝日に関する法律（昭和23年法律第178号）第3条に規定する休日並びに1月2日，3日，12月29日，12月30日及び31日が含まれる週以外の週の開局時間で要件を満たすか否か判断すること。

〔疑義解釈資料の送付について（その1）別添4，平成28年3月31日事務連絡，
厚生労働省保険局医療課〕

れからの薬局には，①かかりつけ薬剤師による適切な薬学的管理の提供，②あらゆる処方箋にいつでも対応できる体制整備，③安全性向上に資する事例の共有（プレアボイドへの取り組み）などを含め，地域支援に積極的に貢献することが求められており，同加算はこれらを踏まえ，地域包括ケアシステムの中で地域医療に貢献する薬局を評価することを目的として設けられています。

各基準のうち，開局時間に関する部分は，祝日や年末年始（12月29日～翌年1月3日）を含まない週における，当該薬局の通常時の業務体制（開局時間）を規定しているものです。すなわち，例えば冠婚葬祭や従事薬剤師の急病などの理由により臨時休業となってしまったケースも含めて考慮するよう求めているわけではありません。この解釈は，地域支援体制加算の前身である旧・基準調剤加算が設けられていた当時から示されています（**表**）。

ただし，臨時休業による閉局が常態化しているなど，基準要件を満たしていない状況となった場合には，速やかに地域支援体制加算に係る届出を取り下げることが必要でしょう。

第1章　調剤技術料

Q 021
地域連携体制加算の要件の中で,「担当者と直接連絡がとれる連絡先電話番号等」を患者またはその家族へ伝えることになっていますが,この「直接」とは,どのような意味ですか。薬剤師の携帯電話の番号を教えないといけないのでしょうか。

A

「担当者と直接連絡がとれる連絡先」とは,その患者を担当する薬剤師の直通電話や携帯電話の番号のことではありません。

　地域連携体制加算は,調剤基本料の加算として,保険薬局の「かかりつけ機能」を評価したものです。その前身である基準調剤加算について,地域医療に貢献する保険薬局の評価という位置付けをより明確化するため,適合基準や名称などを見直して,平成30年4月より現在の形となっています。

　要件については,その一部に実績を有することを必要とする項目はあるものの,患者ごとの適切な薬学的管理・服薬指導の実施,一定時間以上の開局,一定品目数以上の医薬品の備蓄,麻薬小売業者の免許,時間外・休日対応,在宅薬学管理体制の確保,多職種・多施設との連携体制の整備,かかりつけ薬剤師指導料に係る届出など,従来の基準調剤加算の考え方と大きく異なっているわけではありません。

　また,地域連携体制加算の基準に適合するものとして地方厚生局へ届出を行った保険薬局は,保険調剤を提供した患者に対して,薬剤交付後の相談や緊急時の注意事項などに関する必要な情報を文書で提供しなければならず（原則として初回の処方箋受付時に交付）,その際には,担当者である薬剤師の名前とともに,当該薬剤師と「直接連絡がとれる連絡先電話番号等」を伝える必要があります（**表**）。

　この「直接連絡がとれる」という意味は,必ずしも担当薬剤師の直通電話や携帯電話の番号などの情報を伝えることを求めているのではありません。例えば薬剤を交付した後日,患者またはその家族から使用中の薬剤について相談もしくは確認したいと連絡があった場合,速やかに担当薬剤師が対応することが必要であり,当該薬局としてはそのための体制を確保する責務があります。

　すなわち,患者またはその家族が当該薬局に「直接」連絡すれば,速やかに担当薬剤師へつなぐことができる体制となっていること,また,やむを得ず担

27

表　担当薬剤師および薬局の連絡先について

> **第 92 地域支援体制加算**
> **1　地域支援体制加算の施設基準**
> （4）当該保険薬局は，原則として初回の処方箋受付時に（記載事項に変更があった場合はその都度），**当該担当者及び当該担当者と直接連絡がとれる連絡先電話番号等**，緊急時の注意事項（近隣の保険薬局との連携により 24 時間調剤ができる体制を整備している保険薬局は，連携薬局の所在地，名称，連絡先電話番号等を含む。）等について，事前に患者又はその家族等に対して説明の上，文書（これらの事項が薬袋に記載されている場合を含む。）により交付していること。なお，曜日，時間帯ごとに担当者が異なる場合には，それぞれ曜日，時間帯ごとの担当者及び当該担当者と直接連絡がとれる連絡先電話番号等を文書上に明示すること。
>
> 　　また，これら連携薬局及び**自局に直接連絡がとれる連絡先電話番号等**を当該保険薬局の外側の見えやすい場所に掲示すること。

（特掲診療料の施設基準等及びその届出に関する手続きの取扱いについて，令和 2 年 3 月 5 日，
保医発 0305 第 3 号）

当薬剤師が対応できない状況である場合は当該薬局の他の薬剤師と連携して対応する体制が確保されているのであれば，算定要件として特段問題はありません。

　ただし，患者またはその家族が担当薬剤師へ連絡する際に，当該薬局が直接連絡を受けるのではなく，当該薬局以外の者を介して連絡を受ける形になっている場合は，算定要件を満たしていません。例えば，複数の保険薬局を運営する企業により設けられたコールセンターでその窓口業務を担うことや，第三者にその業務を委託しているようなケースは認められていませんので注意しましょう。

後発医薬品調剤体制加算

後発医薬品調剤体制加算の要件である後発医薬品の調剤数量割合は，直近3カ月間の実績に基づいて判断することになっていますが，1カ月もしくは2カ月の割合が所定基準を下回っていたとしても，直近3カ月間の合計で見た時に所定基準以上となっていれば要件を満たしていると考えて構わないのでしょうか。

差し支えありません。

　直近3カ月間の合計に基づく計算結果が所定割合（75％，80％，85％）以上であれば，要件を満たしていることになります。

後発医薬品調剤体制加算は，後発医薬品の規格単位数量の割合に応じて3段階に区分されていますが，例えば加算1（75％以上）として届出を行った後に直近3カ月間の実績が80％以上になった場合，算定する区分を変更しないのであれば，施設基準の届出は変更しなくても問題ないでしょうか。

　後発医薬品調剤体制加算の届出は，施設基準の要件を満たしているのであれば，どの区分を選択しても構いません。もちろん，届出を行わないことも自由です。

　施設基準加算の1つである後発医薬品調剤体制加算では，調剤した後発医薬品の規格単位数量の基準がそれぞれ規定されていますが，当該割合が「75％以上であること」，「80％以上であること」，「85％以上であること」というように，下限の割合が設けられているだけです。

　したがって，当該薬局が複数の区分の規定を満たしている場合には，該当す

る区分のうち，どれを選択しても差し支えはありません。ただし，算定する区分（点数）を変更する場合には，その都度，届出を行うことが必要です。

分割調剤

 分割調剤する場合，どのような点に注意すべきでしょうか。

　分割調剤は，①長期投薬（14日分超）に係る処方箋を「処方薬の長期保存の困難その他の理由によって分割して調剤する必要がある場合」，②後発医薬品に係る処方箋を「記載された先発医薬品を初めて後発医薬品に変更して調剤を行う場合」であって，患者の希望により後発医薬品の試用を目的として行うもの，③「患者の病状は安定しているものの服薬管理が難しい場合」に，30日を超える長期の投薬を医師の分割指示に係る処方箋によって調剤を行うものです。

　分割調剤の基本的な流れとしては，①調剤済みとならなかった処方箋に，調剤量，調剤年月日，調剤した保険薬剤師の氏名などのほか，分割調剤した理由を記入，②調剤録を作成，③処方箋を患者に返却——という具合になりますが，以下，分割調剤に際し，特に注意すべき事項について説明しますので参考にしてください。

1．処方箋の取り扱い

　分割調剤の場合，処方箋に記載された投与総量の調剤が完了するまでは，その処方箋は調剤済みとなりません。そのため，調剤済みとならなかった処方箋については，**保険薬局において必要事項を記入したうえで，患者に返却することが必要です。**

　分割調剤を受けた患者は，その調剤済みとならなかった処方箋により，後日改めて次回以降の調剤を受けることになります。

　なお，処方箋に記載された投与総量の調剤が完了し，その処方箋が調剤済みとなった場合には，患者に処方箋を返却せず，必要事項を記載のうえ，その保

第1章　調剤技術料

険薬局で保管することになるのは言うまでもありません。

2. 処方箋および調剤録への記入事項

　分割調剤により調剤済みとならなかった処方箋には，**薬剤師法第26条に規定されている事項のほか，分割調剤を行った理由などを記入する必要があります**（**表1**）。

　また，調剤録についても記入が必要です。分割調剤の場合であって，処方箋に記載された投与総量の調剤が完了した場合には，調剤済みとなった処方箋の余白などに必要事項を記入すれば調剤録にもってかえることができます。しかし，その処方箋が調剤済みとならなかった場合には，**別途，調剤録を作成し，必要事項を記入することが必要となります**（**表2**）。

表1　調剤済みとならなかった処方箋に記入すべき内容

記入事項	規定根拠
1. 調剤量 2. 調剤年月日 3. 調剤した薬剤師による記名押印または署名	薬剤師法第26条
4. 調剤した薬局の名称および所在地 5. 処方変更の内容（必要に応じて） 6. 疑義照会およびその回答の内容（必要に応じて）	薬剤師法施行規則第15条
7. 分割調剤の理由等	厚生労働省保険局医療課長通知 （令和2年3月5日，保医発0305第1号）

表2　調剤録に記入すべき内容

記入事項	規定根拠
1. 患者の氏名および年齢 2. 医薬品名および分量 3. 調剤年月日 4. 調剤量 5. 調剤した薬剤師の氏名 6. 処方箋発行年月日 7. 処方箋交付医の氏名 8. 処方箋交付医療機関の名称および所在地 9. 処方変更の内容（必要に応じて） 10. 疑義照会およびその回答の内容（必要に応じて）	薬剤師法第28条 薬剤師法施行規則第16条
11. 患者の被保険者証記号番号，保険者名，生年月日および被保険者被扶養者の別 12. 調剤済み薬剤の処方箋に記載してある用量，既調剤量および使用期間 13. 調剤済み薬剤の薬剤点数，調剤手数料，請求点数および患者負担金額	厚生省保険局医療課長通知 （昭和36年6月14日，保険発第57号）

調剤基本料

3. 調剤報酬点数の計算（医師の分割指示に係る処方箋により調剤を行う場合を除く）

①調剤基本料

分割調剤の際の調剤基本料は，**初回および2回目以降を同一保険薬局で調剤した場合は，その処方箋について1回しか算定できません**（ただし，長期投薬の処方箋を薬剤の保存の困難性などのために分割調剤した場合は2回目以降5点，後発医薬品の試用のために分割調剤した場合は2回目のみ5点を算定可）。ただし，同一の処方箋について，初回と2回目以降を異なる保険薬局で調剤した場合には，それぞれの保険薬局で調剤基本料を算定することができます（**表3**）。

②調剤料

分割調剤の際の内服薬の調剤料は，**同一薬局で同一処方箋を分割した場合，（初回から今回までの通算日数分に対応した調剤料）−（前回までに算定した調剤料の合計）＝（今回の調剤料）**となります（表3）。

表3 分割調剤時における点数について

区分00 調剤基本料
1 受付回数等
　ア （中略）なお，分割調剤を行う場合は，5により算定する。
5 分割調剤
　（1）通則
　　　「注8」又は「注9」に係る分割調剤を行う場合は，調剤基本料は初回のみ算定し，2回目以降については，「注8」または「注9」のとおり算定するが，異なる保険薬局で分割調剤を行う場合は，各保険薬局においてそれぞれ調剤基本料を算定できる。
　　イ 「注8」，「注9」又は「注10」に係る分割調剤のうち，複数の分割調剤を同一の保険薬局において同一日に行う場合にあっては，「注10」の分割調剤に係る点数により算定する。
　（2）長期保存の困難性等の理由による分割調剤
　　ア 「注8」の分割調剤については，長期投薬（14日分を超える投薬をいう。以下同じ。）に係る処方箋によって調剤を行う場合であって，処方薬の長期保存の困難その他の理由によって分割して調剤する必要があり，分割調剤を行った場合で，1処方箋の2回目以降の調剤を同一の保険薬局において2回目以降行った場合に算定する。
　　イ （略）
　（3）後発医薬品の試用のための分割調剤
　　ア 「注9」の分割調剤については，後発医薬品への変更が可能な処方箋を提出した

第1章　調剤技術料

患者の同意に基づき，処方箋に記載された先発医薬品を初めて後発医薬品に変更して調剤を行う場合であって，当該患者の希望により分割調剤を行った場合で，同一の保険薬局において1処方箋の2回目の調剤を行った場合に限り算定する。この場合において，2回目の調剤を行う際には，先発医薬品から後発医薬品への変更による患者の体調の変化，副作用が疑われる症状の有無等を確認するとともに，患者の意向を踏まえ，後発医薬品又は変更前の先発医薬品の調剤を行うこととする。なお，その際に，所定の要件を満たせば，薬剤服用歴管理指導料を算定できる。

イ　（略）

ウ　1処方箋について，「注8」の長期保存の困難性等の理由による分割調剤の2回目以降の調剤と「注9」の後発医薬品の試用のための分割調剤の2回目の調剤を同一の保険薬局において同一日に行う場合にあっては，いずれか一方の分割調剤に係る点数のみを算定する。

(4) 医師の指示による分割調剤

ア　「注10」については，医師の分割指示に係る処方箋（「注8」の長期保存の困難性等の理由による分割調剤及び「注9」の後発医薬品の試用のための分割調剤に該当する場合を除く。）により，患者の同意の下，分割調剤を行った場合に算定する。

イ　調剤基本料及びその加算，調剤料及びその加算並びに薬学管理料については，当該分割調剤を行う保険薬局が当該処方箋において分割調剤を実施しない場合に算定する点数をそれぞれ合算し，分割回数で除した点数を当該調剤時に算定する。当該点数は，小数点以下第一位を四捨五入して計算する。ただし，服薬情報等提供料については，分割回数で除していない点数を算定できる。

ウ　（略）

エ　次に掲げる調剤基本料に規定する加算及び減算について，これらのうち複数に該当する場合は，最初に所定点数に「注3」（100分の80）及び「注4」（100分の50）のうち該当するものを乗じ，次に「注5」（地域支援体制加算），「注6」（後発医薬品調剤体制加算）及び「注7」（後発医薬品減算）のうち該当するものの加算等を行い，最後に小数点以下第1位を四捨五入した点数を算定する。

(イ)　「注3」　100分の80
(ロ)　「注4」　100分の50
(ハ)　「注5」　地域支援体制加算
(ニ)　「注6」　後発医薬品調剤体制加算
(ホ)　「注7」　後発医薬品減算

区分01　調剤料

(1)　内服薬

エ　同一薬局で同一処方箋を分割調剤（調剤基本料の「注8」の長期保存の困難性等の理由による分割調剤又は「注9」の後発医薬品の試用のための分割調剤に限る。）した場合は，1回目の調剤から通算した日数に対応する点数から前回までに請求した点数を減じて得た点数により算定する。

（診療報酬の算定方法の一部改正に伴う実施上の留意事項について，令和2年3月5日，保医発0305第1号）

例えば，処方箋に記載された投与日数が90日分で，初回，2回目，3回目とそれぞれ30日分ずつ分割調剤するケースを考えてみます。この場合，初回の調剤料は30日分である77点を算定します。2回目は，初回から通算して60日分（初回30日分＋今回30日分）となりますが，初回に77点を算定済みですので，算定すべき調剤料は9点（86点－77点）となります。3回目も同様に考え，算定すべき調剤料は0点（86点－86点）となります。

ただし，異なる保険薬局において分割調剤を行った場合には，すでに他の保険薬局で算定済みである調剤料の部分を差し引く必要はありません。例えば，前述のケースにおいて3回目だけを別の保険薬局で調剤した場合，調剤料は30日分である77点となります。すでに他の保険薬局で調剤および算定済みである86点は差し引きません。

なお，浸煎薬や外用薬のように「1調剤につき」算定するものを分割調剤した場合の調剤料（湯薬は除く）については，前回までに算定済みの部分を差し引く必要はありません。調剤の都度，所定点数を算定してください。

4．その他の注意事項

分割調剤の場合，**その調剤総量は，当然ながら処方箋に記載された用量（日数）を超えることはできません**（表4）。また，2回目以降に投与可能である日数は，処方箋の使用期間と処方箋に記載された投与日数を足したものから，すでに調剤済みである通算した投与日数を差し引いた日数を超えない範囲となります。

表4　分割調剤時における調剤量について

〈通則〉
2　（中略）分割調剤を行う場合（中略）は，その総量は，当然処方箋に記載された用量を超えてはならず，また，第2回以後の調剤においては使用期間の日数（ただし，処方箋交付の日を含めて4日を超える場合は4日とする。）と用量（日分）に示された日数との和から第1回調剤日から起算して当該調剤日までの日数を差し引いた日分を超えては交付できない。（以下，略）

（診療報酬の算定方法の一部改正に伴う実施上の留意事項について，令和2年3月5日，
保医発0305第1号）

第1章 調剤技術料

通常，処方箋の使用期間は交付の日を含めて4日以内ですが，90日分や120日分といった長期の処方箋を分割調剤する場合も，4日以内にすべての調剤を済ませないといけないのでしょうか。分割調剤により調剤済みとならなかった処方箋には，使用期間はあるのでしょうか。
また，例えば1回目と2回目を異なる薬局で分割調剤した場合，調剤済みとならなかった処方箋（1回目の分割調剤時）は患者へ返却することになっていますが，薬局にはその処方箋を残さなくても構わないのでしょうか。

調剤基本料

A

　処方箋の使用期間については，「処方箋交付日」から「初回の処方箋受付日」までの間を規定しているものと解釈してください。また，分割調剤により調剤済みとならなかった処方箋については，後日，別の薬局で調剤済みとなる可能性もあることから，レセプト作成のためにも，処方箋の写しを取っておくなどの工夫が必要でしょう。

1．処方箋の使用期間

　健康保険の場合，通常，処方箋の使用期間は「交付の日を含めて4日以内」と決められています。また，処方医により特殊な事情（患者の長期旅行など）があると認められた場合には，交付の日を含めて3日以内，もしくは，交付の日を含めて4日を超えた日が指定（処方箋に記入）されることになります。

　長期投薬の処方箋を分割調剤する場合には，その処方箋の使用期間についてどう考えればよいのか判断に迷うかもしれませんが，ここでいう「処方箋の使用期間」とは，**処方箋交付日から初回の処方箋受付日までの期間を決めているものと解釈してください**。分割調剤の場合における，その処方箋が調剤済みとなるまでの期間を決めているものではありません。

　ただし，処方箋の使用期間内に初回の処方箋受付を済ませているからといって，それ以降の処方箋の取扱期間について，全く制限がないというわけではありませんので誤解しないよう注意してください。具体的には，処方箋の使用期間（通常は4日）と処方箋に記載された処方日数を合わせたものが実質の有効期間（すなわち，処方箋としての効力を有する期間）となりますので，その期間内に服用が終了するよう調剤を受けることが必要です（**図**）。

35

【考え方】分割調剤時における投与日数は，次のうち，いずれか短い方を適用する。
　α＝「処方箋の使用期間＋処方日数」－「処方箋交付日から当該調剤日までの間隔日数」
　β＝「処方日数」－「分割調剤による投与日数（すでに調剤した日数分）の合計」
　　※1．α≧0およびβ≧0の場合のみ有効
　　※2．処方日数：処方箋に記載されている日数
　　※3．投与日数：薬局において調剤する（した）日数

【具体例】

処方箋交付日	8月1日
処方箋の使用期間	交付の日を含めて4日間
処方日数	28日分
投与日数	
初回分割調剤日，投与量	8月3日，14日分

①2回目の調剤日が8月18日の場合
α＝（4＋28）－（18－1）＝15，β＝28－14＝14
したがって，残りの投与日数については，14日分まで調剤することができる。

②2回目の調剤日が8月27日の場合
α＝（4＋28）－（27－1）＝6，β＝28－14＝14
したがって，残りの投与日数については，6日分までしか調剤することができない。

③2回目の調剤日が9月2日の場合
α＝（4＋28）－（33－1）＝0，β＝28－14＝14
したがって，残りの投与日数については調剤することができない。

図　分割調剤における投与日数の考え方

2．分割調剤により調剤済みとならなかった処方箋の取り扱い

　分割調剤を行った際に，その処方箋が調剤済みとならなかった場合には，必要事項を記入したうえで，次回以降の調剤を受けるために患者へ返却します。その場合，**後日，別の薬局で調剤済みとなる可能性もあることから，あらかじめ処方箋の写しを取っておくなどの工夫が必要でしょう。**

分割調剤の際，内服薬の調剤料の場合は，処方箋に記載された投与日数分から調剤済み日数分を差し引いて計算しますが（医師の分割指示に係る処方箋による場合を除く），湯薬の調剤料についても同様に計算するのでしょうか。

A

　湯薬を分割調剤した場合は，内服薬の取り扱いに準じて計算してください。平成22年3月まで，湯薬の調剤料は調剤日数の長さに関係なく「1調剤につき190点」とされていたため，分割調剤した場合は「その都度190点」を算定することが認められていました。

　しかし，平成22年4月より調剤日数に応じた点数に組み替えられたことに伴い，湯薬を分割調剤した場合には，**内服薬の取り扱いに準じて，処方箋に記載された全体の投与日数分から調剤済み日数分を差し引いて計算してください**（医師の分割指示に係る処方箋による場合を除く）。なお，浸煎薬の取り扱いについては従来通りです。

同一薬局で分割調剤を行った場合，2回目以降の調剤料については，前回までの算定分を差し引いて計算しますが（医師の分割指示に係る処方箋による場合を除く），自家製剤加算や計量混合調剤加算はどのように考えればよいのでしょうか。

　同一の保険薬局において分割調剤を行った場合，2回目以降の調剤料は，前

回までに算定した日数分の点数を考慮して差し引かなければなりませんが（医師の分割指示に係る処方箋による場合を除く），自家製剤加算や計量混合調剤加算はその都度手間が生じるものであることから，**分割調剤の何回目であるかに関係なく，その都度算定することができます**（一包化加算は除く）。

後発医薬品の試用を目的とする分割調剤と長期保存の困難性などを理由とする分割調剤の場合では，保険算定上，主にどのような違いがあるのでしょうか。

　処方箋や調剤録に記載が必要な内容については概ね同じですが，点数計算を行ううえで若干異なる点があります。
　まず，同一薬局において，医薬品の長期保存の困難性などを理由として分割調剤する場合は，**2回目以降の調剤時に調剤基本料の代わりとして5点を算定できます**が（調剤料は別途算定），薬学管理料に区分されている項目（薬剤服用歴管理指導料など）は一切算定できません。
　一方，同一薬局において，後発医薬品の試用を目的として分割調剤する場合は，**2回目の調剤時のみ，調剤基本料の代わりとして5点を算定できるほか，薬学管理料のうち薬剤服用歴管理指導料を算定することができます**。ただし，3回以上に分割して調剤したとしても，調剤料以外は算定することができません。

表　分割調剤時に算定可能な点数項目の違い

分割調剤の種類	分割調剤時の1回目に算定可能な点数	分割調剤時の2回目に算定可能な点数	分割調剤時の3回目以降に算定可能な点数
後発医薬品の試用を目的とする場合	調剤基本料 調剤料（実際の調剤分） 薬剤服用歴管理指導料ほか 薬剤料（実際の調剤分）	5点 調剤料（残り分*） — 薬剤服用歴管理指導料 薬剤料（実際の調剤分）	— 調剤料（残り分*） — 薬剤料（実際の調剤分）
医薬品の長期保存の困難性などを理由とする場合	調剤基本料 調剤料（実際の調剤分） 薬剤服用歴管理指導料ほか 薬剤料（実際の調剤分）	5点 調剤料（残り分*） — 薬剤料（実際の調剤分）	5点 調剤料（残り分*） — 薬剤料（実際の調剤分）

＊：同一薬局において内服薬を調剤した場合は，1回目の調剤から通算した日数に対応する点数から，前回までに請求した点数を減じて得た点数を算定

第1章　調剤技術料

なお，分割調剤の2回目以降の調剤を異なる薬局で行う場合には，調剤済みの投与量を差し引いたうえで，初めて処方箋を受け付けた場合（1回目）と同様のものとして取り扱いが可能であることは言うまでもありません（表）。

また，長期投薬時の分割調剤に係る点数の算定は，14日分を超える場合のみですが，後発医薬品の試用を目的とする分割調剤については，日数による制限はありません。

注射薬が14日分処方されている処方箋を受け付けたのですが，その注射薬は長期保存が困難であるため，1度に交付できるのは数日分です。内服薬以外であっても分割調剤を行うことはできるのでしょうか。また，その場合，2回目以降の調剤基本料や調剤料はどのように考えるのでしょうか。

A

注射薬であっても分割調剤を行うことは可能です。ただし，ご質問のケースにおいては，分割調剤の2回目以降に算定できる調剤基本料や調剤料（無菌製剤処理加算は除く）はありません。

分割調剤は，処方薬の長期保存が困難である場合や，患者が初めて当該後発医薬品を試用する場合などに行うことが認められており，医薬品の種類（内服薬，屯服薬，浸煎薬，湯薬，注射薬，外用薬）の違いによる実施の可否はありません（表）。ただし，その際に算定できる点数（調剤報酬）については若干違いがあります。

分割調剤を行う場合，調剤基本料については，処方箋受け付け時（分割調剤の1回目）に所定点数（42〜9点）を算定しますが（医師の分割指示に係る処方箋による場合を除く。以下，同じ），それ以降（分割調剤の2回目以降）は，分割調剤を行う理由によって取り扱いが異なります。具体的には，①処方箋に記載された投与日数が14日分を超えており，かつ，処方薬の長期保存の困難性などが理由である場合には，「2回目以降の調剤」に1分割調剤につき5点を算定することが可能であり，②後発医薬品の試用を目的とする場合には，「2回目の調剤に限り」5点を算定することが可能です。

ご質問のケースは，処方薬の長期保存の困難性を理由とする分割調剤です

39

表 分割調剤を行う場合

区分00 調剤基本料（処方箋の受付1回につき）
（略）
注1～7 略
8 長期投薬（14日分を超える投薬をいう。）に係る処方箋受付において，薬剤の保存が困難であること等の理由により分割して調剤を行った場合，当該処方箋に基づく当該保険薬局における2回目以降の調剤については，1分割調剤につき5点を算定する。（以下，略）
9 後発医薬品に係る処方箋受付において，当該処方箋の発行を受けた患者が初めて当該後発医薬品を服用することとなること等の理由により分割して調剤を行った場合，当該処方箋に基づく当該保険薬局における2回目の調剤に限り，5点を算定する。（以下，略）

（診療報酬の算定方法の一部を改正する件，令和2年3月5日，厚生労働省告示第53号）

が，処方箋に記載されている投与日数は14日分を超えていないことから，2回目以降に5点を算定することはできません。

　一方，調剤料の取り扱いについては，算定する調剤料の区分によって異なります。ご質問のケースは注射薬ですので，ここでは内服薬や外用薬などについては割愛しますが，注射薬の場合は「調剤数にかかわらず，所定点数を算定する」とされていますので，処方箋受付時にしか調剤料（26点）を算定することができず，したがって2回目以降は0点となります。ただし，無菌製剤処理加算に該当する場合には，分割調剤の都度，1日分の調剤につき69点または79点（6歳未満の乳幼児の場合は137点または147点）を算定することが可能です。

　また，分割調剤に係る調剤基本料として次回以降に5点を算定する場合には，処方箋を交付した保険医療機関に対して，分割調剤を行うことを照会（処方薬の長期保存の困難性などを理由とする場合）もしくは分割調剤を行った旨を連絡（後発医薬品の試用を目的とする場合）するとともに，調剤録に分割調剤を行った理由を記入することが求められていますので，忘れないようにしましょう。

第1章　調剤技術料

分割調剤は，医師の分割指示に係る処方箋による場合のほか，調剤した薬剤の長期保存が困難である場合や後発医薬品の試用が目的である場合にも可能ですが，それ以外の場合は認められないのでしょうか。

「その他の理由」である場合についても認められています。

　分割調剤を行うケースとしては，医師の分割指示に係る処方箋による場合のほか，①処方薬の長期保存が困難である場合，②患者が初めて当該後発医薬品を試用する場合が示されていますが，これらは主な例示として挙げられているものです。

　これら以外のケースとして，特に具体的な事例が示されているわけではありませんが，算定要件では「薬剤の保存が困難であること等」として，「その他の理由」（厚生労働省通知）による分割調剤もあり得ることを明示しています（表）。

　ただし，説明するまでもありませんが，この意味は，薬局側の一方的な都合（例えば，備蓄量が足りないなど）により分割調剤を行うことを認めるというものではありません。

表　分割調剤を行う理由

区分00　調剤基本料
（1）　略
（2）　長期保存の困難性の理由による分割調剤
ア　「注8」の分割調剤については，長期投薬（14日分を超える投薬をいう。以下同じ。）に係る処方箋によって調剤を行う場合であって，処方薬の長期保存の困難その他の理由によって分割して調剤する必要があり，分割調剤を行った場合で，1処方箋の2回目以降の調剤を同一の保険薬局において2回目以降行った場合に算定する。
（以下，略）

（診療報酬の算定方法の一部改正に伴う実施上の留意事項について，令和2年3月5日，保医発0305第1号）

医師の指示による分割調剤を行った場合、分割回数で除した点数を算定することになっていますが、小数点以下の端数部分については、どのように取り扱えばよいのでしょうか。

小数点以下第1位を四捨五入して計算します。

医師から分割調剤を指示された処方箋の点数計算については、当該処方箋を分割調剤しなかったと仮定した場合の点数をもとに、医師から指示された分割回数で除して得たものをその都度算定します（服薬情報等提供料を除く）。

その計算時の端数処理の取り扱いについて、平成30年3月までは「小数点以下の数値については切り捨てる」とされていましたが、現在は「小数点以下第1位を四捨五入して計算する」こととされています（表）。

表　分割調剤に係る点数計算

区分00　調剤基本料
5　分割調剤
（4）医師の指示による分割調剤
ア　〈略〉
イ　調剤基本料及びその加算、調剤料及びその加算並びに薬学管理料については、当該分割調剤を行う保険薬局が当該処方箋において分割調剤を実施しない場合に算定する点数をそれぞれ合算し、分割回数で除した点数を当該調剤時に算定する。当該点数は、**小数点以下第1位を四捨五入して計算**する。ただし、所定の要件を満たせば服薬情報等提供料1については、分割回数で除していない点数を算定できる。

（診療報酬の算定方法の一部改正に伴う実施上の留意事項について、令和2年3月5日、保医発0305第1号別添3）

調剤料

令和2年度改定による変更点

調剤料は，どのように変更されたのですか。

保険薬局における対物業務から対人業務への構造的な転換を進めるため，内服薬の調剤料の評価の見直しが行われました（**表**）。

具体的には，内服薬の調剤料のうち，14日分以下の部分について，1日分につき計算するという算定方法が見直すこととされ，「7日以下」，「8日分以上14日分以下」という2区分に変更されました。

また，15日分以上の部分についても，「31日分以上」を除き，各区分（「15日分以上21日分以下」と「22日分以上30日分以下」）の所定点数の引き下げが行われました。

表　調剤料の主な変更点

改定前（令和2年3月31日まで）	改定後（令和2年4月1日から）
内服薬 (1) 14日分以下の場合 　　1～7日目の部分（1日分につき）　5点 　　8～14日目の部分（1日分につき）　4点 (2) 15～21日分の場合　　　　　　　67点 (3) 22～30日分の場合　　　　　　　78点 (4) 31日分以上の場合　　　　　　　86点	内服薬 (1) 7日分以下の場合　　　　　　　　28点 (2) 8～14日分の場合　　　　　　　　55点 (3) 15～21日分の場合　　　　　　　64点 (4) 22～30日分の場合　　　　　　　77点 (5) 31日分以上の場合　　　　　　　86点

内服薬

分3毎食後服用の内服薬を，7日分と14日分の2種を調剤した場合，調剤料は何剤として請求すべきですか。

1剤として算定します。

　内服薬調剤料の1剤とは，服用時点により整理するもので，服用時点が同一であるものは投与日数にかかわらず1剤として算定します。

下記のような処方箋の場合，いずれも1日3回の服用ですが，調剤料は何剤になるのでしょうか。

処方1	メジコン錠 15mg	3錠	
	ムコソルバン錠 15mg	3錠	
	1日3回毎食後		7日分
処方2	テオドール錠 100mg	3錠	
	ソロン錠 50	3錠	
	1日3回9時，16時，22時		7日分

2剤として算定します。

　内服薬調剤料の服用時点については，「服用時点が同一であるとは，服用日1日を通じて，服用時点（例えば，『朝食後，夕食後服用』，『1日3回食後服用』，『就寝前服用』，『6時間毎服用』など）が同一であることをいう」とされています。処方1は食事を目安，処方2は時間を目安とする服用方法ですので，別剤として算定できます。

第1章 調剤技術料

禁煙補助剤が記載された処方箋を受け付けました。次のような処方内容の場合，調剤料は用法ごとに算定すべきですか。それとも，1剤として14日分を算定するものとして考えるべきでしょうか。

```
処方1
    チャンピックス錠0.5mg  1錠  1日1回  夕食後服用    3日分
処方2
    チャンピックス錠0.5mg  2錠  1日2回  朝夕食後服用  4日分
処方3
    チャンピックス錠1mg    2錠  1日2回  朝夕食後服用  7日分
```

1剤14日分として計算します。

内服薬の調剤料については，「1剤」および「1剤1日分」を所定単位とし，投与日数にかかわらず，服用時点（「朝食後，夕食後服用」，「1日3回食後服用」，「就寝前服用」，「6時間ごと服用」など）ごとに1剤として算定することとされています。

しかし，ご質問のようなケースでは，単純に服用時点ごととして整理してしまうと，1つの医薬品を服用する処方であるにもかかわらず，調剤料が2剤にも3剤にもなってしまいます。また，平成28年4月から，同一有効成分であって同一剤形が複数ある場合は「その数にかかわらず1剤として算定する」ことになっています。

したがって，ご質問のケースの調剤料については，2剤もしくは3剤と考えるのではなく，1剤14日分の内服薬として算定してください。

次の処方例のように，同一の服用時点ですが服用するタイミングが異なる内服薬の調剤料については，どのように計算するのでしょうか。単純に服用時点ごとに1剤として計算するのでしょうか。それとも，服用時点が同一でも，同時に服用しないものは別剤として取り扱って構わないのでしょうか。

> 処方1　A錠　6錠　1日3回　毎食後服用×14日分
> 処方2　B錠　3錠　1日3回　毎食後服用×14日分
> ※処方1の服用後（15日目以降）に処方2を服用する

A

　従来は，同時に服用するか否かに関係なく，服用時点（用法）が同一であるごとに1剤として算定するよう取り扱われていましたが，現在は，**服用するタイミングが異なれば別剤として算定して構いません。**

　内服薬の調剤料は，医薬品の種類数に関係なく，服用時点（用法）が同一であるものごとに「1剤」として算定します。ご質問のように，服用時点が同一であっても同時に服用しない場合（すなわち，服用するタイミングが異なる場合）もあり，従来は，そのようなケースも服用時点ごとに1剤として算定するよう取り扱われてきましたが，現在は，服用時点が同一の内服薬であっても，服用するタイミングが異なれば別剤として取り扱えることになっています（ただし，同一成分の医薬品を用量変化させながら服用するようなケースは除きます）。

　したがって，ご質問のケースについては，内服薬調剤料を2剤として算定して差し支えありません。

第1章　調剤技術料

同一の服用時点（用法）であっても，服用するタイミングが異なる内服薬の調剤料については，別剤として算定することができるとのことですが，次のように，先発医薬品の服用後に後発医薬品を服用するような場合についても，同じように別剤として解釈して構わないのでしょうか。

> 処方1　アレジオン錠10　2錠　1日2回　朝夕食後×7日分
> 処方2　エピナスチン塩酸塩錠10mg「○○○」
> 　　　　　　　　　　　　　　2錠　1日2回　朝夕食後×7日分
> ※処方1を服用終了後，処方2を服用するよう指示あり

1剤（14日分）として算定します。

　ご質問のような処方内容の場合，処方1と処方2は別剤として算定することが可能でしたが，平成28年4月から，同一有効成分であって同一剤形が複数ある場合は「その数にかかわらず1剤として算定する」ことに変更されました。

　したがって，先発医薬品と後発医薬品の異なる銘柄であっても同一有効成分の医薬品ですので，調剤料の算定にあたっては1剤（7＋7＝14日分）として算定してください。

内服薬の錠剤と同時服用のドライシロップ剤を散剤のまま投与した場合は，何剤となりますか。

1剤として算定します。

　ドライシロップ剤を投与する場合，調剤の際に溶解して，内服用液剤にして患者に投与する時は水剤とし，そのまま投与する時は固形剤として算定します。

患者が，次のような処方箋を持参しました。この場合，処方1と処方2が配合禁忌のため別々に投与したので，3剤とも調剤料を算定していいのか，2剤分しか算定できないのか教えてください。

処方1	ムコダインシロップ5% 1日3回毎食後服用 （配合禁忌）	10mL	14日分
処方2	ポンタールシロップ3.25% 1日3回毎食後服用 （配合禁忌）	10mL	14日分
処方3	テオドールドライシロップ20% 1日3回毎食後服用	1g	14日分

A

　本件の場合は，配合不適により調剤料は**それぞれ別剤として算定して差し支えないと考えます**。内服薬調剤料は，服用時点が同一であるものごとに，投与日数にかかわらず1剤として算定しますが，服用時点が同一であっても別剤として算定できる場合があります。それに該当するケースとしては，①配合不適等調剤技術上の必要性から個別に調剤した場合，②内服用固形剤（錠剤，カプセル剤および散剤等）と内服用液剤の場合，③内服錠とチュアブル錠または舌下錠等のように服用方法が異なる場合——があります。

　ムコダインシロップ，ポンタールシロップおよびテオドールドライシロップの服用時点はいずれも同一ですが，配合不適によりそれぞれ別に調剤していますので，内服薬調剤料として3剤分算定できることになります。

1日おき服用の内服薬が14日分（実日数は7日分）投与されている場合，調剤料は何日分として算定すべきでしょうか。

A

　実際の調剤日数によって算定します。したがって，**調剤料は7日分となります**。

第1章 調剤技術料

内服薬の調剤料は，同一の服用時点ごとに1剤として算定しますが，口腔内崩壊錠の場合はどのように考えるべきでしょうか。

A
　口腔内崩壊錠については，「水なしでも服用できる」とされている製剤ですが，通常の錠剤と同様に，水またはぬるま湯で服用することも可能です。そのため，口腔内崩壊錠と普通の固形剤を同時に服用するような処方内容（すなわち，同一の服用時点）の場合には，わざわざ口腔内崩壊錠だけを別剤として算定する必要性があるとは考えにくいことから，**同一の服用時点であれば「1剤」として解釈するのが妥当でしょう。**

次のような処方箋を受け付けました。患者は処方3を便秘時に屯用しているようですが，内服薬として調剤料を算定しても構わないでしょうか。同様に，処方4はどうでしょうか。

処方1	フェルムカプセル100mg	1カプセル
	シナール配合顆粒	0.5g
	1日1回朝食後服用	28日分
処方2	ニバジール錠2mg	2錠
	朝夕2回食後服用	28日分
処方3	ヨーデルS糖衣錠ー80	2錠
	1日1回就寝前服用	7日分
処方4	2mgセルシン錠	1錠
	1日1回就寝前服用	14日分

A
　まず，ヨーデルS糖衣錠が処方箋では毎日就寝前服用となっているにもかかわらず，**患者が屯用しているという点について確認することが必要です。**
　①毎日就寝前服用であるにもかかわらず，患者が自己判断で屯用しているのであれば，適切な服薬指導を行う必要があります。
　②処方医が当該患者に屯用と説明しているのであれば，処方も屯用に訂正し

49

てもらわなければなりません。

①の場合であれば、ヨーデルＳ糖衣錠、セルシン錠とも内服薬として請求します。屯服薬か内服薬かについては、処方箋に記載されている用法の指示によりますので、定時に服用するよう指示されているか、また用に臨んで服用するよう指示がされているかで判断します。本例の場合は、1日1回就寝前に服用するよう指示されていますので内服薬として算定します。

②の場合であれば、処方医の同意を得てヨーデルＳ糖衣錠の用法・用量の記載を屯用に訂正したうえで、屯服薬として調剤料を算定します。

隔日投与の場合の内服薬調剤料の算定方法と、レセプトへの記入の仕方を教えてください。次の処方例の場合、処方1と処方2を交互服用との指示があり、実質的には14日分投与です。処方3および処方4についても、服用時点が同一となっています。この場合の内服薬調剤料の算定はどうなるのでしょうか。また、レセプトへの記入の仕方も教えてください。

```
処方1   A錠5mg                  2錠
         分1 朝食後服用              7日分
処方2   A錠5mg                  1錠
         分1 朝食後服用              7日分
処方3   B錠0.1mg                1錠
         C錠81mg                 1錠
         分1 朝食後服用             14日分
処方4   D錠20mg                 1錠
         E錠300mg                1錠
         分1 朝食後服用             14日分
         処方1と処方2は交互服用
```

処方1～4の内服薬調剤料は、**1剤14日分として算定します。**

　処方1および処方2の服用方法に着目してみると、14日を通し1日1回朝食後に1錠服用し、隔日にあたる日のみ2錠服用するものです。一方、処方3と処方4の服用時点は1日1回朝食後服用の処方ですので、処方1および処方2と同一となり、したがって、調剤料は全体で1剤の算定となります。

第1章　調剤技術料

〔記載例〕

処方		単位薬剤料	調剤数量	調剤報酬点数		
医薬品名・規格・用量・剤形・用法				調剤料	薬剤料	加算料
(内服) A錠 5mg B錠 1mg C錠 81mg D錠 20mg E錠 300mg 　分1，朝食後服用	1錠 1錠 1錠 1錠 1錠	点 5	14	点 55	点 70	点
(内服) A錠 5mg 　分1，朝食後服用 　（隔日に服用）	1錠	点 1	7	点 0	点 7	

次のように，規格違いの薬剤を最初の2週間服用後，続けて2週間服用する処方が出た場合の調剤料の算定はどうなりますか。

処方1　A錠　150mg　　　　　　　1錠
分1 就寝前　　　　　　　　　　14日分
処方2　A錠　75mg　　　　　　　　1錠
分1 就寝前　　　　　　　　　　14日分
（処方1を服用後の15日目から処方2を服用）

調剤料は，**1剤28日分とします。**

　処方1と処方2は，規格が異なる同一有効成分の薬剤を，最初の2週間服用後は半分に減らして服用しますが，服用方法は同一（就寝前に1日1回服用）であるため，調剤料は1剤として28日分計算します。

ケース1のような処方箋において，服用時点が異なるので内服薬2剤として調剤料を保険請求したところ，1剤分で請求するよう返戻となりました。ケース2の調剤料はどのように解釈すべきでしょうか。

```
ケース1
  ①ブロプレス錠4   1回1錠（1日1錠）   朝食後   30日分
  ②ブロプレス錠8   1回1錠（1日1錠）   夕食後   30日分
ケース2
  ①プレドニン錠5mg      1回1錠（1日1錠）   朝食後   30日分
  ②プレドニゾロン錠1mg  1回2錠（1日2錠）   夕食後   30日分
```

A

ケース1および2のいずれも，**1剤（1日2回朝夕食後，30日分）として算定してください。**

保険処方箋については，医薬品名は「一般名処方」または「薬価基準に収載されている名称」で記載することになっています。ケース2の医薬品の場合，「局プレドニゾロン錠」（1mg1錠，2.5mg1錠，5mg1錠の3規格が存在）が薬価基準の収載名称であって，「プレドニン錠5mg」という名称は薬価基準にはありません。

したがって，現行ルール上，ケース2の①，②はいずれも日本薬局方名「プレドニゾロン錠」として処方箋に記載されるべきですので（調剤レセプトにおける記載も同様），調剤料も1剤として取り扱うのが妥当であると考えられます。

第1章　調剤技術料

患者が，同じ日に同一医療機関の複数の診療科を受診し，それぞれの診療科から発行された処方箋を一緒に薬局へ持参しました。調剤基本料と薬剤服用歴管理指導料は1回しか算定できませんが，調剤料についてはどのように考えたらよいでしょうか。

```
例：○○病院
1. 循環器科
    処方    A  1錠        分1      朝食後
            B  3g         分3      8時間ごと
2. 泌尿器科
    処方    C  3錠        分3      毎食後
            D  1カプセル   分1      朝食後
3. 耳鼻科
    処方    E  6錠        分3      毎食後
            F  1錠        分1      就寝前
```

　処方箋受付回数は1回となりますので，複数枚の処方箋であっても，内服薬の調剤料は合わせて**3剤までしか算定できません。**

同一医療機関の2つの診療科から交付された処方箋を同時に受け付けた場合，レセプトの処方欄は別欄とすることになっていますが，服用時点が同一であった場合は，調剤料や薬剤料についてはどう考えればよいでしょうか。

　服用時点が同一の場合，基本的に**調剤料は1剤の算定となりますので**，レセプト上は，どちらか一方の「調剤料」欄に調剤料の点数を記載し，もう一方の「調剤料」欄は0を記載します。**薬剤料は処方欄ごとに記載，計算します。**

経腸栄養剤のエンシュア・リキッドは,内服用液剤にあたるかどうか教えてください。例えば,同一用法の散剤が併用されている場合は調剤料をそれぞれ算定できるでしょうか。

A --

　エンシュア・リキッドは,**内服用液剤として算定します。**したがって,ほかに散剤が処方されていても,**液剤として別に調剤料を算定することができます。**また,アーガメイトゼリーは液剤ではありませんが,内服用固形剤でもないため,内服用液剤と同様のものとして取り扱って差し支えありません。

処方箋における服用時点が「食直前」や「食前30分」などであっても,内服薬の調剤料の算定にあっては「食前」とみなし,1剤として扱うとあります。レセプトへ記載する場合,服用方法は「食前」としてまとめて1欄に記載してよいのでしょうか。

| 処方1　A薬　3錠　　毎食前　　　14日分 |
| 処方2　B薬　3錠　　毎食直前　　14日分 |

A --

　構いません。調剤報酬の算定においては「食前」とみなし,レセプトへの記載についても,他の「食前」として指示されている薬剤と同一欄に記載してください。

　保険薬局における内服薬の調剤料の場合,食事を目安とする服用時点は,「食前」,「食後」,「食間」の3区分のみです。したがって,処方箋に「食直前」,「食前30分」,「食直後」,「食後30分」などと指示されている場合であっても,調剤報酬上は「食前」もしくは「食後」とみなします。調剤料は1剤として算定し,レセプトへの記載についても同一欄に記載してください。

　患者へ投与する際には,処方箋の区分通りとすることはもちろんです。しかし,保険請求においては,調剤料の算定やレセプトへの記載方法が,必ずしも処方箋の区分通りとはならない場合がありますので注意してください。

第1章　調剤技術料

内服薬の調剤では，食事を目安とする服用時点については，「食前」，「食後」，「食間」の3区分であるとされていますが，乳幼児の場合に「哺乳前」や「哺乳後」といった服用時点は，そのままレセプトに記載してもよいのでしょうか。

A

　処方箋の具体的な内容がわからないため，適切な判断をすることは困難ですが，処方箋における「哺乳前」や「哺乳後」が，食事と同じように定時的な服用時点として指示されているのであれば，**調剤報酬上は「食前」あるいは「食後」などとみなすべきであると判断します**。したがって，レセプトへの記載についても同様に考えます。

　ただし，もしも処方医の意図が，その用法が定時的に服用するものでなく，用に臨んで服用するものである場合には，内服薬ではなく，屯服薬として算定するべきでしょう。

次の処方箋の内容について処方医へ問い合わせたところ，ビラノア錠（処方1）は患者の生活パターンに合わせて一番都合の良い時間に服用するよう指導してほしいと指示がありました。そのため，投薬にあたり服用時点について患者と相談しましたが，仕事の都合上，決まった時間に食事をとれないことが多いので，服用のタイミングは後で少し考えてから決めたいそうです。投薬時にビラノア錠の服用時点が特定されていなくても，調剤料は2剤分を算定して構わないでしょうか。

| 処方1 | ビラノア錠20mg | 1錠 | 1日1回空腹時 | 14日分 |
| 処方2 | キプレス錠10mg | 1錠 | 1日1回就寝時 | 14日分 |

A

調剤料2剤分として算定して差し支えありません。
　ビラノア錠は，①アレルギー性鼻炎，②蕁麻疹，③皮膚疾患（湿疹・皮膚

55

炎，皮膚そう痒症）に伴うそう痒の効能・効果を有する医薬品として，1回20mgを「1日1回空腹時」に服用することとされています。一方，キプレス錠は，①気管支喘息，②アレルギー性鼻炎の効能・効果を有する医薬品として，気管支喘息の場合には10mg，アレルギー性鼻炎の場合には5～10mgを「1日1回就寝前」に服用するものです。

　今回のケースでは，患者が食事をとれる時間が不規則，すなわち，空腹時の時間を特定することが困難であるため，保険薬局において薬剤を投与する時点でビラノア錠（処方1）の具体的な服用時点が確定しているわけではありません。そのため，そのような場合に調剤料をどのように取り扱うべきかとのご質問ですが，処方箋の内容や疑義照会に対する処方医からの回答内容を考慮すると，処方1と処方2はそれぞれ異なる服用時点で服用することが想定されているものと推察されますので，処方1と処方2は別剤として取り扱うものであり，よって，内服薬の調剤料を2剤分算定することは問題ないと考えます。

　ただし，薬剤投与の時点ではどうしても服用時点を特定できず，後で患者自身が服用するタイミング（空腹時）を決めることになったとしても，保険薬局においては，1日1回服用するうえで前日とその翌日でどの程度の服用間隔（時間）を確保するのかなど，必要かつ適切な服薬指導の実施が前提であることは言うまでもありません。

第1章　調剤技術料

次のような処方は，どのように算定するのでしょうか。
①リウマトレックスの調剤料（処方箋1）
②分2朝夕食後服用および分1朝食後服用という異なる2剤の医薬品が，リウマトレックスよりも長い投与日数で同時に処方されていた場合の調剤料（処方箋2）

処方箋2については，リウマトレックスは別の2剤と同一の服用時点と解釈し，分2朝夕食後および分1朝食後の2剤しか算定できないのでしょうか。それとも別剤と解釈し，3剤分として算定できるのでしょうか。

処方箋1

処方1
　リウマトレックスカプセル2mg　2カプセル
　　　毎月曜日　　　　　　　　　　　朝夕食後　　4日分
処方2
　リウマトレックスカプセル2mg　1カプセル
　　　毎火曜日　　　　　　　　　　　朝食後　　　4日分

処方箋2

処方1
　リウマトレックスカプセル2mg　2カプセル
　　　毎月曜日　　　　　　　　　　　朝夕食後　　4日分
処方2
　リウマトレックスカプセル2mg　1カプセル
　　　毎火曜日　　　　　　　　　　　朝食後　　　4日分
処方3
　○○○錠　　　　　　　　　　2錠　分2　朝夕食後　14日分
処方4
　△△△錠　　　　　　　　　　1錠　分1　朝食後　　14日分

　①処方箋1については8日分の調剤料として算定します。②処方箋2についてはリウマトレックスだけで1剤8日分（55点），その他の2剤14日分と併せて，全体で3剤として算定できるものと解釈します。

　リウマトレックスは，メトトレキサートを2mg含有する抗リウマチ薬です。添付文書によると「通常，1週間単位の投与量をメトトレキサートとして6mgとし，本剤1カプセル（メトトレキサートとして2mg）を初日から2日目にかけて12時間間隔で3回経口投与し，残りの5日間は休薬する。これを1週間ごとに繰り返す」とされており，従来の服用方法とは異なる医薬品であることが

57

わかります。

　そのため，食事を目安とした服用時点（＝剤）により区分しようとしても，例えば「分2朝夕食後（毎月曜日）」と「分1朝食後（毎火曜日）」のように指示しなければならないため，同じ医薬品を一定間隔で連続して服用するだけなのに，従来の剤の区分で整理することができません。つまり，このリウマトレックスのような特殊な服用方法の医薬品については，無理に通常の剤により区分するのではなく，例外的な1剤の調剤料として解釈せざるを得ないと考えます。

　したがって，①処方箋1のリウマトレックスだけが処方されていたケースについては，1剤8日分の調剤料（55点）として算定します。そして，②処方箋2のリウマトレックスのほかに分2朝夕食後および分1朝食後という異なる2剤の医薬品が同時に処方されていた場合には，リウマトレックスだけで1剤（8日分，55点）として算定し，別の2剤についてもそれぞれ調剤料を算定することができます（2剤14日分，110点）。すなわち，併せて3剤（165点）として算定するものと考えます。

 シダトレンスギ花粉舌下液は，1週目，2週目，3週目以降で含量がそれぞれ異なりますが，調剤料はどのように算定すればよいのでしょうか。

　1週目および2週目に使用する薬剤に係る調剤料はそれぞれ**「内服用滴剤」**，3週目以降に使用する薬剤に係る調剤料は**「内服薬」**として算定してください。

　シダトレンスギ花粉舌下液（成分名：標準化スギ花粉エキス原液）は，平成26年9月2日付で薬価基準に収載された，スギ花粉症を対象とした減感作療法（アレルゲン免疫療法）薬です。

　同薬剤は，1～2週目を増量期，3週目以降を維持期とし，1週目（1～7日目）と2週目（8～14日目）には増量期用の異なる2種類の「ボトル」，3週目以降（15日目～）には維持期用の「パック」により投与することになっています。これらボトルもしくはパック（計3種類）の成分含量などが異なることから，薬価基準の収載名称および価格もそれぞれ設定されています（**表1**）。

　しかし，1～2週目の増量期においては，1日（1回）当たりの投与量が0.2～

第1章　調剤技術料

表1　シダトレンスギ花粉舌下液の薬価収載（平成30年4月1日現在）

区分	成分名	規格	品名	薬価（円）
内用薬	標準化 スギ花粉エキス	10mL 1瓶	シダトレン スギ花粉舌下液 200JAU/mLボトル	547.40
内用薬	標準化 スギ花粉エキス	10mL 1瓶	シダトレン スギ花粉舌下液 2,000JAU/mLボトル	1,308.60
内用薬	標準化 スギ花粉エキス	1mL 1包	シダトレン スギ花粉舌下液 2,000JAU/mLパック	131.00

表2　シダトレンスギ花粉舌下液の投与量

投与時期	1週目（増量期）	2週目（増量期）	3週目以降（維持期）
使用薬剤 （薬価収載名称）	シダトレンスギ花粉舌下液 200JAU/mLボトル	シダトレンスギ花粉舌下液 2,000JAU/mLボトル	シダトレンスギ花粉舌下液 2,000JAU/mLパック
薬価収載単位 （規格）	10mL 1瓶	10mL 1瓶	1mL 1包
1日目	0.2mL	0.2mL	1mL
2日目	0.2mL	0.2mL	1mL
3日目	0.4mL	0.4mL	1mL
4日目	0.4mL	0.4mL	1mL
5日目	0.6mL	0.6mL	1mL
6日目	0.8mL	0.8mL	1mL
7日目	1mL	1mL	1mL

1mLの範囲で段階的に増量していくことになっているものの，使用する2種類の「ボトル」の薬価収載単位はいずれも「10mL 1瓶」となっているため，内服薬調剤料の所定単位である「1剤1日分」に薬剤料を置き換えて計算することは極めて困難であり，保険請求にあたり事務的な問題が生じることがわかります（**表2**）。また，投与方法が従来の内服用滴剤と同様もしくは似ているという見方ができるのも事実です。

　これらの問題点を考慮した結果，シダトレンスギ花粉舌下液の1～2週目（増量期用）のボトルに係る調剤料については，「内服用滴剤」として算定するよう整理されることになりました（**表3**）。

表3　シダトレンスギ花粉舌下液の保険請求について

【医科診療報酬点数表関係】
(問6) シダトレンスギ花粉舌下液200JAU/mL ボトル (10mL 1瓶) 及び2,000JAU/mL ボトル (10mL 1瓶) の請求方法はどのようにすればよいか。
(答) 本製剤は, 増量期の投与にあたって1週間分を1瓶として処方されるものであるため, 1瓶あたりの額を用いて薬剤料の点数を算定するとともに, 用法等を以下に示す例 (※省略) を参考に記載すること。
なお, 調剤レセプトの場合は内服用滴剤として請求すること。

〔疑義解釈資料の送付について (その10), 平成26年10月10日事務連絡, 厚生労働省保険局医療課〕

ただし, 3週目以降の維持期については, 1日 (1回) の投与量が1mL (＝1パック分の全量) であり, 薬剤料の計算についても請求事務上の問題は生じません。3週目以降 (維持期) のパックに係る調剤料は「内服薬」として算定してください。

次のような処方例における内服薬調剤料の算定方法について教えてください。ある薬局では, 処方箋の区分通り, 処方1 (1日3回, 毎食後服用) と処方2 (1日1回, 就寝前服用) の2剤として算定しているそうです。しかし, A薬は処方1および処方2に重複していることから別剤 (1日4回, 毎食後および就寝前服用) として解釈し, 3剤として算定する方が妥当だと思うのですが, どうでしょうか。

処方1	A薬	
	B薬	
	C薬	1日3回毎食後服用 14日分
処方2	A薬	
	D薬	1日1回就寝前服用 14日分

3剤として算定して差し支えありません。

内服薬の調剤料は, 服用時点が同一であるものごとに「1剤」としてまとめたうえで, 調剤した日数分に応じた点数を計算します。しかし, 医師により記載された処方箋の区分は, 必ずしも調剤報酬の請求上の区分を考慮して記載さ

れているとは限りません。そのため，調剤報酬の保険請求にあたっては，調剤報酬点数表の算定の考え方に従って区分を整理したうえで，調剤料を計算しなければならない場合があります。

　ご質問のケースについては，処方箋に処方1（1日3回，毎食後服用）と処方2（1日1回，就寝前服用）の2区分とされていますが，調剤報酬の保険請求上のルールから見れば，A薬は別剤（1日4回，毎食後と就寝前服用）として区分することができます。したがって，調剤報酬の保険請求においては，内服薬の調剤料は3剤として算定して差し支えありません。

　ただし，実際の調剤行為については，処方箋により指示された区分に従って調剤すべきと考えます。

嚥下困難者用製剤加算

嚥下困難者用製剤加算の基本的な考え方について教えてください。

　嚥下困難者用製剤加算は，**嚥下障害等があって，市販されている剤形では薬剤の服用が困難である患者に対し，医師の了解を得たうえで剤形を加工した後，調剤を行うことを評価したもの**で，薬剤の性質や製剤の特徴などについての製剤学的な知識に基づいて行うものです。

医師の了解のもとに錠剤を粉砕し，ほかに計量混合調剤加算の対象となる散剤と混合した場合，嚥下困難者用製剤加算と計量混合調剤加算を両方算定できますか。

　算定できません。剤形を加工したものを用いて，他の薬剤と計量混合した場合は嚥下困難者用製剤加算を算定し，計量混合調剤加算は算定対象となりません。

次のような処方箋の場合，処方1と処方2は服用時点が異なっているので，処方1で計量混合調剤加算，処方2で嚥下困難者用製剤加算をそれぞれ算定できるのでしょうか。それとも，1枚の処方箋の中に嚥下困難者用製剤加算を算定する部分がある場合には，服用時点が異なっているかどうかにかかわらず計量混合調剤加算は算定できないと考えるのでしょうか。

```
処方1
   パントシン散20%   1.5g
   酸化マグネシウム      2g   1日3回   毎食後服用×28日分
処方2
   プルゼニド錠12mg  2錠   1日1回   就寝前服用×28日分
※処方1については混合，処方2については嚥下困難のため粉砕との指示あり
```

A

ご質問のケースについては，**処方1で計量混合調剤加算，処方2で嚥下困難者用製剤加算を算定できます。**

嚥下困難者用製剤加算の算定については，①処方箋受付1回につき算定できる，②剤形を加工したものを用いて他の薬剤と計量混合した場合の計量混合調剤加算は算定できない――とされています。

しかし，②で想定されているケースは，同一の服用時点（剤）である場合に「嚥下困難者用製剤加算と計量混合調剤加算」を併せて算定することを禁じているのであって，ご質問の処方例のような異なる服用時点のケースまで算定を禁じているわけではありません（もし同一の服用時点の中に，計量混合調剤加算と嚥下困難者用製剤加算のどちらにも該当する製剤行為があった場合には，いずれか一方を算定することになります）。

したがって，ご質問のケースについては，計量混合調剤加算と嚥下困難者用製剤加算に該当する服用時点（剤）がそれぞれ異なりますので，処方1の内服薬調剤料について計量混合調剤加算を，処方2の内服薬調剤料について嚥下困難者用製剤加算をそれぞれ算定することができると考えます。

嚥下困難者用製剤加算は，嚥下障害などがあって，市販の剤形では服用が困難な患者について，錠剤を粉砕するなど飲みやすいように工夫すれば算定できることになっていますが，1種類でも加工しないものがある場合には算定できないと聞きました。例えば口腔内崩壊錠の場合には，それを粉砕せずに調剤しても嚥下困難者用製剤加算は算定できると考えてもよいのでしょうか。

A

　嚥下障害などのために医薬品の剤形を加工した場合，例えば一部の錠剤についてはそのまま服用できるという理由から粉砕しなかったとしても，嚥下困難者用製剤加算の算定要件は満たしていると考えます（ただし，ほかの錠剤についてはきちんと服用できるよう粉砕している場合に限ります）。

　剤形の加工にあたっては，医師の了解を得たうえで実施しますが，解釈通知（厚生労働省保険局医療課長通知）では「薬剤の性質，製剤の特徴等についての薬学的な知識に基づいて行わなければならない」と明記されており，また，薬事法の承認という観点から考えても，医薬品の剤形加工は必要最小限となるようにすべきでしょう。

　したがって，**処方された医薬品が服用可能であるかを1つずつ確認し，市販の剤形のままでは服用できないと判断したものだけを加工したのであれば，嚥下困難者用製剤加算の算定要件を満たしているものと解釈できます**。ただし，一部の医薬品を加工しなかった理由については，調剤録や薬歴で確認できるよう記録しておくことが大事でしょう。

Q059 嚥下困難の患者に散剤と錠剤が処方され，医師からは「錠剤はすべて粉砕し，散剤と合わせて一包とする」よう指示されていました。粉砕を指示された錠剤の中には，散剤が薬価収載されている医薬品もありましたが，錠剤しか薬価収載されていないものもありました。これらを医師の指示通り，錠剤はすべて粉砕して調剤したので，嚥下困難者用製剤加算を算定して保険請求しましたが，「散剤のあるものは，すべて散剤に変更したうえでなければ算定はできない」との理由からレセプトが返戻されてきました。

また，同じような処方箋で，錠剤と散剤が薬価収載されている医薬品はすべて散剤に変更したうえで，残りの錠剤を粉砕して調剤したのですが，それら内服薬とは別に，錠剤と散剤のどちらも薬価収載されているものが屯服薬として処方されていました。もちろん，粉砕して調剤しましたが，後日，「散剤がある」という理由からレセプトが返戻されてきました。

嚥下困難者用製剤加算は，錠剤しか薬価収載されていない医薬品を1種類でも粉砕すれば算定できると解釈してはいけないのでしょうか。

A -

　ご質問のケースについては，嚥下困難者用製剤加算を算定して差し支えないものと考えます。

　ご質問の前段のケースでは，嚥下障害の患者が容易に服用できるよう，錠剤しか薬価収載されていない医薬品を含めて，すべての医薬品について必要な加工（粉砕）を行っています。また，ご質問の後段のケースでは，錠剤・散剤のどちらも薬価収載されている医薬品を可能な限り散剤に変更したうえで，残りの変更されなかった錠剤だけを加工（粉砕）しています。

　これらのご質問のケースについては，いずれも嚥下困難者用製剤加算の趣旨・目的に沿った行為であり，算定は問題ないものと考えられます。また，処方箋に錠剤を粉砕するよう指示があった場合，錠剤と散剤のどちらも薬価収載されている医薬品については，散剤を使用すれば錠剤を加工せずに済みますので，一般的には，できるだけ散剤を使用する方が望ましいかもしれませんが，嚥下困難者用製剤加算については，必ずしも，医師が医療上の必要性から錠剤を粉砕するよう指示したケースまで対象にならないというわけではありません。

また，嚥下障害がある患者に対し，内服薬と合わせて屯服薬が処方されていれば，内服薬と同様，屯服薬についても粉砕などの加工は当然ながら必要です。しかし，嚥下困難者用製剤加算は，内服薬として調剤料を算定した場合に加算する点数ですので，算定要件上は，屯服薬の調剤内容には関係なく算定できることになります。

一包化加算

 以下の処方にて，センノサイド錠は，患者の体調次第で調節できるようヒートシールのまま投薬してくれと医師の指示があり，処方1～3を一包化して処方4をヒートシールのまま投与した場合，一包化加算は算定できますか。

```
処方1  オイグルコン錠2.5mg      1錠
          分1  朝食後服用        7日分
処方2  アダラートL錠10mg         2錠
       フェロミア錠50mg          2錠
          分2  朝夕食後服用      7日分
処方3  パナルジン錠100mg         3錠
       カルナクリン錠50          3錠
          分3  毎食後服用        7日分
処方4  センノサイド錠12mg        2錠
          分1  就寝前服用        7日分
```

算定できます。

　一包化加算は，用法の異なる2剤以上（または，1剤で3種類以上）を，服用時点ごとに一包として患者へ投与した場合に算定します。しかし，処方4は処方1～3までの服用時点と重複する部分がありませんので，一包化加算の要件には該当しません。したがって，処方1～3を一包化していれば，一包化加算の要件を満たしていることになります。

　ただし，**ヒートシールのまま投与しても服用に差し支えないことなどを患者に確認のうえで投与することが必要です。**

65

次の処方の場合，寝る前に服用するものは処方4のみなので，寝る前の分のみヒートシールのまま投与し，それ以外は朝・昼・晩ですべて一包化した場合は，一包化加算は算定できますか。

処方1	分3	毎食後
処方2	分1	朝食後
処方3	分2	朝夕食後
処方4	分2	朝食後，寝る前

算定できます。

　本例の場合，服用時点を図示すると下のようになりますが，処方4の寝る前と処方1の昼食後に服用する薬剤は，ほかに一緒に服用する薬剤がありません。したがって，ご質問のようにヒートシールのまま投与しても，服用時点が重なる朝食後および夕食後についてはそれぞれ一包化していますので，一包化加算の算定は認められます。

第 1 章　調剤技術料

Q 062　同じ病院の 2 つの診療科（内科と脳外科）から発行された 2 枚の処方箋を持って患者が来局しました。この患者は，両方の診療科の薬をまとめて一包化してほしいと希望しましたが，一包化加算は算定できるのでしょうか。

内科 T 医師	ロンゲス錠 5mg　　1 錠
	1 日 1 回　朝食後服用　　28 日分
脳外科 M 医師	パナルジン錠 100mg　2 錠
	セロクラール錠 10mg　2 錠
	1 日 2 回　朝夕食後服用　28 日分

A

　異なる医師，異なる診療科からの処方箋を同時に受け付けた場合，処方箋ごと別々に調剤するのが一般的です。ただし，**処方箋受け付けが 1 回となる場合であって，かつ，それぞれの処方医の了解が得られているのであれば，一包化加算を算定することは可能です。**

Q 063　次のような処方の場合，調剤料は何点として算定すべきでしょうか。臨時処方（処方 3）との重複がない 8 日目以降の部分について，どのように考えればよいのかわかりません。

処方 1	A 錠　　　　1 錠
	B カプセル　1 カプセル
	1 日 1 回　朝食後　28 日分
処方 2	C 錠　　　2 錠
	D 散　　　1g
	1 日 2 回　朝夕食後　28 日分
処方 3	E 錠　　　3 錠
	F 散　　　3g
	1 日 3 回　毎食後　7 日分
※上記をすべて一包化との指示あり

A

　28 日分の一包化加算として 136 点を算定します。
　ご質問の処方例では，服用初日から 7 日目までは，処方 1 から処方 3 の 3 剤を

67

一包化，8日目以降から28日目までは，処方1と処方2を一包化することになります。8日目以降は，処方1と処方2のみですが，服用時点の異なる2剤であり，一包化薬の算定要件を満たしています。

したがって，全体の調剤料は，内服薬として182点（処方1で77点，処方2で77点，処方3で28点），一包化加算として136点，合計で318点となります。

同一用法で3種類以上の散剤が処方されており，かつ，一包化するよう指示があった場合，調剤内容としては計量・混合という行為になりますが，計量混合調剤加算を算定すべきなのでしょうか。それとも，一包化加算を算定しても構わないのでしょうか。

A
一包化加算の算定要件を満たしているのであれば，一包化加算を算定して差し支えありません。

一包化加算は，処方薬の飲み忘れや飲み誤りのほか，直接の被包から取り出して服用することが困難な患者への配慮を目的とした調剤技術を評価したものですが，散剤もしくは顆粒剤のみが処方され，同一用法（1剤）として3種類以上の医薬品を調剤した場合には，調製行為だけを見れば計量混合調剤加算を算定すると考えるのが妥当かもしれません。

ただし，一包化加算の目的を考えると，計量・混合の調製行為だけでなく，患者の服薬や服用薬剤の識別を容易にするための工夫のほか，服薬カレンダーなどを活用した支援が必要となるケースもあることから，一包化加算の算定要件を満たしているとともに，患者の状態を踏まえた行為である場合には，一包化加算を算定することが可能です（表）。

第1章 調剤技術料

表 一包化加算の算定について

> 【問4】処方せんの指示により，1剤で3種類の散剤を計量し，かつ，混合して，服用時点ごとに一包化した場合には，計量混合調剤加算を算定するのか，それとも，一包化加算を算定することになるのか。
> 【答】処方せんの指示の具体的内容及び患者の状態（治療上，一包化が必要か否か）にもよるが，基本的には，1剤で3種類の散剤を計量し，かつ，混合して，服用時点ごとに一包化した場合には，計量混合調剤加算を算定する。ただし，患者の状態が一包化加算の算定要件を満たしており，かつ，処方せんにおける一包化の指示が当該患者の状態を踏まえたものであることが明確である場合には，一包化加算を算定することができる。

〔疑義解釈資料の送付について（別添3），平成20年5月9日，事務連絡，平成22年度診療報酬改定に伴い一部改変〕

一包化加算の算定は，処方箋受付1回につき1回しか認められませんが，例えば次のように，同じ処方箋の中に一包化加算の要件を満たす部分が複数あるような場合は，どのように算定するのでしょうか。

処方1	1日3回　毎食後 × 14日分
処方2	1日1回　朝食後 × 14日分
処方3	1日3回　毎食前 × 14日分
処方4	1日1回　朝食前 × 14日分

➡いずれも内服用固形剤が処方されているものと仮定。処方1と処方2，処方3と処方4で，それぞれ一包化加算の要件を満たしている。また，処方2と処方4には自家製剤または計量混合に該当する行為あり。

考えられる算定ケースとしては，**①処方1と処方2の部分で一包化加算を算定し，処方4の部分で自家製剤加算または計量混合調剤加算を算定するか**，もしくは，**②処方3と処方4の部分で一包化加算を算定し，処方2の部分で自家製剤加算または計量混合調剤加算を算定します。**特に優先順位は規定されていません。

ただし，調剤料はいずれか3剤分しか算定できません。

次のような処方内容の場合，一包化加算はどのように算定すべきでしょうか。処方1で14日分として計算しても構わないのでしょうか。それとも処方1〜3で7日分として計算しなければならないのでしょうか。

```
処方1    A薬，B薬，C薬，D薬，E薬
         1日1回  朝食後服用  14日分
処方2    F薬  1日1回   夕食後服用  14日分
処方3    G薬  1日3回   毎食後服用  7日分
※上記を一包化せよとの指示あり
```

14日分の一包化加算を算定して差し支えありません。

　一包化加算は，①服用時点の異なる2種類以上の内服用固形剤，または，②1剤であっても3種類以上の内服用固形剤を，その種類にかかわらず，服用時点ごとに一包化して患者に投与した場合に算定するものです。

　ご質問の処方例の場合，①の算定要件に該当するのは処方1〜3の共通部分である7日分となりますが，処方1を見ると，②の算定要件にも該当していることがわかります。したがって，処方1の部分において14日分の一包化加算（すなわち，34点×2＝68点）を算定できると考えます。

第1章 調剤技術料

一包化加算を算定した場合は，自家製剤加算や計量混合調剤加算などを同時に算定することはできませんが，算定の優先順位のようなものはあるのでしょうか。それとも，例えば下のような処方箋の場合には，算定要件を満たしていればどの加算を算定しても構わないのでしょうか。

> 処方1 1日3回毎食後 ×14日分
> 処方2 1日2回朝夕食後 ×14日分
> 処方3 1日1回朝食後 ×14日分
> ➡ すべて内服用固形剤。処方医の指示に基づき一包化を行ったが，いずれの処方にも自家製剤加算または計量混合調剤加算に該当する行為あり。

複数の加算の算定については，同時算定の可否が規定されているのであって，**優先順位のようなものは一切ありません。**上のような場合には，①一包化加算のみを14日分算定するか，それとも，②一包化加算は算定せず，剤ごとに自家製剤加算または計量混合調剤加算を算定することになります。

算定要件に関する通知を見ると，一包化加算を算定した場合は，自家製剤加算および計量混合調剤加算は算定できないこととされ，また，嚥下困難者用製剤加算を算定した場合には，一包化加算および自家製剤加算を算定できない，とされています。例えば1枚の処方箋の中に一包化加算と嚥下困難者用製剤加算に該当する行為があった場合には（次の処方箋では），どのように考えるべきでしょうか。別剤であれば算定できるのでしょうか。

> 処方1 A錠，B錠，C錠 1日3回毎食後×14日分
> ➡ 一包化加算？
> 処方2 D錠，E錠，F錠 1日1回就寝前×14日分
> ➡ 嚥下困難者用製剤加算？（錠剤の粉砕）

同一処方箋の場合には，一包化加算と嚥下困難者用製剤加算は，いずれか一方しか算定することができません。

71

表　各加算の同時算定の関係（内服薬の場合）

	嚥下困難者用製剤加算	一包化加算	自家製剤加算	計量混合調剤加算
嚥下困難者用製剤加算	×	×	○	○
一包化加算	×	×	○	○
自家製剤加算	○	○	○	○
計量混合調剤加算	○	○	○	○

注）上記は，同一処方箋の別剤において算定する場合に限る（同一剤の場合は，いずれも不可）

　一包化加算と嚥下困難者用製剤加算は，いずれも内服薬の調剤料に限られている項目です。ご質問のケースのように，これら加算に該当する行為がそれぞれ別剤であれば，どちらも算定できると思われるかもしれませんが，一包化加算と嚥下困難者用製剤加算は，処方箋中のすべての内服薬（ただし，一包化加算については固形剤のみ）を対象として，一包化もしくは剤形の加工を行うことを評価しているものです。そのため，1枚の処方箋中に一包化加算と嚥下困難者用製剤加算に該当するケースがあったとしても，いずれか一方しか算定できないものと解釈されています。

　これら加算の同時算定の問題については，これまで必ずしも解釈が明確ではなかった部分もあったことから，平成22年度診療報酬改定を機に，厚生労働省による疑義解釈資料の中で整理されました。

　ただし，一包化加算または嚥下困難者用製剤加算と，それ以外の加算（自家製剤加算，計量混合調剤加算）については，別剤であれば同時算定は可能です。各加算の同時算定の関係（内服薬の場合）を整理してみましたので，参考にしてください（表）。

第1章 調剤技術料

先日，ガスターD錠（口腔内崩壊錠）とほかの内服薬を一包化したところ，知り合いの薬剤師から「別包にしないと，保険請求上，不適切なケースとして指摘されるのではないか」と言われました。処方内容の一部に口腔内崩壊錠が含まれている処方箋を一包化する場合，通常の内服薬と口腔内崩壊錠は別包にしなければならないのでしょうか。

A

　口腔内崩壊錠を含む内服薬を一包化する場合，必ずしも通常の内服薬と口腔内崩壊錠を別包にしなければならないというわけではありません。**口腔内崩壊錠によっては一包化が可能なものもありますので，その錠剤の製剤特性をきちんと見極めたうえで，ケースに応じて適切に判断することが求められます。**

　一般的に口腔内崩壊錠は，その製剤の特性上，通常の錠剤に比べて吸湿性が高く，軟らかいことから，通常の内服薬と一緒に一包化して調剤するには適さないことが多いようです。また，あくまでも目安の1つですが，そのような口腔内崩壊錠の場合は添付文書中の注意事項として，自動分包機の使用は適さないことが明記されていることも多いようです。

　しかしながら，すべての口腔内崩壊錠が一包化に適さないというわけではありません。調剤日数や患者の薬剤の保管状態によって異なるかもしれませんが，口腔内崩壊錠の種類によっては，通常の内服薬との一包化は可能なケースがあるものと考えられます。例えば，ガスターD錠やハルナールD錠などの場合には，当該製薬企業に確認したところ，一包化については特に問題ないものと解釈しているようです。

　したがって，通常の内服薬と口腔内崩壊錠が同時に処方されている処方箋を一包化する場合には，個々の錠剤の製剤特性を確認したうえで，ケースに応じて適切に判断することが必要です。製剤特性が不明な場合には，製薬企業などに問い合わせて確認することも必要でしょう。

　通常の内服薬との一包化が可能であるものを別包とすることで，逆に不適切なケースとして判断されないよう十分注意してください。

Q 070

処方箋受付の際に、数種類の内服薬が処方されている患者から、「飲む時に面倒なので一包化してほしい」との依頼がありました。処方箋には一包化の指示はありません。患者から話を聞いたところ、飲み忘れや飲み誤りの心配も特にないようですし、薬剤の取り出しで困っているということでもないようです。このような場合、処方医の確認が得られれば、一包化加算は算定できるのでしょうか。

A

算定できません。ご質問のケースでは、処方箋に一包化の指示はありません。また、患者との会話のやり取りから、多種類の薬剤が投与されている場合にしばしば見られる薬剤の飲み忘れ・飲み誤りの恐れが認められる患者ではなく、心身の特性により薬剤を直接の被包から取り出すことが困難な患者でもないことは明らかです。

したがって、仮に処方医の確認が得られたとしても、それは結果的に患者側の「服用する際に面倒だから」という理由に基づく一包化となり、医療上の必要性が認められるものではありません。このような場合は、一包化加算を算定することはできません（表）。

ただし、保険点数としての一包化加算ではありませんが、**治療上の必要性がなく、患者の希望により一包化を行った場合には、そのサービスに係る実費を徴収することができます**。その際には、患者へ提供するサービスの内容・料金などについての掲示や説明、内容のわかる領収証の発行などが必要です。また、サービス料金については保険薬局ごとに自由に設定できます。

表　一包化加算の算定対象となる患者

1. 多種類の薬剤が投与されており、薬剤の飲み忘れや飲み誤りの恐れがある患者
　例：アルツハイマー病など
2. 心身の特性により、錠剤などを直接の被包から取り出して服用することが困難な患者
　例：リウマチ患者など

第1章　調剤技術料

内服用滴剤

内服薬の調剤料は3剤までを算定することになっていますが，内服用滴剤は当該剤数に含めて考えるのですか。

内服用滴剤は，内服薬調剤料を算定する際の剤数には含めません。
よって，**内服薬調剤料の3剤までとは別に算定できます。**

屯服薬

屯服薬の調剤料については，「剤数にかかわらず」とありますが，これはどういう意味なのでしょうか。

　平成12年4月の改定により，剤数，回数にかかわらず1剤までしか算定できないこととなりました。通知では，「調剤した剤数，回数にかかわらず，1回の処方箋受付につき所定点数（21点）を算定する」とされていますが，これは剤数の考え方がなくなったものではなく，**その算定限度が2剤から1剤となったということを意味します。**

屯服薬の薬剤料の所定単位は，1剤1調剤分ですが，薬剤料の具体的な計算は次のどちらになりますか。
① 薬価に全量を乗じて得た額を，10円で除し端数を5捨5超入する。
② 1回分の薬価を5捨5超入して薬剤料を算出し，その点数に全量を乗じた額とする。

A

①の計算方法となります。

屯服薬の薬剤料は，1剤1調剤分が所定単位となりましたので**全量の薬価を10円で除し，その端数を5捨5超入した点数**となります。具体的な計算例を次に示しますので，参考にしてください。

> 処方例：頭痛時に1回3錠，7回分（薬価15.0円）
> 薬剤料の計算例；15.0円×3錠×7回＝315.0円＝31点

屯服薬は，通常5回分程度が目安とされているようですが，ニトログリセリンの場合，100錠程度処方される場合もあるようです。ニトログリセリン舌下錠のように通常は屯服使用でありながら，1回で数十錠処方される薬剤は屯服薬または内服薬のどちらで請求したらよいのでしょうか。請求する際の注意点および1回処方量の目安はどのように考えたらよいのでしょうか。

A

ニトログリセリン舌下錠を屯服薬として請求するのか，それとも内服薬として請求するかの判断は，**処方箋に記載された用法によります。例えば「発作時に服用」と指示されていれば，処方されている用量にかかわらず屯服薬として請求することになります。**

屯服薬は，用に臨んで服用するものであり，用量も一般的には何回分と指示されているものが多いようです。一方，内服薬は1日を通じて食前，食後また

は○時間ごとなど，定時的に服用するものです。よって，屯服薬か内服薬のどちらで請求するかは，処方箋に指示されている用法に従い判断してください。例えば，A錠が「不眠時に服用」と処方箋に記載されていれば屯服薬として請求することになり，同じ薬剤が「就寝前服用」であれば毎日就寝前という定時に服用する指示であるので内服薬として請求します。

屯服薬の処方量の目安については，本来1日2回程度を限度として臨時的に投与するもの（昭和24年10月26日，保険発第310号）とされています。1回に調剤する用量が内服薬の調剤日数とも勘案し適切な投与量であるか判断し，疑義がある場合は処方医に照会することも必要です。

平成14年4月より内服薬の投与日数の制限が原則廃止され，当院でも30日分を処方するケースが多くなり，中には60日分や120日分などというケースもあります。しかし，屯服薬の投与限度については従来からはっきりと明記されていないため，これまで当院では屯服薬は14回分までとして対応してきましたが，内服薬の処方日数が長期化する傾向にある中で，屯服薬についてはどのように考えたらよいのでしょうか。

A

屯服薬として1回に調剤する回数分が，内服薬の調剤日数とのバランスで適切な投与量であるかを検討のうえ，判断することが必要でしょう。

ご存じのように，投薬量の基準は，「保険医療機関及び保険医療養担当規則」（療担）により定められています。このうち，内服薬については，平成14年3月までは原則として1回14日分を投与限度（長期の旅行等特殊の事情がある場合や，厚生労働大臣の定める長期処方が可能な医薬品である場合は除く）とされてきましたが，平成14年4月の改定により，新薬，麻薬および向精神薬を除き，長期投与制限は原則廃止されています。

その一方，屯服薬については，ご質問の中でも指摘されているように，療担においてはこれまでも特に明確な投与制限は設けられていません。そのため，その投薬量の基準については，しばしば話題として取り上げられることがありました。しかし，旧厚生省の通知によると，「屯服薬は，1日2回程度を限度と

して臨時的に投与するものである」(昭和24年10月26日，保険発第310号) とされていることから，実際には，処方箋全体から判断するなど，1回に調剤する回数分が内服薬の調剤日数とのバランスで適切な投与量であるかを判断することと解釈され，また，地域あるいは医療機関によっては，屯服薬に関する内規を作成し，1回の処方に何回までなど独自のルールを設けて実施されてきたところもあるようです。

平成14年4月以降，内服薬の投与日数制限が原則廃止されたことに伴い，屯服薬についても投与回数が長期化する傾向にあるかもしれませんが，その投与量の限度については，従来通り，内服薬の調剤日数とのバランスから適切な投与量であるかを検討のうえ，判断することが求められると思われます。

注射薬

 注射薬は，処方箋で投与できますか。

処方箋で投与できる注射薬については，**厚生労働省保険局医療課「診療報酬の算定方法の一部改正に伴う実施上の留意事項について」(令和2年3月5日，保医発0305第1号) に記載されています。表**に通知の該当部分を抜粋します。

表　注射薬の取り扱い

区分01　調剤料
　(5)注射薬
　ア　注射薬の調剤料は，調剤した調剤数，日数にかかわらず，1回の処方箋受付につき所定点数を算定する。
　イ　注射薬のうち支給できるものは，在宅医療における自己注射等のために投与される薬剤(インスリン製剤，ヒト成長ホルモン剤，遺伝子組換え活性型血液凝固第Ⅶ因子製剤，遺伝子組換え型血液凝固第Ⅷ因子製剤，乾燥濃縮人血液凝固第Ⅹ因子加活性化第Ⅶ因子製剤，乾燥人血液凝固第Ⅷ因子製剤，遺伝子組換え型血液凝固第Ⅸ因子製剤，

乾燥人血液凝固第IX因子製剤，活性化プロトロンビン複合体，乾燥人血液凝固因子抗体迂回活性複合体，自己連続携行式腹膜灌流用灌流液，在宅中心静脈栄養法用輸液，性腺刺激ホルモン放出ホルモン剤，性腺刺激ホルモン製剤，ゴナドトロピン放出ホルモン誘導体，ソマトスタチンアナログ，顆粒球コロニー形成刺激因子製剤，インターフェロンアルファ製剤，インターフェロンベータ製剤，ブプレノルフィン製剤，抗悪性腫瘍剤，グルカゴン製剤，グルカゴン様ペプチド–1受容体アゴニスト，ヒトソマトメジンC製剤，人工腎臓用透析液，血液凝固阻止剤，生理食塩水，プロスタグランジンI_2製剤，モルヒネ塩酸塩製剤，エタネルセプト製剤，注射用水，ペグビソマント製剤，スマトリプタン製剤，フェンタニルクエン酸塩製剤，複方オキシコドン製剤，オキシコドン塩酸塩製剤，ベタメタゾンリン酸エステルナトリウム製剤，デキサメタゾンリン酸エステルナトリウム製剤，デキサメタゾンメタスルホ安息香酸エステルナトリウム製剤，プロトンポンプ阻害剤，H_2遮断剤，カルバゾクロムスルホン酸ナトリウム製剤，トラネキサム酸製剤，フルルビプロフェンアキセチル製剤，メトクロプラミド製剤，プロクロルペラジン製剤，ブチルスコポラミン臭化物製剤，グリチルリチン酸モノアンモニウム・グリシン・L–システイン塩酸塩配合剤，アダリムマブ製剤，エリスロポエチン，ダルベポエチン，テリパラチド製剤，アドレナリン製剤，ヘパリンカルシウム製剤，アポモルヒネ塩酸塩製剤及びセルトリズマブペゴル製剤，トシリズマブ製剤，メトレレプチン製剤，アバタセプト製剤，pH4処理酸性人免疫グロブリン（皮下注射）製剤，電解質製剤，注射用抗菌薬，エダラボン製剤，アスホターゼ　アルファ製剤，グラチラマー酢酸塩製剤，脂肪乳剤，セクキヌマブ製剤，エボロクマブ製剤，ブロダルマブ製剤，アリロクマブ製剤，ベリムマブ製剤，イキセキズマブ製剤，ゴリムマブ製剤，エミシズマブ製剤，イカチバント製剤，サリルマブ製剤，デュピルマブ製剤，ヒドロモルフォン塩酸塩製剤，インスリン・グルカゴン様ペプチド–1受容体アゴニスト配合剤及びヒドロコルチゾンコハク酸エステルナトリウム製剤）に限る。

　　なお，「モルヒネ塩酸塩製剤」，「フェンタニルクエン酸塩製剤」，「複方オキシコドン製剤」，「オキシコドン塩酸塩製剤」及び「ヒドロモルフォン塩酸塩製剤」は，薬液が取り出せない構造で，かつ患者等が注入速度を変えることができない注入ポンプ等に，必要に応じて生理食塩水等で希釈の上充填して交付した場合に限る。ただし，患者又はその家族等の意を受け，かつ，これらの麻薬である注射薬の処方医の指示を受けた看護師が，患家に当該注射薬を持参し，患者の施用を補助する場合又は保険薬局の保険薬剤師が，患家に麻薬である注射薬を持参し，当該注射薬の処方医の指示を受けた看護師に手渡す場合は，この限りでない。

ウ　イの「在宅中心静脈栄養法用輸液」とは，高カロリー輸液をいい，高カロリー輸液以外にビタミン剤，高カロリー輸液用微量元素製剤及び血液凝固阻止剤を投与することができる。

　　なお，上記イに掲げる薬剤のうち，処方医及び保険薬剤師の医学薬学的な判断に基づき適当と認められるものについて，在宅中心静脈栄養法用輸液に添加して投与することは差し支えない。

エ　イの「電解質製剤」とは，経口摂取不能又は不十分な場合の水分・電解質の補給・維持を目的とした注射薬（高カロリー輸液を除く。）をいい，電解質製剤以外に電解質補正製剤（電解質製剤に添加して投与する注射薬に限る。），ビタミン剤，高カロリー輸液用微量元素製剤及び血液凝固阻止剤を投与することができる。

> オ　イの「注射用抗菌薬」とは，病原体に殺菌的又は静菌的に作用する注射薬をいう。

（診療報酬の算定方法の一部改正に伴う実施上の留意事項について，令和2年3月5日，
保医発0305第1号）

保険薬局で注射薬を処方箋により調剤した際に，保険請求できる特定保険医療材料には何がありますか。

　保険薬局で保険請求できる特定保険医療材料については，**「特定保険医療材料及びその材料価格」**（材料価格基準，平成20年3月5日，厚生労働省告示第61号，最終改正：令和2年3月5日）に記載されています（表）。

表　調剤報酬点数表に規定する特定保険医療材料及びその材料価格

001　インスリン製剤等注射用ディスポーザブル注射器	17円
002　削除	
003　ホルモン製剤等注射用ディスポーザブル注射器	11円
004　腹膜透析液交換セット	
（1）　交換キット	554円
（2）　回路	
①　Yセット	884円
②　APDセット	5,470円
③　IPDセット	1,040円
005　在宅中心静脈栄養用輸液セット	
（1）　本体	1,520円
（2）　付属品	
①　フーバー針	419円
②　輸液バッグ	414円
006　在宅寝たきり患者処置用栄養用ディスポーザブルカテーテル	
（1）　経鼻用	
①　一般用	183円
②　乳幼児用	
ア　一般型	94円
イ　非DEHP型	147円
③　経腸栄養用	1,630円
④　特殊型	2,110円

第1章　調剤技術料

	(2)	腸瘻_{ろう}用	3,880円
007	万年筆型注入器用注射針		
	(1)	標準型	17円
	(2)	超微細型	18円
008	携帯型ディスポーザブル注入ポンプ		
	(1)	化学療法用	3,240円
	(2)	標準型	3,150円
	(3)	PCA型	4,330円
009	在宅寝たきり患者処置用気管切開後留置用チューブ		

007　万年筆型注入器用注射針
(1)　標準型　17円
(2)　超微細型　18円
008　携帯型ディスポーザブル注入ポンプ
(1)　化学療法用　3,240円
(2)　標準型　3,150円
(3)　PCA型　4,330円
009　在宅寝たきり患者処置用気管切開後留置用チューブ
(1)　一般型
　①　カフ付き気管切開チューブ
　　ア　カフ上部吸引機能あり
　　　ⅰ　一重管　4,190円
　　　ⅱ　二重管　5,790円
　　イ　カフ上部吸引機能なし
　　　ⅰ　一重管　3,800円
　　　ⅱ　二重管　6,140円
　②　カフなし気管切開チューブ　4,080円
(2)　輪状甲状膜切開チューブ　3,510円
(3)　保持用気管切開チューブ　6,180円
010　在宅寝たきり患者処置用膀胱_{ぼうこう}留置用ディスポーザブルカテーテル
(1)　2管一般（Ⅰ）　233円
(2)　2管一般（Ⅱ）
　①　標準型　561円
　②　閉鎖式導尿システム　645円
(3)　2管一般（Ⅲ）
　①　標準型　1,650円
　②　閉鎖式導尿システム　1,720円
(4)　特定（Ⅰ）　741円
(5)　特定（Ⅱ）　2,090円
011　在宅血液透析用特定保険医療材料(回路を含む。)
(1)　ダイアライザー
　①　Ⅰa型　1,500円
　②　Ⅰb型　1,500円
　③　Ⅱa型　1,490円
　④　Ⅱb型　1,570円
　⑤　S型　1,620円
　⑥　特定積層型　5,700円
(2)　吸着型血液浄化器（β_2-ミクログロブリン除去用）　21,700円
012　皮膚欠損用創傷被覆材
(1)　真皮に至る創傷用　1cm² 当たり6円
(2)　皮下組織に至る創傷用
　①　標準型　1cm² 当たり10円

調剤料

② 異形型		1g 当たり 35円
（3） 筋・骨に至る創傷用		1cm² 当たり 25円
013 非固着性シリコンガーゼ		
（1） 広範囲熱傷用		1,080円
（2） 平坦部位用		142円
（3） 凹凸部位用		309円
014 水循環回路セット		1,100,000円

〔特定保険医療材料及びその材料価格（材料価格基準）の一部を改正する件，令和2年3月5日，厚生労働省告示第61号〕

 保険薬局において注射器や注射針を支給するためには，処方箋に医薬品も併せて記載されていなければなりませんが，一緒に処方されている医薬品の中に注射薬が含まれていなくても構わないのでしょうか。

処方箋による注射器や注射針の投与については，医科点数表の「処方箋料」の算定に関わる留意事項の中で**「注射器，注射針又はその両者のみを処方箋により投与することは認められない」**と制限されています（表）。この趣旨は，注射器や注射針の投与にあたっては，注射薬と一緒でなければ認められないものであると理解すべきでしょう。

表　処方箋による注射器，注射針の投与について（医科点数表）

```
第5部　投薬
F400　処方箋料
 (1)～(8)（略）
 (9)　同一の患者に対して，同一診療日に，一部の薬剤を院内において投薬し，他の
　　薬剤を院外処方箋により投薬することは，原則として認められない。
　　また，注射器，注射針又はその両者のみを処方箋により投与することは認められ
　　ない。
 (10)～(14)（略）
```

（診療報酬の算定方法の一部改正に伴う実施上の留意事項について，令和2年3月5日，保医発0305第1号）

第1章　調剤技術料

外用薬

次のような処方の場合，2調剤として算定してよいでしょうか。

> 処方1　　オルガドロン点眼・点耳・点鼻液0.1％　5mL
> 　　　　　1日3回　点耳
>
> 処方2　　オルガドロン点眼・点耳・点鼻液0.1％　5mL
> 　　　　　1日3回　点鼻

1調剤として算定してください。

ご質問のようなケースについては，従来，2調剤として算定することが認められていましたが，平成28年4月から「同一有効成分で同一剤形の外用薬が複数ある場合には，その数にかかわらず，1調剤として取り扱う」ことと見直されています（内服薬も同様の見直しあり）。

外用薬に係るレセプトの記載において，使用部位の記載は不要なのでしょうか。

外用薬に係る用法（すなわち使用部位）については，**調剤報酬明細書（以下，レセプト）の「処方」欄への記載は省略できます。**

レセプトの記載要領において，以前は剤形（内服薬，屯服薬，浸煎薬，湯薬，注射薬，外用薬）にかかわらず用法を記載することとされていました。そのため，外用薬については，使用部位まで明らかにするよう求められてきたところです。しかし，これまでの審査における状況などを鑑み，現在，外用薬に係る用法についてはレセプトへの記載を省略することができることになっています（）。

83

表　レセプトの「処方」欄への記載方法

> （21）「処方」欄について
> ア　所定単位（内服薬（浸煎薬及び湯薬を除く。以下同じ。）にあっては1剤1日分，湯薬にあっては内服薬に準じ1調剤ごとに1日分，内服用滴剤，屯服薬，浸煎薬，注射薬及び外用薬にあっては1調剤分）ごとに調剤した医薬品名，用量（内服薬及び湯薬については，1日用量，内服用滴剤，注射薬及び外用薬（ただし，湿布薬を除く。）については，投薬全量，屯服薬については1回用量及び投薬全量），剤形及び用法（注射薬及び外用薬については，省略して差し支えない。）を記載し，次の行との間を線で区切ること。
> （略）

（診療報酬請求書等の記載要領等について，昭和51年8月7日，保険発第82号）

麻薬加算および向精神薬，覚せい剤原料または毒薬加算

内服薬の1剤の中に（ただし，投与日数が異なる），麻薬，向精神薬，覚せい剤原料，または毒薬がそれぞれ含まれていた場合，加算は70点または8点のどちらを算定すればよいのでしょうか，それぞれ算定してよいのでしょうか。

　麻薬等の加算は1調剤につき算定できるので，**服用時点が同じでも投与日数が異なる場合はそれぞれ算定できます。**ただし，1調剤の中に麻薬，向精神薬，覚せい剤原料または毒薬が複数含まれている場合や，同一薬剤で重複した規制を受けているものについては，1調剤につきいずれかの加算を1回のみ算定します。

第 1 章　調剤技術料

　麻薬，向精神薬，覚せい剤原料，または毒薬加算について，外用薬を調剤した時も算定できますか。

A ─────────────────────────────

内服薬のほか，屯服薬，注射薬，外用薬についても算定できます。

自家製剤加算

　自家製剤加算と計量混合調剤加算の違いについて教えてください。

A ─────────────────────────────

　平成14年4月の改定により，自家製剤加算と計量混合調剤加算は従来の考え方が整理され，技術的により難易度の高い製剤行為は自家製剤加算として，それ以外の製剤行為は計量混合調剤加算として評価され，よりメリハリのある報酬体系となるよう見直しが図られています。

　自家製剤加算の基本的な考え方としては，①錠剤を粉砕→散剤，②主薬を溶解→点眼剤（無菌精製），③主薬に基剤→坐剤などのように，製剤行為の結果，原則として剤形が変化したものが該当し，それ以外の基本的に剤形が変化しないものは計量混合調剤加算となります。

　計量混合調剤加算や自家製剤加算は，内服薬の調剤料を算定していない部分（例えば，4剤目以上）についても加算することは認められるのでしょうか。

A ─────────────────────────────

差し支えありません。

　計量混合調剤加算および自家製剤加算は，内服薬，屯服薬，外用薬の調剤料

85

に係る点数で、「1調剤につき」算定することとされていますが、一方、内服薬の調剤料は、「1剤につき」算定することとされています。ここでいう「1剤につき」とは、同一の服用時点ごとにまとめた調剤料の単位であるのに対し、「1調剤につき」とは、調剤行為ごとの単位を表すものです。すなわち、計量混合調剤加算および自家製剤加算の算定の可否については、必ずしも、内服薬の調剤料の算定の有無だけで判断するものではないということがわかります。

したがって、内服薬の4剤目以上の部分のほか、日数違いの1剤であって調剤料を算定していない部分についても、計量混合調剤加算および自家製剤加算を算定することは差し支えありません。

自家製剤加算は、既製剤に賦形剤を加えて異なる剤形に製剤した場合算定できるものと理解していたので、当薬局では既製剤同士の場合は自家製剤加算を算定していませんでした。2種の医薬品を用いて異なる剤形を製剤した場合、1種が賦形剤でなく2種とも既製剤の場合でも、自家製剤加算は算定できるのでしょうか。

2種以上の医薬品を用いて自家製剤した場合、また、用いた薬剤が賦形剤や矯味矯臭剤などを除く既製剤で異なる剤形を製剤した場合でも、自家製剤加算は**算定できます。**

2種類の軟膏を混ぜ合わせた場合、自家製剤加算は算定できますか。

算定できません。**計量混合調剤加算として算定します。**

第1章 調剤技術料

下記の処方1のような場合，何の加算が算定できるのでしょうか。また，処方2の場合は，細粒とシロップを混ぜた時に何か加算が算定できるのでしょうか。

処方1	フスコデ配合シロップ	10mL
	ムコダインシロップ5%	10mL
処方2	セフゾン細粒小児用10%	1.5g
	ポンタールシロップ3.25%	6mL

A

　処方1，処方2ともに混合して調剤した場合，**処方1は計量混合調剤加算，処方2は自家製剤加算に該当するものと考えます。**

　また，処方2については，1つ注意しておかなければなりません。通常，自家製剤加算は，特殊な技術工夫が伴う調剤行為が対象ですが，これは単なる調剤行為としての手間だけが評価されているわけではありません。薬剤師による医薬品特性に関する十分な理解と薬学的判断をはじめ，その調剤に至るまでの必要な行為，そして，きちんと調剤が行われたかどうかの確認まで含めて評価されているものです。

　必要な添加剤の使用やろ過・滅菌などの処理については，ケースによっては結果的に生じないで済んでしまう場合もあるかもしれませんが，必ずしも添加剤の使用や特殊処理の有無だけで算定の可否を判断するものではないということをきちんと認識しておきましょう。

Q088 自家製剤加算の算定要件において，「自家製剤加算を算定した場合には，計量混合調剤加算は算定できない」とありますが，1枚の処方箋の中に内服薬の服用時点の異なる複数の「剤」があって，自家製剤加算または計量混合調剤加算に該当する調剤行為がそれぞれ別の剤についてあった場合にはどうなるのでしょうか。

A

服用時点が同一の場合，すなわち同一剤である場合には，自家製剤加算と計量混合調剤加算を同時に算定することはできません。ただし，**服用時点が異なる場合，すなわち別剤である場合には，それぞれの加算を算定できる場合があります。**具体的な例を表1，2に示しますので，参考にしてください。

表1　服用時点が同一の場合（同一剤）

	処方	製剤行為	算定可否
処方1	A錠　0.5錠 B散　2mg C散　1mg　分1　14日分	錠剤を分割 計量混合	自家製剤加算または計量混合調剤加算のどちらか一方のみ算定可能

表2　服用時点が異なる場合（別剤）

	処方	製剤行為	算定可否
処方1	A錠　0.5錠　分1　14日分	錠剤を分割	自家製剤加算
処方2	D散　1.5mg E散　1.5mg　分3　14日分	計量混合	計量混合調剤加算

散剤と液剤を混合した場合について質問があります。例えばドライシロップと液剤を混合したような場合は計量混合調剤加算を算定しますが，ドライシロップではない散剤と液剤を単に混合したような場合にも，計量混合調剤加算を算定するのでしょうか。それとも自家製剤加算を算定するのでしょうか。

A
　通常，ドライシロップ以外の散剤と液剤を混合したようなケースは，自家製剤加算に該当します。

　自家製剤加算とは，「個々の患者に対し市販されている医薬品の剤形では対応できない場合に，医師の指示に基づき，容易に服用できるよう調剤上の特殊な技術工夫（安定剤，溶解補助剤，懸濁剤等必要と認められる添加剤の使用，ろ過，加温，滅菌等）を行った次のような場合」とされており，ここでいう次の場合とは，①錠剤を粉砕して散剤とすること，②主薬を溶解して点眼剤を無菌に製すること，③主薬に基剤を加えて坐剤とすること――が主な例として挙げられています。

　これらの説明からわかるように，自家製剤加算とは，基本的に特殊な技術工夫を伴う調剤行為が対象となります。しかし，ここで薬剤師に求められているのは，単なる調剤行為としての手間だけではありません。当たり前のことかもしれませんが，その処方箋を調剤するにあたり，薬剤師としての医薬品特性に関する十分な理解や薬学的に問題がないということの判断をはじめ，実際の調剤行為に至るまでに必要な検討・行為，そして最終的な確認まで，それらの行為全体が評価されていることを認識しましょう。

　また，自家製剤にあたり安定剤を使用するか，あるいは溶解補助剤を使用するかなどの判断，必要性については個々のケースにより異なります。中には，結果的に添加剤を使用せずに済むケースもあり得るでしょう。ただし，ドライシロップと液剤との混合については，ドライシロップの特性上，溶解が容易であることが明らかなために，これらの調剤行為に限っては計量混合調剤加算を算定することとされています。

次のような処方例における自家製剤加算の算定について教えてください。調剤料は1剤とみなし，28日分として算定すると思いますが，自家製剤加算については，いずれか一方しか算定できないのでしょうか。それとも，調剤行為は別々であることから，それぞれ算定できるのでしょうか。

処方1　A錠10mg　0.5錠　1日1回　　　　　朝食後服用28日分
処方2　B錠2mg　0.5錠　1日1回（隔日）　朝食後服用14日分

A

処方1，処方2のいずれについても，自家製剤加算を算定できます。

　自家製剤加算は，内服薬，屯服薬，外用薬を調剤した場合において，投薬量，投薬日数などに関係なく，「1調剤につき」算定することができます。ここでいう「1調剤」とは，内服薬の場合，必ずしも調剤料の「1剤」と全く同じ区分になるわけではありません。ご質問のように，服用時点は同一で調剤日数のみ異なるような場合には，調剤料は1剤となりますが，調剤行為については「それぞれ1調剤」として取り扱います。ちなみに，この考え方は，計量混合調剤加算においても同じです。

　したがって，ご質問のケースでは2調剤行為として取り扱いますので，自家製剤加算もそれぞれ算定できることになります。

例えば薬価基準に3mg，1mg，0.5mgという規格が収載されている錠剤について，処方医から3mg錠を1/2に分割して投与するよう指示があった場合には，自家製剤加算を算定することはできますか。それとも1mg錠と0.5mg錠を組み合わせれば対応できるという理由から，自家製剤加算の算定は認められないのでしょうか。

A

既収載品の組み合わせにより対応できるという理由だけで，直ちに自家製剤加算の算定が認められないということにはなりません。

　自家製剤加算の算定要件では，錠剤の分割について「割線のある錠剤を医師

の指示に基づき分割した場合は，錠剤として算定する。ただし，分割した医薬品と同一規格を有する医薬品が薬価基準に収載されている場合は算定できない」と明記されています。

　ご質問のケースでは，1mgと0.5mgという規格の錠剤が薬価収載されているため，これらの組み合わせにより対応することも考えられますが，1.5mgという規格の錠剤は薬価収載されていませんので，この要件で規定されている「算定できない」という部分には該当しないことになります。したがって，自家製剤加算の算定はあり得るものと解釈できます。

　ただし，処方医の意図として，既収載品の組み合わせにより対応できるのであれば，錠剤を分割することまで求めないケースもあると考えられます。また，薬剤師として，患者負担の観点から，できるだけ費用がかからないよう心がけることも必要です。ケースによっては処方医に処方変更の可否などを確認するなど，状況に応じた対応が求められるでしょう。

Q 092 新型インフルエンザの流行に伴って，タミフルドライシロップが入手困難な状況がありました。そのような場合には，タミフルカプセルを脱カプセルして調剤することになりますが，自家製剤加算を算定することは可能でしょうか。

A

差し支えありません。

　新型インフルエンザが流行している影響を受けて，タミフルドライシロップ3%（成分名：オセルタミビルリン酸塩）の需要が供給量を大幅に上回り，そのため，現場では入手困難な状況になったことがありました。

　ドライシロップ剤が入手できない場合には，カプセル剤（タミフルカプセル75mg）を脱カプセルし，賦形剤を加えて調剤することになりますが，その際には，自家製剤加算を算定することが認められています（**表**）。

　また，レセプト請求にあたっては，レセプトの「摘要」欄に「タミフルドライシロップ不足のため」などと記載し，やむを得ない事情を明記しておくことが必要です。

表 新型インフルエンザに係るタミフルの取り扱いについて

問1 新型インフルエンザの流行によりタミフルドライシロップ3%（成分名：オセル
タミビルリン酸塩）の入手が困難な場合において，当該製剤の投与対象となる患者
に対して，タミフルカプセル75mgを脱カプセルし，賦形剤を加えて調剤した上で
交付した場合，薬剤料の算定は可能か。

（答） 新型インフルエンザの流行によりタミフルドライシロップ3%が入手困難な場
合であって，当該薬剤の投与が必要な患者に対して，タミフルカプセル75mgを
脱カプセルし調剤したものをタミフルドライシロップ3%の用法・用量に従い投
与した場合に限り，薬剤料の算定は可能である。この場合，脱カプセルしたタミ
フルカプセル75mgに係る薬剤料については，オセルタミビルの実際の投与量に
相当する分（例えば，5日間でオセルタミビルとして合計262.5mg投与する場合
は，タミフルカプセル75mgの3.5カプセル分）を請求するものとし，院内処方
の場合には医科レセプトの摘要欄に，院外処方の場合には調剤レセプトの摘要欄
に，それぞれ「タミフルドライシロップ不足のため」等のやむを得ない事情を記載
すること。

なお，タミフルドライシロップ3%の使用を優先することは当然であるが，その
入手が困難であり，かつ，医療上その投与が必要と判断される状況においては，タ
ミフルカプセル75mgを脱カプセルしてタミフルドライシロップ3%の用法・用量
に従い投与することについて，本剤の服用方法や米国においても同様の方法
が推奨されていることに鑑み，有効性・安全性上，ドライシロップ3%と異な
るような特段の問題は生じないと考えている旨を医薬食品局審査管理課に確
認済みであることを申し添える。

問2 問1のようにタミフルカプセル75mgを脱カプセルし，賦形剤を加えて調剤し
た上で交付した場合，保険薬局は自家製剤加算を算定できるのか。また，入院中の
患者に対して同様の調剤をした上で投薬を行った場合には，保険医療機関は院内製
剤加算を算定できるのか。

（答） タミフルドライシロップ3%が入手困難な場合であれば，それぞれ算定できる。

（新型インフルエンザに係るタミフル等に関するQ＆Aについて，平成21年11月6日，事務連絡）

計量混合調剤加算

　リンデロン-VG軟膏に白色ワセリンを混合する処方が出て，処方医に白色ワセリンの使用目的を聞くと，賦形剤としてではなく，保護剤として使用しているとの回答でした。白色ワセリンは皮膚保護剤としての効能があるので，計量混合調剤加算は算定できると思いますが，どうでしょうか。

A ------

計量混合調剤加算を算定します。

　白色ワセリンが溶媒，基剤等の賦形剤ではなく，効能・効果を有しているかの点を問われていますが，本例の場合，軟膏基剤であるか，あるいは効能・効果を有する医薬品であるかについては特段関係ありません。医療上の必要性から使用され，薬価基準に収載されている同一剤形のものを使用して調剤しているのであれば，計量混合調剤加算に該当します。

　サリチル酸0.9gを少量のエタノールで溶かして微粉末化し，白色ワセリン30gと混和し3％サリチル酸ワセリン30gを調剤しました。この場合，計量混合調剤加算を算定できるでしょうか。

A ------

計量混合調剤加算ではなく自家製剤加算となります。

　計量混合調剤加算は，薬価基準に収載されている2種類以上の医薬品（液剤，散剤もしくは顆粒剤または軟・硬膏剤に限る）を計量し，かつ，混合した場合に算定するものです。本例のように，サリチル酸の原末を使用し軟膏剤を調剤した場合は，自家製剤加算に該当します。

次の処方内容の時，自家製剤加算と計量混合調剤加算のどちらを算定するのが妥当でしょうか。

```
処方
  Aシロップ                5mL
  Bシロップ                6mL
  Cドライシロップ          0.6g
  Dドライシロップ          1.2g
    1日3回 毎食後服用 4日分
    上記を混合
```

計量混合調剤加算を算定します。

　自家製剤加算と計量混合調剤加算については，技術的により難易度の高い製剤行為は自家製剤加算，それ以外の製剤行為は計量混合調剤加算と整理されています。ドライシロップと液剤のように混合が容易なものについては，計量混合調剤加算として算定します。

次の処方では，内服薬調剤料は7日分ですが，計量混合調剤加算は1調剤行為につき算定するので，この場合は2調剤分を算定できると聞きました。処方1および処方2のどちらも投与日数が4日分の時はどうなるのでしょうか。

```
処方1  アスベリン散 10%        0.4g
       メプチン顆粒 0.01%      0.3g
       ペリアクチン散 1%       0.3g
         1日3回 毎食後服用         7日分
処方2  セフゾン細粒小児用 10%  1.6g
       ビオフェルミンR散       0.5g
         1日3回 毎食後服用         4日分
```

　処方1と処方2の投与日数が異なるので，計量混合調剤加算をそれぞれ算定できます。ただし，**どちらも同じ投与日数であった場合は1回しか算定できません。**

第1章　調剤技術料

次のような処方が出た場合，エンテロノン-R散はレセプトではどのような記載になりますか。また，計量混合調剤加算についてもおのおの請求できるか教えてください。

処方1	ユナシン細粒小児用10%	2.5g
	アスベリン散10%	0.4g
	メジコン散10%	0.3g
	エンテロノン-R散	1.0g
	分3　毎食後服用	
処方2	ロペミン小児用細粒0.05%	0.7g
	エンテロノン-R散	0.5g
	分3　毎食間	
（ユナシンは軟便になりやすく，なった場合にロペミンを1日3回食間に服用するとの指示）		

レセプトについては，**服用時点ごとの処方をそれぞれ別欄に記載すれば構いません。**計量混合調剤加算については，服用時点が異なるため，別調剤としておのおの算定できます。

吸入剤として，ビソルボン吸入液0.2％，ベネトリン吸入液0.5％，生理食塩液を混合するという内容の処方箋を受け付けました。生理食塩液は，添付文書には外用として噴霧吸入の適応がありますが，薬価基準の区分では注射に分類されています。このような場合，計量混合調剤加算の算定ならびに保険請求はできるのでしょうか。

具体的な処方箋の内容がわかりませんが，**通常，生理食塩液をほかの外用薬と混合して使用することは保険請求上認められています。**

生理食塩液は，薬価基準においては便宜上，注射の区分として分類されています。しかし，生理食塩液の添付文書の内容からもわかるように，医薬品医療機器法上は「注射」（細胞外液欠乏時，ナトリウム欠乏時，クロル欠乏時，注射剤の溶解希釈剤）と「外用」（皮膚・創傷面・粘膜の洗浄・湿布，含嗽・噴

霧吸入剤として気管支粘膜洗浄・喀痰排出促進）の両方の適応として承認されています。

したがって、外用薬（液剤）と薬価基準の注射に区分されている生理食塩液を混合した場合であっても、それぞれの医薬品が医薬品医療機器法の承認範囲内で適正に使用されていれば保険請求は可能であり、計量混合調剤加算（外用薬の液剤35点）も算定することができます。

外用薬の散剤同士、または液剤同士を調剤した場合、計量混合調剤加算はそれぞれ何点として算定すべきでしょうか。

同一剤形の2種類以上の医薬品を調剤した場合は、内用薬および外用薬にかかわらず計量混合調剤加算を算定します。**外用薬の散剤同士を調剤した場合には、内用薬と同様に計量混合調剤加算の散剤45点、また、外用薬の液剤同士を調剤した場合には液剤35点を算定してください。**

服用時点や服用日数はすべて同一で、散剤が4種類（A、B、C、D）処方されている場合、処方箋には2種類ずつ（AとB、CとD）とするよう指示されていました。このような場合、計量混合調剤加算はそれぞれ算定できるのでしょうか。

調剤技術上における配合禁忌などの場合を除き、計量混合調剤加算をそれぞれ算定することはできません。

計量混合調剤加算は、「薬価基準に収載されている2種類以上の医薬品を計量し、かつ、混合して、液剤、散剤若しくは顆粒剤として内服薬又は屯服薬を調剤した場合及び軟・硬膏剤として外用薬を調剤した場合に、投薬量、投薬日数に関係なく、計量して混合するという1調剤行為に対し算定できる」とされ

ています。この「1調剤行為」に該当するケースとしては，服用時点は同一であるが服用日数が異なる場合などがあり，今回のご質問のように，処方箋に別々に調剤するよう指示されている場合であっても，服用時点と服用日数が同一である場合については，計量混合調剤加算をそれぞれに算定することはできません。

ただし，調剤技術上の必要性から，配合禁忌や配合不適などの制約が生じる場合には，調剤料は別剤として算定できることになるため，計量混合調剤加算についても1調剤行為ごと，すなわちそれぞれ算定することが可能です。

Q101

計量混合調剤加算の算定要件に，「薬価基準に収載されている薬剤と同一剤形及び同一規格を有する薬剤を調剤した場合」は算定できないとありますが，これはどのように解釈するのでしょうか。

A

自家製剤加算と同様，**調剤（この場合は，計量かつ混合）してでき上がった薬剤がすでに薬価収載されている場合には，計量混合調剤加算を算定することができない**ということを意味しています。

計量混合調剤加算は，「薬価基準に収載されている2種類以上の医薬品を計量し，かつ，混合」した場合に，投薬量や投薬日数に関係なく，1調剤行為に対して算定するものです。ただし，自家製剤加算を算定した場合，または，「薬価基準に収載されている薬剤と同一剤形及び同一規格を有する薬剤を調剤した場合」は，計量混合調剤加算を算定することが認められていません（**表1**）。

この「薬価基準に収載されている薬剤と同一剤形及び同一規格を有する薬剤を調剤した場合」とは，調剤報酬点数表（厚生労働省告示）の調剤料の注7（計量混合調剤加算）に「別に厚生労働大臣が定める薬剤である場合」とある通り，注6（自家製剤加算）の「ただし書」を指しており，具体的には「特掲診療料の施設基準等」の中で「使用薬剤の薬価（薬価基準）別表に収載されている薬剤と同一規格を有する薬剤」であると明示されています（**表2**）。

すなわち，自家製剤加算の場合と同様に，調剤（計量かつ混合）してでき上がった薬剤と同じ規格が薬価基準に収載されている場合には，計量混合調剤加

算を算定することができないものと解釈してください。

表1　計量混合調剤加算

区分01　調剤料

（12）計量混合調剤加算

　ア　計量混合調剤加算は，薬価基準に収載されている2種類以上の医薬品（中略）を計量し，かつ，混合して，液剤，散剤若しくは顆粒剤として内服薬又は屯服薬を調剤した場合及び軟・硬膏剤等として外用薬を調剤した場合に，投薬量，投薬日数に関係なく，計量して混合するという1調剤行為に対し算定できる。なお，同注のただし書に規定する場合とは，次の場合をいう。

　　（イ）　液剤，散剤，顆粒剤，軟・硬膏剤について「注6」の自家製剤加算を算定した場合

　　（ロ）　薬価基準に収載されている薬剤と同一剤形及び同一規格を有する薬剤を調剤した場合

（診療報酬の算定方法の一部改正に伴う実施上の留意事項について，令和2年3月5日，保医発0305第1号）

表2　厚生労働大臣が定める薬剤

調剤報酬点数表（令和2年3月5日，厚生労働省告示第57号）

区分01　調剤料

注6　次の薬剤を自家製剤の上調剤した場合は，自家製剤加算として，1調剤につき（中略），それぞれ次の点数（中略）を各区分の所定点数に加算する。ただし，別に厚生労働大臣が定める薬剤については，この限りでない。

　　イ～ロ（略）

　7　2種以上の薬剤（中略）を計量し，かつ，混合して，内服薬若しくは屯服薬又は外用薬を調剤した場合は，計量混合調剤加算として，1調剤につきそれぞれ次の点数（中略）を各区分の所定点数に加算する。ただし，注6に規定する加算のある場合又は当該薬剤が注6のただし書に規定する別に厚生労働大臣が定める薬剤である場合は，この限りでない。

　　イ～ハ（略）

特掲診療料の施設基準等（平成20年3月5日，厚生労働省告示第63号，最終改正令和2年3月5日）

第15　調剤

　7　調剤料の注6ただし書に規定する薬剤

　　使用薬剤の薬価（薬価基準）別表に収載されている薬剤と同一規格を有する薬剤

第1章　調剤技術料

ある書籍を見たら，分包品を使用した際には計量混合調剤加算を算定できないと書いてありましたが，次のような場合には，どう考えるのでしょうか。

> 処方　散剤A　1回0.5g（1日1.5g）
> 　　　散剤B　1回1g（1日3g）
> 　　　　　　1日3回毎食後
>
> ＊散剤Aは0.5gの分包品，散剤Bは1gの分包品を使用して調剤する場合

A ご質問のケースについては，計量混合調剤加算を算定することはできません。

計量混合調剤加算は，薬価基準に収載されている2種類以上の医薬品を「計量かつ混合」した場合に算定することが認められています。しかし，分包品は，あらかじめ所定の分量が計量され，既製品として流通しているものです。

したがって，そのような包装単位の医薬品を使用して調剤した場合には，計量混合調剤加算を算定することは認められていません（**分包品の販売の有無ではなく，その調剤において分包品を使用したか否かで判断**します）。

時間外加算，休日加算，深夜加算

当薬局の通常の業務時間内の午後8時に処方箋を受け付けた場合，時間外加算の対象となりますか。

A **対象とはなりません。**

時間外加算の対象時間は，概ね午前8時前と午後6時以降，または，休日加算の対象となる休日以外の日を終日休業日とする保険薬局の当該休業日となりますが，通常の開局時間外であっても，**当該保険薬局が常態として調剤応需態勢をとり，開局時間と同様の取り扱いで調剤を行っている場合は，時間外加算の対象にはなりません。**

ただし，開局時間内であっても，所定の時間帯（平日0〜8時・19〜24時，土曜日0〜8時・13〜24時，日曜日0〜24時）については，夜間・休日等加算の対象となります。

開局時間内に患者が処方箋を持参し，「後で取りに来る」と言っていったん帰りました。ところが開局時間内に来局せず，夜（時間外）になってから電話があり薬を取りに来た場合，時間内・時間外どちらで算定するのでしょうか。

A

時間外加算は，当該保険薬局が届け出ている開局時間以外の時間帯で，調剤応需態勢を解除している時に処方箋を受け付けた場合に算定できるものです。したがって本例の場合，**患者が処方箋を持参した時間は通常の調剤応需態勢をとっている時間帯ですので，たとえ患者が調剤応需態勢を解除した後の時間帯に薬を取りに来た場合であったとしても，時間外加算の対象にはならないと解釈することが妥当でしょう。**

なお，時間外加算の対象となる時間は，各都道府県の保険薬局における開局時間の実態，患者の来局上の便宜等を考慮して，社会通念上妥当と認められる一定の時間以外の時間となります。その標準は，概ね午前8時前と午後6時以降で，深夜加算の算定対象となる午後10時から午前6時までを除きます。

また，休日加算の対象となる休日以外の日を終日休業日とする保険薬局において，当該休業日に調剤した場合も時間外加算の対象となります。ただし，時間外とされる場合においても当該保険薬局が実態的に調剤応需の体制をとり，開局時間内と同様な取り扱いで調剤を行っている時は，時間外の取り扱いにはなりません。

第1章　調剤技術料

当薬局の開局時間外である平日の午後9時に急病の患者のために薬局を開け，調剤を実施しました。その間，さらに別の患者からも調剤の求めがあり調剤を行ったのですが，時間外加算はどのように算定するのですか。

1人目，2人目ともに時間外加算を算定できます。

休日加算が算定できる場合は，どのような日が該当するのでしょうか。

休日加算の対象となる休日とは，**日曜日および国民の祝日を言い，さらに1月2日，3日，12月29日，30日および31日も休日として取り扱って差し支えありません。**

休日加算を算定できる患者は，①地域医療の確保の観点から，休日における救急医療対策の一環として設けられている施設，または輪番制による休日当番保険薬局など，客観的に休日における救急医療の確保のために調剤を行っていると認められる保険薬局で調剤を受けた患者，②当該休日を開局しないこととしている保険薬局で，または当該休日に調剤を行っている保険薬局の開局時間以外の時間（深夜を除く）に，急病などやむを得ない理由により調剤を受けた患者です。

夜間・休日等加算

夜間・休日等加算は，開局時間内であって，かつ要件に規定されている時間帯（平日は0〜8時と19〜24時，土曜日は0〜8時と13〜24時，休日は0〜24時）である場合に算定できるものとされていますが，処方箋を持参する患者が多いという理由などから，臨時的に開局時間を延長したような場合であっても，夜間・休日等加算を算定することは可能ですか。

A

算定できます。 ただし，夜間・休日等加算を算定する場合には，あらかじめ開局時間の薬局内外への表示とともに，当該加算の対象となる日および受け付け時間帯を薬局内に掲示しておくことが必要です。また，平日や土曜日には，忘れずに薬歴に処方箋の受け付け時間を記載しておかなければなりません。

例えば，平日は19時を閉局時間としている薬局や，土曜日は13時を閉局時間としている薬局が，同時刻以降も臨時的に延長して開局した場合であっても，延長時間の間に受け付けた処方箋については夜間・休日等加算を算定することができます。

また，土曜日の閉局後，13時以降に受け付けた処方箋であって，かつ時間外加算の対象となる前の時間帯（すなわち13〜18時までの間）の場合には，時間外加算が算定できなくなってしまうという矛盾が生じることを踏まえ，特例的に夜間・休日等加算を算定することが認められています。

ただし，いずれのケースであっても，夜間・休日等加算の算定要件とされている，**①薬局内外のわかりやすい場所への開局時間の表示，②薬局内のわかりやすい場所への加算対象日や受け付け時間帯の掲示，③薬歴への時間帯の記載（平日または土曜日に限る）**——が必要であることは言うまでもありません。

隣の医療機関が休日当番となったため，依頼があったわけではありませんが，当薬局も休日に臨時開局しました。その場合，「夜間・休日等加算」か「休日加算」のどちらを算定するのでしょうか。それとも，どちらも算定できないのでしょうか。

夜間・休日等加算を算定します。

日曜日や祝日（年末年始を含む）に開局する場合，休日加算または夜間・休日等加算の算定対象であることが考えられます。

休日加算は，開局時間以外の調剤応需態勢を評価したもので，救急医療対策や輪番制による休日当番の保険薬局である場合や，患者が急病などやむを得ない理由により調剤に応じた場合などに算定するものです（表1）。

一方，夜間・休日等加算は，開局時間のうち，夜間や休日における時間帯の調剤応需態勢を評価したもので，休日加算の対象となる休日のほか，平日は午前8時前または午後7時以降（土曜日は午後1時以降）が対象とされています（表2）。

表1　休日加算の算定要件

> （9）調剤技術料の時間外加算等
> カ　休日加算
> 　（イ）　休日加算の対象となる休日とは，日曜日及び国民の祝日に関する法律（昭和23年法律第178号）第3条に規定する休日をいう。なお，1月2日，3日，12月29日，30日及び31日は休日として取り扱う。
> 　（ロ）　休日加算は次の患者について算定できるものとする。なお，①以外の理由により常態として又は臨時に当該休日に開局している保険薬局の開局時間内に調剤を受けた患者については算定できない。
> 　　①　地域医療の確保の観点から，救急医療対策の一環として設けられている施設，又は輪番制による休日当番保険薬局等，客観的に休日における救急医療の確保のために調剤を行っていると認められる保険薬局で調剤を受けた患者
> 　　②　当該休日を開局しないこととしている保険薬局で，又は当該休日に調剤を行っている保険薬局の開局時間以外の時間（深夜を除く。）に，急病等やむを得ない理由により調剤を受けた患者

（診療報酬の算定方法の一部改正に伴う実施上の留意事項について，令和2年3月5日，保医発第0305第1号）

表2　夜間・休日等加算の算定要件

(10) 調剤料の夜間・休日等加算
ア　夜間・休日等加算は，午後7時（土曜日にあっては午後1時）から午前8時までの間（休日加算の対象となる休日を除く。）又は休日加算の対象となる休日であって，保険薬局が表示する開局時間内の時間において調剤を行った場合に，処方箋の受付1回につき，調剤料の加算として算定する。ただし，時間外加算等の要件を満たす場合には，夜間・休日等加算ではなく，時間外加算等を算定する。
イ　夜間・休日等加算を算定する保険薬局は開局時間を当該保険薬局の内側及び外側の分かりやすい場所に表示するとともに，夜間・休日等加算の対象となる日及び受付時間帯を薬局内の分かりやすい場所に掲示する。また，平日又は土曜日に夜間・休日等加算を算定する患者については，処方箋の受付時間を当該患者の薬剤服用歴の記録又は調剤録に記載する。

（診療報酬の算定方法の一部改正に伴う実施上の留意事項について，令和2年3月5日，保医発第0305第1号）

　ご質問のケースは，輪番制による休日当番の保険薬局ではないようですので，休日加算には該当しないものと考えます。しかし，通常の開局時間（曜日）ではありませんが，臨時に開局した場合で，常態として調剤応需態勢をとっていれば，夜間・休日等加算を算定することができます。

　ただし，夜間・休日等加算を算定する場合は，開局時間を薬局の内側および外側のわかりやすい場所に表示するとともに，夜間・休日等加算の対象となる日や時間帯を薬局内のわかりやすい場所に掲示しなければなりませんので，臨時で開局した場合にも忘れずに掲示してください。

Q109 12月29日から1月3日までの期間については，夜間・休日等加算の算定は可能ですか。それとも，休日加算を算定するのでしょうか。

　調剤報酬点数表では，12月29～31日と1月2，3日は休日として取り扱うこととされています。したがって，その期間内に，輪番制による休日当番保険薬局として開局している場合や，開局日ではないが急病などのやむを得ない理由により処方箋を応需した場合などは休日加算を算定しますが，これらのケース

第1章 調剤技術料

に該当しない場合には，夜間・休日等加算を算定できます。

Q110 夜間・休日等加算を算定した場合，レセプトには処方箋を受け付けた時間を記載しないといけないのでしょうか。

必要ありません。

従来の加算である「時間外加算」，「休日加算」，「深夜加算」を算定した場合には，調剤報酬明細書（以下，レセプト）の「摘要」欄に，「処方箋を受け付けた月日及び時間等当該加算を算定した事由が明確にわかるよう記載すること」とされていますが，「夜間・休日等加算」については，算定した月日や時間をレセプトに記載することは求められていません（表1）。

ただし，平日や土曜日に「夜間・休日等加算」を算定した場合には，薬歴（または調剤録）に処方箋の受け付け時間を記載する必要がありますので，忘れないよう注意してください（表2）。

表1　レセプト記載について

Ⅳ　調剤報酬請求書及び調剤報酬明細書に関する事項
第2　調剤報酬明細書の記載要領（様式第5）
2　調剤報酬明細書に関する事項
(27)「摘要」欄について
イ　その他請求内容について特記する必要があればその事項を掲載すること。
別表Ⅰ　調剤報酬明細書の「摘要」欄への記載事項等一覧（レセプト電算処理システム用コード等は省略）

項番	区分	調剤行為名称等	記載事項
4	01	時間外加算 休日加算 深夜加算 時間外加算の特例	処方箋を受け付けた年月日及び時刻を記載すること。

（診療報酬請求書等の記載要領等について，昭和51年8月7日，保険発第82号）

105

表2　薬歴への記載について

> 区分01　調剤料
> （10）調剤料の夜間・休日等加算
> 　イ　夜間・休日等加算を算定する保険薬局は開局時間を当該保険薬局の内側及び外側の分かりやすい場所に表示するとともに，夜間・休日等加算の対象となる日及び受付時間帯を薬局内の分かりやすい場所に掲示する。また，平日又は土曜日に夜間・休日等加算を算定する患者については，処方箋の受付時間を当該患者の薬剤服用歴の記録又は調剤録に記載する。

（診療報酬の算定方法の制定等に伴う実施上の留意事項について，令和2年3月5日，保医発0305第1号）

在宅患者調剤加算

在宅患者調剤加算の算定は，届出が受理されてからいつまで適用できるのでしょうか。

　在宅患者調剤加算は，届出時の直近1年間の実績で判断し，届出が受理された日の属する月の翌月1日（月の最初の開庁日に届出が受理された場合は，当月1日）から当年度の3月末日まで適用することができます。

　それ以後は，前年3月1日から当年2月末日まで（1年間）の実績により，当年4月1日から1年間適用します。

　したがって，適用期間中は，直近の算定実績を毎月計算する必要はありません。

第1章　調剤技術料

Q 112 在宅患者調剤加算の届出に係る算定実績は，在宅医療の関連点数のうち，どの項目の算定回数を計上すればよいのでしょうか。また，在宅協力薬局として在宅基幹薬局の代わりに在宅薬剤管理指導を実施した場合については，どちらの薬局の実績として取り扱うのでしょうか。

A

在宅患者調剤加算の届出に係る算定実績として計上できるのは，**①在宅患者訪問薬剤管理指導料（在宅患者オンライン服薬指導料は除く），②居宅療養管理指導費，③介護予防居宅療養管理指導費**——の3項目に限られています。それ以外の点数は対象となりません（表）。

また，在宅基幹薬局と連携し，在宅協力薬局が在宅基幹薬局の代わりに在宅薬剤管理指導を実施した場合には，**在宅基幹薬局の算定実績として計上するよう整理されています。**残念ながら，在宅協力薬局の算定実績として計上することはできません。

表　在宅患者調剤加算の算定実績の考え方

制度の種類	届出に係る算定実績の対象となる点数（単位）	対象とならない点数
医療保険	在宅患者訪問薬剤管理指導料（在宅患者オンライン服薬指導料は除く）	在宅患者緊急訪問薬剤管理指導料 在宅患者緊急時等共同指導料 退院時共同指導料 在宅患者重複投薬・相互作用等管理料
介護保険	居宅療養管理指導費 介護予防居宅療養管理指導費	—

Q 113 在宅患者調剤加算は処方箋受付1回につき算定しますが，どのような患者である場合に算定できるのでしょうか。

A

在宅患者調剤加算は，調剤料の加算として位置付けられていますので，患者へ在宅薬剤管理指導を実施した都度ではなく，処方箋受付時に算定します。

107

表　在宅患者調剤加算について

制度の種類	算定対象となる患者
医療保険	当該薬局において，次の点数を算定している患者 ・在宅患者訪問薬剤管理指導料 ・在宅患者緊急訪問薬剤管理指導料 ・在宅患者緊急時等共同指導料
介護保険	当該薬局において，次の単位を算定している患者 ・居宅療養管理指導費 ・介護予防居宅療養管理指導費

　ただし，算定することができる患者については，**当該薬局が在宅薬剤管理指導を実施（在宅患者訪問薬剤管理指導料などを算定）している患者である場合に限られています**（表）。

在宅患者調剤加算は，在宅患者訪問薬剤管理指導料を算定している患者の処方箋しか算定できないのでしょうか。それとも，在宅患者緊急訪問薬剤管理指導料を算定した処方箋の場合にも算定できますか。

A

在宅患者緊急訪問薬剤管理指導料を算定している患者（処方箋）についても，在宅患者調剤加算を算定できます。

　在宅患者調剤加算は，薬学管理料ではなく，調剤技術料に区分されています。対象は，「在宅患者訪問薬剤管理指導料を算定している患者」とされ，その患者の処方箋受付時（調剤時）に1回のみ算定することができます。

　ただし，「在宅患者訪問薬剤管理指導料を算定している患者」のほか，「その他厚生労働大臣が定める患者」も含まれています（表1）。

　具体的には，在宅患者緊急訪問薬剤管理指導料，在宅患者緊急時等共同指導料のほか，介護報酬に規定されている居宅療養管理指導費と介護予防居宅療養管理指導費を算定している患者が該当します（表2）。

第1章　調剤技術料

表1　在宅患者調剤加算

区分01　調剤料
1～6〈略〉
注8　別に厚生労働大臣が定める施設基準に適合しているものとして地方厚生局長等に届け出た保険薬局において，区分番号15に掲げる在宅患者訪問薬剤管理指導料を算定している患者その他厚生労働大臣が定める患者に対する調剤を行った場合に，在宅患者調剤加算として，処方箋受付1回につき15点を所定点数に加算する。

（診療報酬の算定方法の一部を改正する件，令和2年3月5日，厚生労働省告示第57号）

表2　在宅患者調剤加算の対象患者

第15　調剤
9　調剤料の注8に規定する患者
(1)　在宅患者緊急訪問薬剤管理指導料を算定している患者
(2)　在宅患者緊急時等共同指導料を算定している患者
(3)　指定居宅サービスに要する費用の額の算定に関する基準（中略）に規定する居宅療養管理指導費（薬局の薬剤師が行う場合に限る。）を算定している患者
(4)　指定介護予防サービスに要する費用の額の算定に関する基準（中略）に規定する介護予防居宅療養管理指導費（薬局の薬剤師が行う場合に限る。）を算定している患者

（特掲診療料の施設基準等，平成20年3月5日，厚生労働省告示第63号，最終改正令和2年3月5日）

在宅患者調剤加算は，在宅患者訪問薬剤管理指導料や居宅療養管理指導費などを算定している患者が対象ですが，これら指導を指示した医師の処方箋でないと算定できないのでしょうか。それとも，それ以外の医師もしくは医療機関が交付した処方箋についても算定できますか。

算定できます。

　在宅患者調剤加算は，保険薬局による在宅患者への対応を評価する点数として，厚生労働大臣の定める施設基準に位置付けられているものです。直近1年間の在宅薬剤管理指導の実績（在宅患者訪問薬剤管理指導料，居宅療養管理指導費，介護予防居宅療養管理指導費の算定回数が合計10回以上），開局時間以

109

外の在宅業務対応のための体制整備，在宅業務従事者の資質向上を図るための研修実施，医療材料・衛生材料の供給体制，麻薬小売業者の免許取得などが主な要件として設けられており，算定にあたっては，あらかじめ地方厚生局への届出が必要です。

　算定の対象は，「在宅患者訪問薬剤管理指導料を算定している患者」または「その他厚生労働大臣が定める患者」とされており，具体的には，①在宅患者訪問薬剤管理指導料，②在宅患者緊急訪問薬剤管理指導料，③在宅患者緊急時等共同指導料，④居宅療養管理指導費，⑤介護予防居宅療養管理指導費（①～③は調剤報酬，④，⑤は介護報酬の項目）のいずれかを算定している患者です（表1，2）。

　それに該当する患者が複数の保険医療機関にかかっている場合，在宅薬剤管理指導の指示を行った医師が交付した処方箋については，在宅患者調剤加算の算定対象であることは明確ですが，それ以外の医師もしくは医療機関が交付した処方箋については算定できないものと誤解されてしまうかもしれません。

　しかし，在宅患者調剤加算の算定対象とされる「在宅患者訪問薬剤管理指導料を算定している患者その他厚生労働大臣が定める患者に対する調剤を行った場合」（表1）とは，在宅薬剤管理指導の指示を行った医師が交付した処方箋だけが対象であることを意味しているわけではありません。現に当該薬局で前述の①～⑤を算定している患者について調剤を行った場合には，在宅薬剤管理指導の指示を行った医師が交付した処方箋であるか否かにかかわらず，在宅患者調剤加算を算定することができます。

表1　在宅患者調剤加算の対象患者

調剤報酬点数表
第1節　調剤技術料
区分01　調剤料
注8　別に厚生労働大臣が定める施設基準に適合しているものとして地方厚生局長等に
　　　届け出た保険薬局において，区分番号15に掲げる**在宅患者訪問薬剤管理指導料**を算
　　　定している患者その他厚生労働大臣が定める患者に対する調剤を行った場合に，在
　　　宅患者調剤加算として，処方箋受付1回につき15点を所定点数に加算する。

（診療報酬の算定方法の一部を改正する件，令和2年3月5日，厚生労働省告示第57号）

第1章　調剤技術料

表2　在宅患者調剤加算の対象患者（在宅患者訪問薬剤管理指導料以外の項目）

特掲診療料の施設基準等
　第15　調剤
　　9　調剤料の注8に規定する患者
　　（1）<u>在宅患者緊急訪問薬剤管理指導料</u>を算定している患者
　　（2）<u>在宅患者緊急時等共同指導料</u>を算定している患者
　　（3）指定居宅サービスに要する費用の額の算定に関する基準（平成12年厚生省告示第19号）に規定する<u>居宅療養管理指導費</u>（薬局の薬剤師が行う場合に限る。）を算定している患者
　　（4）指定介護予防サービスに要する費用の額の算定に関する基準（平成18年厚生労働省告示第127号）に規定する<u>介護予防居宅療養管理指導費</u>（薬局の薬剤師が行う場合に限る。）を算定している患者

（特掲診療料の施設基準等，令和2年3月5日，厚生労働省告示第59号）

在宅薬剤管理指導において，在宅基幹薬局に代わって在宅協力薬局が調剤および訪問指導を実施した場合，在宅協力薬局から保険請求することができるのは調剤技術料や薬剤料に限られると聞きましたが，在宅患者調剤加算も算定することができるのでしょうか。

算定できます。

　厚生労働大臣の定める施設基準の1つである「在宅患者調剤加算」は，在宅薬剤管理指導を実施している患者を対象として算定するものですが，調剤料の加算（すなわち，調剤技術料の区分）に位置付けられている点数です。
　したがって，当該在宅基幹薬局もしくは在宅協力薬局が，現に在宅患者訪問薬剤管理指導料（介護保険適用の場合は，居宅療養管理指導料または介護予防居宅療養管理指導料）を算定している患者であり，かつ，当該在宅協力薬局が在宅患者調剤加算に係る施設基準の届出を行っている保険薬局であれば，在宅基幹薬局に代わって在宅協力薬局が調剤および訪問指導を実施した場合に，在宅患者調剤加算を算定することは可能です。

111

長期投与

 新医薬品，麻薬，向精神薬については投与期間に制限がありますが，ゴールデンウィークや年末・年始，また，海外渡航などの特別な理由がある場合には，どのように考えればよいのでしょうか。ほかの医薬品と同じように処方医の判断ということで，特に具体的な制限はないのでしょうか。

　保険適用上1回14日分を限度とされている内服薬または外用薬については，**特殊の事情である場合に限り，1回30日分を限度として投与することが認められています。**

　医師による医薬品の投与量の制限は，平成14年4月より「予見することができる必要期間に従ったもの」（「保険医療機関及び保険医療養担当規則」第20条）と改正され，医師の裁量の範囲で投与することがより明確となりましたが，新医薬品・麻薬・向精神薬については，その種類に応じて1回14日分，30日分，90日分としてそれぞれ制限されています。

　ただし，そのように具体的な制限が設けられている医薬品であっても，ゴールデンウィークのような連休，年末・年始，そして海外渡航などの特殊の事情として認められる場合に限り，必要最小限の範囲において1回30日分まで投与することが認められています（平成14年4月4日，保医発第0404001号）。

第1章 調剤技術料

 1回14日分を限度とする内服薬については，年末年始や長期旅行などの事情であれば1回30日分まで投与することが認められていますが，通常1回30日分を限度とする内服薬については，特殊な事情であれば30日分を超えて投与することができるのでしょうか。また，投与日数制限を超えて調剤した場合，レセプト請求時に何か注意すべきことはありますか。

A

通常1回30日分を投与限度とされている内服薬または外用薬については，たとえ特殊な事情があったとしても，1回30日分を超えて投与することは，保険請求上，認められていません。

年末年始や長期の旅行などの特殊な事情がある場合に，通常の限度を超えて投与することが認められているのは，1回14日分を限度とされている内服薬または外用薬のみであって，そのような場合でも「旅程その他の事情を考慮し，必要最小限の範囲において，1回30日分を限度として投与」するよう求められています（表1）。

また，特殊な事情があるため，保険医が投与日数の上限を超えて投与する必要があると判断した場合には，処方箋の「備考」欄に「その理由」を記載することになっています（表2）。そのような処方箋を調剤した場合には，レセプ

表1 内服薬および外用薬の投与量

> 内服薬及び外用薬の投与量については，「保険医療機関及び保険医療担当規則及び保険薬局及び保険薬剤師療養担当規則の一部を改正する省令」（平成14年厚生労働省令第23号）により，「予見することができる必要期間に従ったものでなければならないこととし，厚生労働大臣が定める内服薬及び外用薬については当該厚生労働大臣が定める内服薬及び外用薬ごとに1回14日分，30日分又は90日分を限度とする」こととされたところであるが，長期の旅行等特殊の事情がある場合において，必要があると認められるときは，1回14日分を限度とされている内服薬又は外用薬についても，従来どおり，旅程その他の事情を考慮し，必要最低限の範囲において，1回30日分を限度として投与して差し支えないものとするので，その取扱いに遺漏のないよう，関係者に対し周知徹底を図られたい。

（内服薬及び外用薬の投与量について，平成14年4月4日，保医発第0404001号）

113

表2　特殊な事情がある場合の処方箋への記載

第5　処方箋の記載上の注意事項
8　「備考」欄について
　(3)　長期の旅行等特殊の事情がある場合において，必要があると認め，必要最小限
　　の範囲において，投薬量が1回14日分を限度とされる内服薬及び外用薬であっ
　　て14日を超えて投与した場合は，その理由を記載すること。

（診療報酬請求等の記載要領等について，昭和51年8月7日，保険発第82号）

表3　特殊な事情がある場合のレセプト請求

Ⅳ　調剤報酬請求書及び調剤報酬明細書に関する事項
第2　調剤報酬明細書の記載要領（様式第5）
2　調剤報酬明細書に関する事項
　(27)「摘要」欄について
　　イ　その他請求内容について特記する必要があればその事項を記載すること。

別表Ⅰ　調剤報酬明細書の「摘要」欄への記載事項等一覧（レセプト電算処理システム用
コード等は省略）

項番	区分	調剤行為名称等	記載事項
19	—	長期の旅行等特殊の事情がある場合に，日数制限を超えて投与された場合	長期の旅行等特殊の事情がある場合において，必要があると認められ，投薬量が1回14日分を限度とされる内服薬及び外用薬であって14日を超えて投与された場合は，処方箋の備考欄に記載されている長期投与の理由について，「海外への渡航」，「年末・年始又は連休」又は「その他」からもっとも当てはまるものをひとつ記載すること。「その他」を選択した場合は具体的な理由を記載すること。

（診療報酬請求書等の記載要領等について，昭和51年8月7日，保険発第82号）

トの「摘要」欄にその理由を記載することが必要ですので，忘れないようにしま
しょう（表3）

114

第1章　調剤技術料

新薬・麻薬・向精神薬（一部を除く）の投与日数の限度は1回14日分ですが，長期の旅行など「特殊の事情」がある場合には「1回30日分を限度として投与して差し支えない」とされています。例えばシルバーウィークのような場合にも，この「特殊の事情」に該当するものと解釈して構わないのでしょうか。

A

該当するものと考えます。

　薬価収載日から1年以内の新医薬品，麻薬（一部を除く），向精神薬（一部を除く）の投与量については，1回14日分を限度とされています。ただし，「長期の旅行等特殊の事情がある場合」に限り，その限度を超えて投与することが認められており（必要最小限の範囲において，最長30日分），その際には，処方医によって処方箋の「備考」欄に理由が記載されることになっています（Q118表2参照）。

　ここでいう「特殊の事情」として認められるケースについては，平成6年に「保険医療機関及び保険医療養担当規則」が一部改正された際に示された関連通知によると，具体的に「海外への渡航」，「年末・年始」，「連休に係るもの等」が該当するとされており，単に保険医療機関への通院困難や保険医療機関が遠隔地にあるという理由については認められていません（表）。

　また，この当時（平成6年）は，「連休」に該当するものはゴールデンウィークくらいしか想定されていなかったこともあり，ここ最近まで，「特殊の事情」には「海外渡航・年末年始・ゴールデンウィークという3つしか該当しない」と解釈されてきたのが実情です。

　しかしその後，「国民の祝日に関する法律」が一部改正され，これに伴って連休となるケースが増えることとなり，以前（改正当初）とは若干状況が変わってきたと言えるのではないでしょうか。そのような背景も踏まえ，現在「特殊の事情」の解釈については柔軟かつ適切に取り扱われているようです。

表　「特殊の事情」の考え方について（改正当時）

第1　保険医療機関及び保険医療養担当規則の一部改正に関する事項
5　投薬（第20条第2号及び第21条第2号）関係
（1）今回，在宅医療の進展及び投薬の実状を勘案し，内服薬及び外用薬の投与期間を適正化したこと。
（2）具体的には，以下のように定めたこと。
　　ウ　長期の旅行等特殊の事情がある場合において，必要があると認められるときは，必要最小限の範囲において，1回30日分を限度として投与できることとしたこと。
　　　　この場合において，必要があると認められるときとは，海外への渡航，年末・年始及び連休に係るもの等に限られるものであること。また，単に保険医療機関への通院が困難又は保険医療機関が遠隔地にある等の理由で，内服薬については14日，外用薬については7日を超えて投与することは認められないものであること。

（保険医療機関及び保険医療養担当規則の一部改正等に伴う実施上の留意事項について，平成6年3月16日，保険発第26号）

Q120　1回14日分の投与制限が設けられている医薬品を15日分以上投与する場合，処方箋の備考欄に「その理由」が記載されることになっていますが，レセプトにも「その理由」を記載する必要があるのでしょうか。また，レセプトに記載する必要がある場合，その理由は「医師の指示通り」という程度の内容でも問題ないのでしょうか。

A

　1回14日分を投与制限とする内服薬または外用薬については，海外渡航のほか，年末年始やゴールデンウィークなどの大型連休のように「特殊の事情がある場合」に限り，1回30日分以下の範囲で投与することが認められています。
　ただし，その際には，処方医が処方箋の「備考」欄に「その理由」を記載することになっていますので，保険薬局が保険請求する場合には，調剤報酬明細書（調剤レセプト）の「摘要」欄に「その理由」を記載しなければなりません（Q118を参照）。この記載がないと，記載不備とみなされてしまいますので十分注意してください。
　また，調剤レセプトに記載する理由については，「年末・年始又は連休」や

116

「海外への渡航」といった内容になりますが、レセプト審査を実施するうえで必要な情報であることが求められます。

処方箋に記載されている内容を記載するだけでは不十分であると考えられる場合には、処方医へ疑義照会を行うなどにより、その妥当性を判断できる理由を確認したうえで、調剤レセプトに記載することが必要です（当然ながら、疑義照会の内容については、処方箋、調剤録、薬歴へ記録することも忘れないよう注意してください）。

社会保険診療報酬支払基金では、平成23年6月より審査委員として薬剤師が全国配置されることとなり、今後は調剤レセプトのより適切な審査が行われていくことが期待されています。そのためにも、調剤レセプトの請求にあたっては、できるだけ事務的なミスが生じないように心がけるとともに、より一層、適切な請求の確保に努めましょう。

新医薬品は薬価収載から1年間、投与日数が1回14日分以内に制限されていますが、医薬品によってその制限が適用されない場合があります。これは、どのような基準で決まるのでしょうか。

　一定の条件を満たしている新医薬品であって、**個別に中央社会保険医療協議会（中医協）の了承が得られた場合**に限り、1回14日分とする投与日数制限について例外的な取り扱いを適用することが認められています。

　新医薬品の投与日数は、薬価基準収載日の翌月の初日から1年間、原則として1回14日分を上限としています。しかし、①既収載品同士による新医療用配合剤のように、有効成分に関する効能・効果、用法・用量が、実質的に既収載品によって1年以上の臨床使用経験があると認められる新医薬品、②疾患の特性や、含有量が14日分を超える製剤のみが存在しているといった製剤上の特性から、1回14日分を超えることに合理性があり、投与初期から14日分を超える投薬の安全性が確認されている新医薬品——である場合には、新医薬品にかかる投与日数制限を適用することは不合理であると考えられます。

　そのため、前述・または・のいずれかの条件を満たしており、かつ、中医協

117

表 新医薬品の処方日数制限の例外的な取り扱い

> ○ 新医薬品については，薬価基準収載の翌月の初日から1年間は，原則，1回14日分を限度として投与することとされているところである。しかしながら，当該処方日数制限を行うことが不合理と考えられる下記のような場合は例外的な取扱いとする。
> ① 同様の効能・効果，用法・用量の既収載品の組合せと考えられる新医療用配合剤など，有効成分にかかる効能・効果，用法・用量について，実質的に，既収載品によって1年以上の臨床使用経験があると認められる新医薬品については，新医薬品に係る処方日数制限を設けないこととする。
> ② 疾患の特性や，含有量が14日分を超える製剤のみが存在しているといった製剤上の特性から，1回の投与期間が14日を超えることに合理性があり，かつ，投与初期から14日を超える投薬における安全性が確認されている新医薬品については，薬価基準収載の翌月から1年間は，処方日数制限を，製剤の用法・用量から得られる最少日数に応じた日数とする。
> ○ 例外的な取扱いとする新医薬品は，個別に中医協の確認を得ることとする。

（新医薬品の処方日数制限の取扱いについて，平成22年10月27日，中医協了承）

の了承が得られた場合には，例外的な取り扱いとして，1回14日分とする投与日数制限を設けない，もしくは，製剤の用法・用量から得られる最少日数に応じた日数とすることが認められています（表）。

中医協では，新医薬品ごとにその例外的な取り扱いの適否を判断することとなっており，了承が得られた場合には，薬価基準収載に伴い，「療担規則及び薬担規則並びに療担基準に基づき厚生労働大臣が定める掲示事項等」（平成18年3月6日，厚生労働省告示）の一部改正と併せて，関係通知（厚生労働省保険局医療課長）でも，その周知が行われます。

健康保険法の場合は，新薬や麻薬などの一部の医薬品を除き，内服薬の投与日数制限は設けられていませんが，船員保険の場合も同様に考えて構わないのでしょうか。

船員保険法の場合は，1回180日分を限度とされています。

内服薬および外用薬の投薬量については，健康保険の場合は「保険医療機関及び保険医療養担当規則」において，厚生労働大臣が定めるものを除き，「予

第1章　調剤技術料

表　船員保険法における投薬量の基準

> 　長期の航海に従事する船舶に乗り組む被保険者に対し投薬の必要があると認められる場合の投薬量の基準は，保険医療機関及び保険医療養担当規則（昭和32年厚生省令第15号）第20条第2号への規定にかかわらず，航海日程その他の事情を考慮し，必要最小限の範囲において，1回180日分を限度として投与することとする。

（船員保険法第54条第2項の規定に基づき船員保険の療養の給付の担当又は船員保険の診療の準則を定める省令，平成10年3月16日，厚生省令第20号）

調剤料

　見することができる必要期間に従ったもの」と規定されています。

　しかし，船員保険法の場合には，健康保険法の規定にかかわらず，航海日程その他の事情を考慮し，必要最小限の範囲において「1回180日分を限度として投与する」こととされています（**表**）。

第 2 章

薬学管理料

■ **薬剤服用歴管理指導料**
　令和 2 年度改定による変更点
　薬剤服用歴管理指導料
　重複投薬・相互作用等防止加算
　特定薬剤管理指導加算
　乳幼児服薬指導加算

■ **かかりつけ薬剤師指導料,**
　かかりつけ薬剤師包括管理料
　　令和 2 年度改定による変更点
　　かかりつけ薬剤師指導料, かかりつけ薬剤師包括管理料

■ **服薬情報等提供料, 服用薬剤調整支援料**
　令和 2 年度改定による変更点
　服薬情報等提供料 1, 2
　服用薬剤調整支援料 1

■ **外来服薬支援料**

■ **在宅患者訪問薬剤管理指導料**
　令和 2 年度改定による変更点
　在宅患者訪問薬剤管理指導料
　麻薬管理指導加算
　在宅患者重複投薬・相互作用等防止管理料

■ **退院時共同指導料**

薬剤服用歴管理指導料

令和2年度改定による変更点

薬剤服用歴管理指導料は、どのように変更されたのですか。

同一薬局の利用推進や対物業務から対人業務への構造的な転換の観点から、再来局に係る期間の設定を見直すとともに、所定点数の引き上げが行われました。また、がん患者に対するより質の高い医療の提供や、吸入薬または糖尿病治療薬を使用している患者の医薬品適正使用を推進する観点から、3つの加算が新設されました（**表**）。

1. 薬剤服用歴管理指導料

薬剤服用歴管理指導料については、患者負担に係るインセンティブとして所定点数が低く設定されている**再来局期間の「原則6月以内」という規定を「原則3月以内」に短縮**するとともに、所定点数の引き上げが行われました。また、保険薬局と保険医療機関の円滑な連携を推進するため、お薬手帳を活用した残薬状況に関する情報提供を行うことなどが新たな要件として追加されました。

このほか、外来患者に対する情報通信機器を使用した際の服薬指導の評価として、**オンライン服薬指導を行った場合の点数区分**が新設されました（薬剤服用歴管理指導料4）。当該点数の業務は、対面による服薬管理指導を補完するという位置付けのもので、医薬品医療機器等法におけるオンライン服薬指導に係る施行規則（省令）および関係通知で示されたルールに則して実施しなければなりません。

オンライン服薬指導の対象となる患者は、保険医療機関においてオンライン診療料に規定する情報通信機器を用いた診療を受けた患者であり、その処方箋の「備考」欄には「オン診」という記号が記載されることになっています。ま

第2章　薬学管理料

表　薬剤服用歴管理指導料の主な変更点

改定前（令和2年3月31日まで）	改定後（令和2年4月1日から）
薬剤服用歴管理指導料　＊調剤基本料1の場合 ①6カ月以内の再来局＆手帳による情報提供 　41点 ②①以外の患者　53点 ③特養入所者　41点 調剤基本料1以外の場合　53点	薬剤服用歴管理指導料 　＊調剤基本料の区分に関係なく ①3カ月以内の再来局＆手帳による情報提供 　43点 ②①以外の患者　57点 ③特養入所者　43点 ④情報通信機器を用いた服薬指導（月1回） 　43点
【加算】 麻薬管理指導加算　22点 重複投薬・相互作用等防止加算 　　残薬調整以外　40点 　　残薬調整　30点 特定薬剤管理指導加算　10点 乳幼児服薬指導加算　12点	【加算】　＊上記④の場合，各加算は算定不可 麻薬管理指導加算　22点 重複投薬・相互作用等防止加算 　　残薬調整以外　40点 　　残薬調整　30点 特定薬剤管理指導加算1　10点 特定薬剤管理指導加算2（月1回）　100点 乳幼児服薬指導加算　12点 吸入薬指導加算（3月に1回）　30点 調剤後薬剤管理指導加算（月1回）　30点
薬剤服用歴管理指導料（特例）　13点 　＊6カ月以内の再来局の患者のうち，手帳の 　　活用実績が50％以下	薬剤服用歴管理指導料（特例）　13点 　＊3カ月以内の再来局の患者のうち，手帳の 　　活用実績が50％以下

た，原則3月以内に薬剤服用歴管理指導料1または2を算定した患者でなければなりません。

　ただし，薬剤服用歴管理指導料4を算定した場合，薬剤服用歴管理指導料の各加算を算定することは認められていません。

2．特別薬剤管理指導加算2

　がん患者に対する保険薬局での薬学管理の評価として，特別薬剤管理指導加算2が新設されました（これに伴い，従来の特別薬剤管理指導加算は同加算1に名称変更）。

　対象となるのは，医科点数表の連携充実加算に係る届出を行っている保険医療機関において抗悪性腫瘍剤が注射されており，かつ，化学療法の治療内容（レジメン）について文書で交付されている患者です。

　当該患者に処方箋交付された抗悪性腫瘍剤または制吐薬などの支持療法に係る薬剤を調剤した保険薬局が，当該患者のレジメンなどを確認のうえ，必要な薬学的管理指導を行うとともに，調剤した薬剤または保険医療機関で注射されている抗悪性腫瘍剤に関して，電話などにより服用状況・副作用の有無などを患者または家族などに確認し，その確認結果を踏まえ，当該保険医療機関に必

要な情報提供を行った場合に算定できます。

　また，当該加算の算定にあたっては，所定の施設基準を満たしているものとして，あらかじめ地方厚生局に届出を行っておく必要があります。求められる施設基準としては，保険薬剤師として5年以上の勤務経験を有する薬剤師が勤務していること，患者のプライバシーへの配慮（パーティションなどで区切られた独立したカウンターなどがあること），麻薬小売業者の免許，保険医療機関が実施する抗悪性腫瘍剤の化学療法に係る研修会に当該保険薬局の保険薬剤師が年1回以上参加していることなどです。

3．吸入薬指導加算

　喘息または慢性閉塞性肺疾患の患者について，吸入薬の治療効果の向上や副作用回避につながるよう，**吸入薬の使用方法に関する説明や練習用吸入器を用いた実技指導に対する評価**として，吸入薬指導加算が新設されました。

　保険医療機関からの求め，または，患者・家族などからの求めに応じて医師の了解を得て，必要な指導を行うとともに，当該保険医療機関へ指導結果などに関する情報を文書により提供した場合，3月に1回に限り算定できます。吸入指導にあたっては，「アレルギー総合ガイドライン2019」（日本アレルギー学会）などを参照して行います。

4．調剤後薬剤管理指導加算

　保険薬局と保険医療機関の連携によるインスリンなどの糖尿病治療薬の適正使用の推進の観点から，**調剤後の副作用の有無の確認や服薬指導に対する評価**として，調剤後薬剤管理指導加算が新設されました。

　保険医療機関からの求め，または，患者・家族などからの求めに応じて医師の了解を得たうえで，新たにインスリン製剤またはスルホニル尿素系製剤が処方された糖尿病患者について，調剤後に電話などにより，薬剤の使用状況や副作用の有無などを確認するなど，必要な薬学的管理指導を当該患者に行うとともに，当該保険医療機関へその結果などを文書により情報提供した場合に算定できます。

　算定にあたっては，地域支援体制加算に係る届出を行っている保険薬局であることが必要です。

薬剤服用歴管理指導料

薬剤服用歴管理指導料は、初めて処方箋を持ってきた患者についても算定できるのでしょうか。

算定できます。

薬剤服用歴管理指導料の算定要件では、「**患者ごとに作成した薬剤服用歴の記録に基づいて**、処方された薬剤の重複投薬、相互作用、薬物アレルギー等を確認したうえで、次に掲げる事項その他の事項を情報提供し、薬剤の服用に関し、基本的な説明を患者又はその家族等に行うこと」とされています。

この「患者ごとに作成した薬剤服用歴に基づいて」という部分から、初回の処方箋受付時には、薬剤服用歴管理指導料を算定できないかもしれないとの疑問を持たれたのではないかと推測されます。

しかし、初回の処方箋受付時であっても、アレルギー歴やこれまでに服用した医薬品についての副作用歴などをはじめ、併用薬や他科受診の有無などを確認することは、患者への服薬指導を実施するうえで必要不可欠です。むしろ、初回にきちんと患者からいろいろな情報を収集・確認しておくことの方が、たいへんな作業であるとともに、非常に大切なことであるといえます。したがって、薬歴を新規作成のうえ、患者から必要な情報を収集し、薬剤の服用などに関する基本的な説明および指導を実施していれば、初回の処方箋受付時であっても薬剤服用歴管理指導料を算定することができます。

ただし、薬剤服用歴管理指導料の算定にあたっては、算定要件で定められている内容を、患者ごとに作成された薬歴に記録しなければなりません。次回以降の調剤、服薬指導などに反映するためにも、実施した業務の内容について、きちんと要点を記録してください。

Q125 薬剤服用歴管理指導料は，通知に示されているすべての項目に関する記載がないと算定は認められないのでしょうか。

A

薬剤服用歴管理指導料の算定要件（厚生労働省保険局医療課長通知）に挙げられている項目は，例示的なものです。**必ずしも，すべての項目について記載されていなければ算定できないというものではありません。**

患者や処方内容に応じて，必要な指導や情報は異なります。次回以降の服薬指導・薬剤情報提供に必要と思われる内容をその都度的確に判断し，薬歴に記載してください。

Q126 薬剤服用歴管理指導料は，患者から「管理は必要ない」と言われてしまった場合は算定できないのでしょうか。また，もし算定できないとしたら，薬歴には何も情報を記載しなくても構わないのでしょうか。

A

薬剤服用歴管理指導料に係る行為は，患者の求めに応じて実施するものではありません。薬剤師という立場から見て，患者が安全に医薬品を使用するために必要であると判断した場合には，薬剤師に求められている責務を果たすため，使用する薬剤に関する管理・指導を実施し，要件に示されている内容を満たしていれば薬剤服用歴管理指導料を算定してください。

薬剤情報提供や使用する薬剤に関する基本的な説明はもちろん，患者から重複投薬や薬物アレルギーなどに関する情報を収集したうえでの服薬指導は，患者が安全に医薬品を使用するうえで必要不可欠なことであり，薬剤師に課されている使命です。健康保険法に基づくルール（保険薬局及び保険薬剤師療養担当規則）や薬剤師法においても明確に規定されています（**表**）。そして，薬剤服用歴管理指導料として評価されている業務，すなわち，算定要件として示されている内容は，これらを明文化したものに過ぎません。

「薬剤服用歴管理指導料」という名称のため，患者から「自分で管理でき

第2章　薬学管理料

表　薬剤師に求められている情報提供，薬歴管理

薬剤師法 （昭和35年8月10日，法律第146号）

（情報の提供及び指導）
第25条の2　薬剤師は，調剤した薬剤の適正な使用のため，販売又は授与の目的で調剤したときは，患者又は現にその看護に当たつている者に対し，<u>必要な情報を提供し，及び必要な薬学的知見に基づく指導を行わなければならない</u>。

保険薬局及び保険薬剤師療養担当規則 （昭和32年4月30日，厚生省令第16号）

（調剤の一般的方針）
第8条　保険薬局において健康保険の調剤に従事する保険薬剤師（以下「保険薬剤師」という。）は，保険医等の交付した処方箋に基いて，患者の療養上妥当適切に調剤並びに薬学的管理及び指導を行わなければならない。
2　保険薬剤師は，調剤を行う場合は，<u>患者の服薬状況及び薬剤服用歴を確認しなけれ</u>ばならない。
3　（略）

る」と誤解を受けることがあるかもしれませんが，薬剤師が行うことは「管理」だけでなく，患者に安心して医薬品を使用してもらうために必要不可欠な行為であり，そして，同指導料はそれに対する点数であることを丁寧に説明し，理解を得ることが必要でしょう。また，薬歴の意義や目的，「かかりつけ薬局」，「かかりつけ薬剤師」を活用してもらうことの有効性など，薬剤師としての業務を理解してもらえるよう努めることも必要です。

　なお，何らかの理由により薬剤服用歴管理指導料を算定しない場合であっても，薬歴には必要な情報を記載しておくことが必要です。算定の可否ということだけでなく，患者のためという視点から判断することが必要です。

通知において，薬歴の記載事項として「疾患に関する情報」という項目がありますが，これは，患者自身が病名などを自分でわかっている場合でないと算定できないのでしょうか。

具体的な既往歴や合併症の情報がわからないからといって，必ずしも点数が算定できないということはありません。

算定要件に示されている記録事項は，あくまで例示としての項目です（表）。大事なことは，処方内容あるいは患者に応じて必要なことを適切に確認，服薬

表　薬歴への記載事項

区分10　薬剤服用歴管理指導料
2　薬剤服用歴管理指導料「1」及び「2」
（4）薬剤服用歴の記録
　　薬剤服用歴は同一患者についての全ての記録が必要に応じ直ちに参照できるよう患者ごとに保存及び管理するものであり，次の事項等を記載し，最終記入日から起算して3年間保存すること。なお，薬剤服用歴への記載は指導後速やかに完了させること。
　ア　患者の基礎情報（氏名，生年月日，性別，被保険者証の記号番号，住所，必要に応じて緊急連絡先）
　イ　処方及び調剤内容等（処方した保険医療機関名，処方医氏名，処方日，調剤日，調剤した薬剤，処方内容に関する照会の要点等）
　ウ　患者の体質（アレルギー歴，副作用歴等を含む），薬学的管理に必要な患者の生活像及び後発医薬品の使用に関する患者の意向
　エ　疾患に関する情報（既往歴，合併症及び他科受診において加療中の疾患に関するものを含む。）
　オ　併用薬（要指導医薬品，一般用医薬品，医薬部外品及び健康食品を含む。）等の状況及び服用薬と相互作用が認められる飲食物の摂取状況
　カ　服薬状況（残薬の状況を含む。）
　キ　患者の服薬中の体調の変化（副作用が疑われる症状など）及び患者又はその家族等からの相談事項の要点
　ク　服薬指導の要点
　ケ　手帳活用の有無（手帳を活用しなかった場合はその理由と患者への指導の有無）
　コ　今後の継続的な薬学的管理及び指導の留意点
　サ　指導した保険薬剤師の氏名

（診療報酬の算定方法の制定等に伴う実施上の留意事項について，令和2年3月5日，保医発0305第1号）

指導することであって，そして，患者あるいは家族から得られたさまざまな情報を薬歴に記載しておき，次回以降の服薬指導に反映させることです。使用薬剤に応じて患者サイドから確認すべき内容は異なるでしょうから，患者により既往歴や合併症などの情報が得られなかったからといって，必ずしも算定要件を満たしていないということにはなりません。

また，情報の内容によっては，患者がはっきり覚えていない場合や，収集が困難な場合もしばしば見受けられ，必ずしも一度聞いた程度では確認できない場合があるかもしれません。そのような場合には，一度確認できなかったからといって以後もわからないままにしておくのではなく，後日，わかったら教えてもらうようにするなど，常に情報収集を心がけておくようにすることが必要です。

 ニコチネルやバイアグラなどの保険適用外（自費）の処方箋を調剤した場合や一般用医薬品など（OTC薬）に関する薬歴は，調剤録と同じように保険調剤分の薬歴と別々に管理しなければならないのでしょうか。

薬剤服用歴（薬歴）については，保険調剤に関わるものとそれ以外とを区別して整備する必要はありません。むしろ，**患者の医薬品の適正使用のためには，1つの薬歴により管理すべきでしょう**。

調剤録の記載・整備にあたっては，「保険薬局及び保険薬剤師療養担当規則」（第5条）において，健康保険に関わるもの（保険調剤録）とそれ以外は「区別して整備しなければならない」とされています。しかし，患者ごとに作成された薬歴には，患者が安全に医薬品を使用することができるよう，保険調剤に関わる事項だけでなく，要指導医薬品や一般用医薬品を含む併用薬の情報をはじめ，他科受診の有無，アレルギー歴・副作用歴などについても記録する必要があります。そのため，薬剤服用歴管理料の算定要件としても，患者からそれらの事項について確認したうえで，必要に応じて薬歴に記載しておくことを求めています。

したがって，保険調剤録の取り扱いとは異なり，薬歴については，むしろ保

険調剤とそれ以外とを区別せず，一元的に管理することが必要です。

Q129 患者の手帳とは，どういうものなのでしょうか。

薬剤服用歴管理指導料の要件で求めている「患者の手帳」とは，①**経時的に薬剤の記録ができ**，かつ，②表に掲げる4つの事項を記録する欄がある**薬剤の記録用の手帳**であることとされています。

表　薬剤服用歴管理指導料における「患者の手帳」に必要な記録欄

①患者の氏名，生年月日，連絡先等患者に関する記録
②患者のアレルギー歴，副作用歴等薬物療法の基礎となる記録
③患者の主な既往歴等疾患に関する記録
④患者が日常的に利用する保険薬局の名称，保険薬局又は保険薬剤師の連絡先等

（診療報酬の算定方法の制定等に伴う実施上の留意事項について，令和2年3月5日，保医発0305第1号）

Q130 前回の来局から3カ月以内に来局した患者がお薬手帳を忘れたため，処方内容や注意すべき事項を記載したシールを交付したのですが，薬剤服用歴管理指導料はどちらの点数（43点または57点）を算定すればよいのでしょうか。

57点を算定します。

薬剤服用歴管理指導料は，お薬手帳による情報提供の実施を含めた評価を基本とするものですが（57点），原則3カ月以内に処方箋を持参した患者の場合は43点を算定することになっています（表）。

お薬手帳による情報提供については，保険薬剤師が，お薬手帳に処方内容や注意すべき事項などの必要事項を「記載したか否か」で判断します。

表 薬剤服用歴管理指導料について

> 区分10　薬剤服用歴管理指導料
> 　1　原則3月以内に再度処方箋を持参した患者に対して行った場合　　　　43点
> 　2　1の患者以外の患者に対して行った場合　　　　　　　　　　　　　　57点
> 　3，4　（略）
> 注1　1及び2については，患者に対して，次に掲げる指導等の全てを行った場合に，処方箋受付1回につき所定点数を算定する。ただし，1の患者であって手帳を持参していないものに対して，次に掲げる指導等の全てを行った場合は，2により算定する。
> 　　イ，ロ　（略）
> 　　ハ　手帳を用いる場合は，調剤日，投薬に係る薬剤の名称，用法，用量その他服用に際して注意すべき事項を手帳に記載すること。
> （以下，略）

（診療報酬の算定方法の一部を改正する件，令和2年3月5日，厚生労働省告示第57号）

　ご質問のケースでは，患者がお薬手帳を忘れてしまったために必要事項を記載したシールを交付したとのことですが，残念ながら，本来はお薬手帳に記載すべき内容をシールに印字もしくは記載して交付しただけでは，「保険薬剤師が，お薬手帳に必要事項を記載した」と解釈することはできません。

　そのような場合には，薬剤服用歴管理指導料は57点を算定してください。

Q131　薬剤服用歴管理指導料は，3カ月以内の再来局（処方箋の持参）の患者についてお薬手帳による情報提供を行った場合は43点を算定しますが，前回来局時に「お薬手帳は不要」との申し出があった患者であっても，今回から患者の希望によりお薬手帳による情報提供を行った場合は，「原則3月以内に処方箋を持参した患者」として43点を適用することは可能でしょうか。

A

　差し支えありません。

　薬剤服用歴管理指導料1（43点）で求められている要件は，「3月以内に再度処方箋を持参した患者」に該当することであり，かつ，その患者に対し，お薬

手帳による情報提供をはじめ必要な指導などを行った場合に算定します。

薬剤服用歴管理指導料1の算定にあたっては，前回処方箋を持参した際に「お薬手帳による情報提供を行ったか否か」は問われていません。

今回の処方箋と前回の処方箋の受付日の間隔は3カ月以内ですが，今回と前回で患者が加入している保険が変更されていました。当薬局は調剤基本料1に該当し，お薬手帳による情報提供は行いました。そのような場合，薬剤服用歴管理指導料は何点を算定すべきでしょうか。

薬剤服用歴管理指導料1（3月以内に処方箋を持参した患者）として43点を算定します。

薬剤服用歴管理指導料は，患者のお薬手帳により，過去の服薬歴や現在服薬中の内容を確認するとともに，調剤した薬剤について必要な指導および情報提供を行った場合に算定するものです。その際，①3カ月以内の再来局の場合は43点，②再来局の間隔が3カ月超の場合は57点，③患者が特別養護老人ホームの入所者の場合は43点を算定します（表1，2）。

ただし，調剤した薬剤について必要な指導および情報提供を行ったとしても，お薬手帳を持参していない，すなわち，過去の服薬歴や現在服薬中の内容

表1　薬剤服用歴管理指導料

区分10　薬剤服用歴管理指導料
1　原則3月以内に再度処方箋を持参した患者に対して行った場合　　43点
2　1の患者以外の患者に対して行った場合　　　　　　　　　　　　57点
3　特別養護老人ホームに入居している患者に訪問して行った場合　　41点
4　（略）
注1　1及び2については，患者に対して，次に掲げる指導等の全てを行った場合に，処方箋受付1回につき所定点数を算定する。ただし，1の患者であって手帳を持参していないものに対して，次に掲げる指導等の全てを行った場合は，2により算定する。
　　イ〜ホ　（略）

（診療報酬の算定方法の一部を改正する件，令和2年3月5日，厚生労働省告示第57号）

第2章　薬学管理料

表2　薬剤服用歴管理指導料に係る留意事項

区分10　薬剤服用歴管理指導料
2　薬剤服用歴管理指導料「1」及び「2」
（1）　薬剤服用歴管理指導料「1」及び「2」は，保険薬剤師が，患者の薬剤服用歴及び服用中の医薬品等について確認した上で，（2）の「薬剤の服用に関する基本的な説明」及び（3）の「患者への薬剤の服用等に関する必要な指導」の全てを対面により行い，さらに（4）の「薬剤服用歴の記録」を実施した場合に，以下の区分により算定する。
　ア　薬剤服用歴管理指導料「1」
　　3月以内に再度処方箋を持参した患者であって，手帳を持参したもの
　イ　薬剤服用歴管理指導料「2」
　　以下のいずれかに該当する患者
　　（イ）　初めて処方箋を持参した患者
　　（ロ）　3月を超えて再度処方箋を持参した患者
　　（ハ）　3月以内に再度処方箋を持参した患者であって，手帳を持参していないもの

（診療報酬の算定方法の一部改正に伴う実施上の留意事項について，令和2年3月5日，
保医発0305第1号）

が確認できない患者の場合は，薬剤服用歴管理指導料の「『注1』のただし書」に該当するものとして57点を算定します。

　ご質問のケースは，調剤基本料1の保険薬局でお薬手帳による服薬歴の確認および薬剤情報提供を行っていますので，前述の①（3カ月以内の再来局）または②（3カ月超の再来局）のどちらを適用するのかということですが，薬剤服用歴管理指導料の要件の「3月以内に処方箋を持参した患者」の考え方については，**必ずしも患者の加入保険が同一の場合だけを想定しているわけではありません。**

　したがって，薬剤服用歴管理指導料1（3月以内に処方箋を持参した患者）として43点を算定してください。

薬剤服用歴管理指導料の算定要件として，薬剤情報提供文書により「後発医薬品に関する情報」を患者に提供することになっていますが，この情報は1枚の文書で提供しなければならないのでしょうか。それとも，患者にとってわかりやすい内容になっていれば，別紙でも構わないのでしょうか。

A————————————————————————

薬剤服用歴管理指導料の算定要件の1つである「後発医薬品に関する情報」は，先発医薬品が調剤された患者において，次回以降の処方箋受付の際に後発医薬品への変更を検討してもらうことができるように，それに該当する後発医薬品の名称や価格の情報などを提供するものです。

すでに保険者においては，後発医薬品の使用促進策の一環として，投与されている先発医薬品に該当する後発医薬品の情報を通知するなど，加入者に対して理解を求めているケースもあります。しかし，保険者による通知だけではタイムラグが生じてしまうという問題や，専門家から勧められることが効果的であるという調査結果が得られた点などを踏まえて，平成24年4月からは保険薬局においても同様の情報提供を行っていくことになっています。

患者への情報提供にあたっては，薬剤情報提供文書を活用して必要な情報を追記することを想定していますが，**必ずしも同一の用紙にすべての情報を収めなければならないというわけではありません。患者にとってわかりやすい内容になっていれば，別紙による情報提供の方法であっても特段問題はありません。**

薬剤服用歴管理指導料の算定要件である「後発医薬品に関する情報」について，調剤した医薬品が先発医薬品に該当しない場合には，どのような内容を提供すればよいのでしょうか。

A————————————————————————

薬剤服用歴管理指導料の算定要件である「後発医薬品に関する情報」は，調剤した先発医薬品（もしくは，先発医薬品に準じたものを含む。以下，同じ）

第2章　薬学管理料

に対する後発医薬品がある場合に（原則として，調剤した先発医薬品と同一剤形・同一規格の後発医薬品が薬価収載されている場合に限られると解釈して差し支えありません），自局で備蓄している後発医薬品の名称や価格などに関する情報提供を求めているものです。

　しかし，先発医薬品であっても後発医薬品が薬価収載されていない場合や，すでに後発医薬品に切り替わっている場合などは，先発医薬品と後発医薬品を比較することができないため，**調剤した先発医薬品に対する後発医薬品が存在しない（薬価基準に収載されていない）ことや，調剤した医薬品はすでに後発医薬品であることなどを「後発医薬品に関する情報」として提供してください**（**表**）。

　また，「後発医薬品に関する情報」に関しては，「可能であれば一般的名称も

表　**「後発医薬品に関する情報」について**

	調剤した医薬品	情報提供すべき主な内容
①	「先発医薬品」（もしくは「先発医薬品に準じたもの」）であり，それに対する同一剤形・同一規格の後発医薬品が薬価収載されている	・後発医薬品が薬価収載されていること ・該当する後発医薬品のうち，自局で備蓄している後発医薬品の名称と価格に関する情報（ただし，いずれの後発医薬品も備蓄していない場合には，後発医薬品の備蓄がない旨でも可）
②	「先発医薬品」であるが，それに対する同一剤形・同一規格の後発医薬品は薬価収載されていない	・先発医薬品であるが，後発医薬品は存在しないこと 注）含量規格が異なる後発医薬品または類似する別剤形の後発医薬品がある場合に，その情報を提供することは差し支えない
③	「後発医薬品」である	・後発医薬品であること 注）ほかに該当する後発医薬品がある場合に，その情報を提供することは差し支えない
④	いずれにも該当しない	・漢方製剤（または生薬）であり，後発医薬品は存在しないこと ・長年にわたり使用されている医薬品であること　　など

※「後発医薬品に関する情報」の提供にあたっては，「可能であれば一般的名称も併せて記載することが望ましい」とされていることにも留意が必要。
※医薬品は「先発医薬品」，「後発医薬品」，「その他医薬品」に分類される。現在は，先発医薬品と後発医薬品は区別して薬事承認されているが，「その他医薬品」とは，このような区別がない頃に薬事承認された医薬品をいう。
※「先発医薬品に準じたもの」とは，「先発医薬品」ではなく「その他医薬品」に分類され，昭和42年以前に承認・薬価収載された医薬品のうち，価格差のある後発医薬品があるものをいう。

併せて記載することが望ましい」とされています。

　なお，医薬品の品名別の分類（先発医薬品／後発医薬品の別など）については，厚生労働省より「使用薬剤の薬価（薬価基準）に収載されている医薬品について」が公表されています。当該情報は適宜更新されますが，厚生労働省ホームページからも入手可能ですので，必要に応じて参考とされるようお願いします。

お薬手帳には，調剤した薬剤に関する情報のみ記載すれば大丈夫ですか。調剤した薬剤以外の併用薬，すなわち要指導医薬品や一般用医薬品などに関する情報も記録しておくべきでしょうか。また，手帳の中には，薬剤に関すること以外の情報が記録されていても構わないですか。

　お薬手帳には，調剤した薬剤に関する情報に限らず，**要指導医薬品や一般用医薬品などを含めた併用薬に関する情報も記録されていることが大事です**。また，医療機関での検査値などの情報が記載されていても差し支えありません。

　薬剤服用歴管理指導料の算定要件の中で，薬剤情報提供の際に使用する手帳については，①経時的に薬剤の記録が記入でき，かつ，②所定の事項を記録する欄がある「薬剤の記録用の手帳」とされています（表1）。しかし，お薬手帳とは，患者が所有し，そして患者自身に活用してもらうためのツールであり，薬剤師や医師などの医療提供者が確認・記載するためだけのものではありません。

　また，患者によっては，調剤した薬剤だけでなく，要指導医薬品や一般用医薬品などを薬局やドラッグストアで購入して使用することもあるでしょう。調剤を受けた薬局において要指導医薬品などを購入した場合には，その薬局の薬剤師がお薬手帳にその医薬品の名称や購入日などの情報を記載すればよいのですが，必ずしも調剤を受けた薬局で購入するとは限りません。そのような場合には，**患者自身で購入した医薬品名称や日付などを記載してもらうよう，普段から患者にアドバイスしておくことが大事**です。そして，薬剤師が，調剤した薬剤以外の併用薬などに関する情報を把握した場合には，薬歴にも忘れずに記

第2章　薬学管理料

表1　薬剤情報提供に用いる手帳の要件

区分10　薬剤服用歴管理指導料
2　薬剤服用歴管理指導料「1」及び「2」
（5）　指導等に係る留意点
ア，イ　（略）
ウ　手帳
（イ）　「手帳」とは，経時的に薬剤の記録が記入でき，かつ次の①から④までに掲げる事項を記録する欄がある薬剤の記録用の手帳をいう。
① 患者の氏名，生年月日，連絡先等患者に関する記録
② 患者のアレルギー歴，副作用歴等薬物療法の基礎となる記録
③ 患者の主な既往歴等疾患に関する記録
④ 患者が日常的に利用する保険薬局の名称，保険薬局又は保険薬剤師の連絡先等
　①から③までの手帳の欄については，保険薬局において適切に記載されていることを確認するとともに，記載されていない場合には，患者に聴取の上記入するか，患者本人による記入を指導するなどして，手帳が有効に活用されるよう努める。④については，当該保険薬局と他の保険薬局又は保険医療機関等の間で円滑に連携が行えるよう，患者が日常的に利用する保険薬局があれば，その名称及び保険薬局又は保険薬剤師の連絡先等を手帳に記載するよう患者に促すこと。なお，④の患者が日常的に利用する保険薬局の名称等については，令和3年3月31日までの間は適用しない。

（診療報酬の算定方法の一部改正に伴う実施上の留意事項について，令和2年3月5日，保医発0305第1号）

表2　薬歴への記載事項

区分10　薬剤服用歴管理指導料
2　薬剤服用歴管理指導料「1」及び「2」
（4）　薬剤服用歴の記録
　薬剤服用歴は同一患者についての全ての記録が必要に応じ直ちに参照できるよう患者ごとに保存及び管理するものであり，次の事項等を記載し，最終記入日から起算して3年間保存すること。なお，薬剤服用歴への記載は指導後速やかに完了させること。
ア～エ　（略）
オ　併用薬（要指導医薬品，一般用医薬品，医薬部外品及び健康食品を含む。）等の状況及び服用薬と相互作用が認められる飲食物の摂取状況
カ～サ　（略）

（診療報酬の算定方法の一部改正に伴う実施上の留意事項について，令和2年3月5日，保医発0305第1号）

載しておくことが必要です（**表2**）。

さらに最近では，医療機関で受けた検査値などの情報がお薬手帳に記載されることも増えてきました。また，薬剤を使用する際に気になることや疑問などが生じた場合には，その都度忘れずに，患者自身でその内容を手帳に記載しておいてもらうことも重要です。

お薬手帳は，「患者⇔薬剤師」もしくは「患者⇔医師」，そして「薬剤師⇔医師」といった，患者を含めた関係者間での簡便かつ有効な連携ツールの1つです。患者がより安心して薬剤を使用することができるよう，お薬手帳の積極的かつ有効な活用が求められます。

重複投薬・相互作用等防止加算

重複投薬・相互作用等防止加算は，複数の異なる保険医療機関で処方箋を交付された患者でないと算定の対象とならないのでしょうか。また，薬剤の入れ替えは処方の変更として認められないのでしょうか。

薬剤服用歴管理指導料の加算点数である重複投薬・相互作用等防止加算は，**複数の異なる保険医療機関で処方箋を交付された患者の場合に限らず，①併用薬との重複投薬（薬理作用が類似する場合を含む），②併用薬，飲食物などとの相互作用，③残薬，④そのほか薬学的観点から必要と認める事項について，処方医に疑義照会を行い，処方変更が行われた場合に算定できます**。院内投薬と院外処方箋による投薬に係るものも対象となります。

また，平成28年3月までは，薬剤の追加や投与期間の延長は処方内容の変更として認められませんでしたが，現在は，薬学的観点に基づく処方変更であれば，追加や延長を問わず算定可能です。

第2章 薬学管理料

Q137

A診療所で発行された下記のような内容の処方箋を受け付けたのですが，その患者さんはすでにB診療所からムコダイン細粒を処方され，C薬局で調剤を受けており，現在服用中であることがわかりました。そこで，A診療所の医師に問い合わせを行った結果，ムコダイン錠は削除されることとなりました。

このように，別の保険薬局で調剤された医薬品との重複投薬の防止でも，重複投薬・相互作用等防止加算は算定できるのでしょうか。

また，このような場合，レセプトにはムコダイン錠を削除したことについてコメントは必要でしょうか。

A診療所の処方箋の内容

PL配合顆粒	3g
メジコン散10%	1g
ムコダイン錠250mg	3錠
1日3回毎食後	4日分

A

重複投薬・相互作用等防止加算は，①併用薬との重複投薬（薬理作用が類似する場合も含む），②併用薬や飲食物などとの相互作用，③残薬，④そのほか薬学的観点から必要と認められる事項について，処方医に対して連絡・確認を行い，処方変更が行われた場合に算定します。**複数の処方箋同士だけでなく，1枚の処方箋であっても算定できます**（表）。

また，レセプト記載にあたっては，特に処方変更の内容を記載することまでは求められていません。したがって，レセプトにはムコダイン錠を削除したこ

表 算定対象となる重複投薬・相互作用等の防止パターン（残薬確認による処方変更の場合を除く）

	主なパターン	説　明
①	処方箋 ↔ 処方箋	ともに同じ保険薬局で処方箋を受付したケース
②	処方箋 ↔ 処方箋	別々の保険薬局で処方箋を受付したケース
③	処方箋 ↔ OTC薬，飲食物など	受付した処方箋が1枚のケース
④	処方箋 ↔ 院内投薬	受付した処方箋が1枚のケース

とについてのコメントは必要ありませんが，わかりにくいと判断される可能性がある場合などは，「摘要」欄を活用することも1つの有効な方法でしょう。

重複投薬・相互作用等防止加算および在宅患者重複投薬・相互作用等防止管理料は，重複投薬や相互作用の防止だけでなく，患者の薬歴に基づいてアレルギー歴や副作用歴について処方医へ疑義照会を行い，処方変更が行われた場合にも算定対象となりますか。また，それ以外のケースはどうでしょう。

A

重複投薬，相互作用，残薬のほか，**「薬学的観点から必要と認める事項」に関する内容も対象となります。**

重複投薬・相互作用等防止加算および在宅患者重複投薬・相互作用等防止管理料は，薬歴または患者・家族などからの情報に基づいて，併用薬との重複投薬や相互作用，残薬などの内容について，処方医へ疑義照会を行い，その結果，処方変更が行われた場合に算定できます。

これら点数の具体的な評価範囲については，①併用薬との重複投薬（薬理作用が類似する場合を含む），②併用薬，飲食物などとの相互作用，③残薬，④そのほか薬学的観点から必要と認める事項——に関する内容と明示されています（）。このうち，④の「薬学的観点から必要と認める事項」に該当する主なケースとしては，例えば過去の副作用やアレルギー歴に係る疑義照会などが挙げられますが，このほかにも算定対象として認められるケースはいくつか考えられます。

処方医による単なる事務的な記載ミスに関する疑義照会は算定対象として想定されていませんが，薬剤師が「薬学的観点から必要」と認めた事項について疑義照会を行い，その結果として処方変更が行われたのであれば，算定対象になり得ると理解して差し支えありません。

第2章 薬学管理料

表　重複投薬・相互作用等防止加算，在宅患者重複投薬・相互作用等防止管理料の対象範囲

> 6　重複投薬・相互作用等防止加算
> （1）　重複投薬・相互作用等防止加算は，薬剤服用歴の記録又は患者及びその家族等からの情報等に基づき，処方医に対して連絡・確認を行い，処方の変更が行われた場合に算定する。ただし，複数の項目に該当した場合であっても，重複して算定することはできない。なお，薬剤服用歴管理指導料を算定していない場合は，当該加算は算定できない。
> （2）　「イ　残薬調整に係るもの以外の場合」は，次に掲げる内容について，処方医に対して連絡・確認を行い，処方の変更が行われた場合に算定する。
> 　ア　併用薬との重複投薬（薬理作用が類似する場合を含む。）
> 　イ　併用薬，飲食物等との相互作用
> 　ウ　そのほか薬学的観点から必要と認める事項

（診療報酬の算定方法の一部改正に伴う実施上の留意事項について，令和2年3月5日，保医発0305第1号）

疑義照会により処方箋の内容に変更が生じると，病院から，変更後の内容を反映した新しい処方箋が発行され，変更前の処方箋と差し替えるよう求められることがあります。その場合でも，薬歴に疑義照会の内容を記録し，レセプトにはその旨のコメントを入れておけば，重複投薬・相互作用等防止加算を算定することはできますか。

　重複投薬・相互作用等防止加算は算定できますが，**保険請求にあたっては，その根拠となる情報が不可欠です。**

　処方箋による調剤の際に薬剤師が行う疑義照会や，それに係る処方医からの回答内容を処方箋および調剤録に記入することは，法令上，明確に義務付けられている行為です（表）。さらに保険調剤においては，患者の薬剤服用歴の記録（薬歴）にも記入しておかなければならないことになっています。

　法令上そのような規定があることから，疑義照会により処方変更が生じても，疑義照会に関する情報が記録されている処方箋を変更後の内容を反映した新たな処方箋と差し替える必要はありませんが，処方箋を交付した保険医療機関の意向や以前の慣例がいまだに残っているような場合には，変更前後の処方

141

表 疑義照会に関する法令根拠

薬剤師法（昭和35年8月10日，法律第146号）

（処方せん中の疑義）

第24条　薬剤師は，処方せん中に疑わしい点があるときは，その処方せんを交付した医師，歯科医師又は獣医師に問い合わせて，その疑わしい点を確かめた後でなければ，これによつて調剤してはならない。

薬剤師法施行規則（昭和36年2月1日，厚生省令第5号）

（処方せんの記入事項）

第15条　法第26条の規定により処方せんに記入しなければならない事項は，調剤済みの旨又は調剤量及び調剤年月日のほか，次のとおりとする。

　1　（略）

　2　法第23条第2項の規定により医師，歯科医師又は獣医師の同意を得て処方せんに記載された医薬品を変更して調剤した場合には，その変更の内容

　3　法第24条の規定により医師，歯科医師又は獣医師に疑わしい点を確かめた場合には，その回答の内容

（調剤録の記入事項）

第16条　法第28条第2項の規定により調剤録に記入しなければならない事項は，次のとおりとする。

　1～8　（略）

　9　前条第2号及び第3号に掲げる事項

箋を差し替えるよう依頼されることがあるようです。

　しかし，変更内容を反映した新たな処方箋と当初の処方箋を差し替えてしまうと，調剤を行った保険薬局において疑義照会を行ったことの情報や記録（証拠）がなくなってしまいますので，保険請求上や法令上の問題が生じる可能性が考えられます。

　保険請求にあたっては，その根拠である処方変更に係る記録が不可欠です。そのためにも処方箋の差し替えは避けるべきですが，やむを得ず処方箋を差し替えなければならないということであれば，薬歴への記録だけでなく，保険請求におけるトラブル防止のためにも，疑義照会に関する情報が記入されている差し替え前の処方箋の写しを保存しておくなどの工夫が必要でしょう。ただし，調剤レセプトを提出する際に，処方箋の差し替えを行った旨のコメントを記入する必要はありません。

第2章 薬学管理料

内服薬が8種類30日分の処方箋の受付時に，患者から残薬があると申し出があり処方医に連絡したところ，5種類について処方日数が変更されました。また，飲み残しが多いので処方医と相談した結果，併せて一包化も行うことになりました。処方医から今回の調整内容を文書により別途提供してほしいとの依頼があったので，トレーシングレポートとして処方変更内容とともに患者の服薬状況に関する情報を提供しましたが，この場合，重複投薬・相互作用等防止加算と服薬情報等提供料を合わせて算定することはできますか。

A

算定できます。

重複投薬・相互作用等防止加算は，薬剤服用歴管理指導料の加算の1つで，併用薬との重複投薬（薬理作用が類似する場合を含む）や併用薬・飲食物等との相互作用などを防止するため，または残薬調整のために，処方医に疑義照会を行い，処方変更が行われた場合に算定します。

また，服薬情報等提供料は，患者の服用薬や服薬状況に関する情報などを把握し，処方医または患者に情報提供することにより，処方設計および服薬の継続・中断の判断の参考とするなど，医師と薬剤師の連携のもとで医薬品の適正使用の推進を目的とするものです。当該点数は大きく2つに整理されており，服薬情報等提供料1は，処方医の求めにより，患者の服薬状況などに関する情報提供を行った場合のほか，患者の服用薬の残薬に関する情報，分割調剤時における服薬期間中の体調の変化などに関する情報，入院前の患者の服用薬に関する情報を提供した場合に算定します。

一方，服薬情報等提供料2は，①患者・家族などの求めに応じ，服薬期間中に緊急安全性情報などの提供や服薬指導を行った場合，②薬剤師が処方医への情報提供の必要性を認め，患者の服薬状況または残薬状況に関する情報提供を行った場合——に算定します。

前述の通り，重複投薬・相互作用等防止加算および服薬情報等提供料には，いずれも残薬にかかる対応は含まれていますが，評価されている内容はそれぞれ異なるものであり，そのため算定要件においても併算定は制限されていません。したがって，残薬調整にかかる処方日数の変更に対して重複投薬・相互作

用等防止加算，患者の服薬状況などに関する処方医への情報提供に対して服薬情報等提供料1を合わせて算定することは可能です。

特定薬剤管理指導加算1

特定薬剤管理指導加算1は，対象となるすべての医薬品について薬学的管理・指導を行うこととされていますが，いつも同じ処方内容の患者の場合，同じような指導内容になってしまいがちです。患者の状況などに応じて，その都度，指導内容に違いがあっても構わないのでしょうか。

A

差し支えありません。

特定薬剤管理指導加算1は，薬剤服用歴管理指導料として行う管理・指導に加えて，「特に安全管理が必要な医薬品」について適切に指導を行ったことを評価する点数です。「特に安全管理が必要な医薬品」に該当するものは，抗悪性腫瘍剤，免疫抑制剤，不整脈用剤，抗てんかん剤，血液凝固阻止剤，ジギタリス製剤，テオフィリン製剤，カリウム製剤，精神神経用剤，糖尿病用剤，膵臓ホルモン剤，抗HIV薬とされています。

対象となる医薬品が複数処方されていた場合，要件では「そのすべてについて必要な薬学的管理及び指導を行う」とされていることを考えると，繰り返し同じ内容の処方箋を受け付けている患者であったとしても，対象となるすべての医薬品について指導を行うことが求められていると解釈すべきでしょう。

しかし，ケースによっては，あまり一度に多くの事項を説明しすぎると，大事なことを正しく理解してもらえないケースもあるのではないでしょうか。**患者の状況や処方内容などに応じて，調剤の都度，指導内容の違いや濃淡はあり得る**と思われますし，またその逆に，あえて同じ内容であったとしても繰り返し説明することが必要なこともあると考えます。

そのようなことから，**算定要件では「これまでの指導内容等も踏まえ」適切な指導を行うよう求めています**（表）。

第2章　薬学管理料

表　特定薬剤管理指導加算1の算定要件

> 区分10　薬剤服用歴管理指導料
> 7　特定薬剤管理指導加算1
> （1）　特定薬剤管理指導加算1は，薬剤服用歴管理指導料を算定するに当たって行った薬剤の管理及び指導等に加えて，患者又はその家族等に当該薬剤が特に安全管理が必要な医薬品である旨を伝え，当該薬剤について<u>これまでの指導内容等も踏まえ</u>適切な指導を行った場合に算定する。（以下，省略）

（診療報酬の算定方法の一部改正に伴う実施上の留意事項について，令和2年3月5日，保医発0305第1号）

特別薬剤管理指導加算1の算定対象の医薬品については，「抗悪性腫瘍剤」や「免疫抑制剤」などと示されており，具体的な品目名ではありません。該当する品目名が確認できる一覧表のようなものはないのでしょうか。

　厚生労働省保険局が管理・提供しているホームページの中で，特定薬剤管理指導加算1の算定対象となる医薬品名の一覧に関する情報が掲載されています。

　特定薬剤管理指導加算1は，薬剤服用歴管理指導料の加算として設けられ，同指導料の算定にあたり実施した薬剤管理・指導などに加えて，患者またはその家族などに当該薬剤が「特に安全管理が必要な医薬品」である旨を伝えるとともに，当該薬剤について適切な指導を行ったことを評価したものです。

　ここでいう「特に安全管理が必要な医薬品」とは，①抗悪性腫瘍剤，②免疫抑制剤，③不整脈用剤，④抗てんかん剤，⑤血液凝固阻止剤（内服薬に限る），⑥ジギタリス製剤，⑦テオフィリン製剤，⑧カリウム製剤（注射薬に限る），⑨精神神経用剤，⑩糖尿病用剤，⑪膵臓ホルモン剤，⑫抗HIV——が対象とされており，それに該当する薬価基準収載名称，すなわち，具体的な医薬品の品目名が示されているわけではありません（**表1**）。

　そのため，実際にどの医薬品が該当するのかわかりにくいといった現場からの指摘があったことなどを踏まえ，厚生労働省は，平成28年度調剤報酬改定の際に合わせて該当医薬品の一覧を作成し，その情報を公表しています。同情

表1　特定薬剤管理指導加算1の算定対象（特に安全管理が必要な医薬品）

区分10　薬剤服用歴管理指導料
7　特定薬剤管理指導加算1
(1) 特定薬剤管理指導加算1は，薬剤服用歴管理指導料を算定するに当たって行った
薬剤の管理及び指導等に加えて，患者又はその家族等に当該薬剤が**特に安全管理が
必要な医薬品**である旨を伝え，当該薬剤についてこれまでの指導内容等も踏まえ適
切な指導を行った場合に算定する。〈以下，略〉
(2) 特に安全管理が必要な医薬品とは，**抗悪性腫瘍剤，免疫抑制剤，不整脈用剤，抗
てんかん剤，血液凝固阻止剤（内服薬に限る。），ジギタリス製剤，テオフィリン製
剤，カリウム製剤（注射薬に限る。），精神神経用剤，糖尿病用剤，膵臓ホルモン剤
及び抗HIV薬**をいう。なお，具体的な対象薬剤については，その一覧を厚生労働省
のホームページに掲載している。
(3)，(4)〈略〉

〔診療報酬の算定方法の一部改正に伴う実施上の留意事項について（別添3），令和2年3月5日，
保医発0305第1号〕

表2　特定薬剤管理指導加算1の対象薬剤の一覧（イメージ）

医薬品コード	漢字名称	カナ名称	剤形	薬価基準コード	基本漢字名称	算定対象となる薬剤*
:	:	:	:	:	:	:
611120015	ダルメートカプセル15 15mg	(略)	内	1124002M2022	(略)	
620003589	ネルボン散1%	(略)	内	1124003B1070	(略)	○
620004589	ベンザリン細粒1%	(略)	内	1124003C1092	(略)	○
:	:	:	:	:	:	:

＊医薬品マスターをもとに，加算の対象となる薬剤に○印（一部効能により対象となる場合も含む）
注「診療報酬情報提供サービス」（厚生労働省保険局が運用）の薬剤分類情報閲覧システムにおいて，
「特定薬剤管理指導加算等の算定対象となる薬剤一覧」として掲載（http://www.iryohoken.go.jp/
shinryohoshu/）

報は，厚生労働省保険局が運用するホームページに掲載されています（**表2**）。
　ただし，その一覧において，特定薬剤管理指導加算の算定対象の医薬品に該
当すると整理されていても，効能について複数の適用を有する医薬品である場
合には，前述の①〜⑫のいずれかの目的で処方され，かつ，調剤したうえで
「特に安全管理が必要な医薬品」として必要な指導などを実施した場合に限り，
同加算を算定することができますので，注意が必要です（**表3**）。

第2章 薬学管理料

表3 複数の効能を有する医薬品の算定

【特定薬剤管理指導加算1】
(問32) 薬効分類上の「腫瘍用薬」,「不整脈用剤」,「抗てんかん剤」に該当するが他の効能も有する薬剤については,それぞれ,「悪性腫瘍」,「不整脈」,「てんかん」の目的で処方され,必要な指導等を実施した場合に限り算定可能と理解してよいか。
(答) 貴見のとおり。
なお,対象薬剤の一覧については,厚生労働省のホームページ（http://www.iryohoken.go.jp/shinryohoshu/）に掲載している。

〔疑義解釈資料の送付について（その1）別添4,平成28年3月31日事務連絡,厚生労働省保険局医療課,令和2年改定を踏まえ一部改変〕

乳幼児服薬指導加算

患者が6歳未満の乳幼児の場合に,お薬手帳を忘れたために薬剤服用歴管理指導料として57点を算定したのですが,お薬手帳に貼付するシール等を交付すれば乳幼児服薬指導加算は算定できるのでしょうか。

算定できます。

　薬剤服用歴管理指導料の加算の1つである乳幼児服薬指導加算は,6歳未満の乳幼児の患者を対象として,「体重,適切な剤形その他必要な事項等の確認を行ったうえで,患者の家族等に対して適切な服薬方法,誤飲防止等の必要な服薬指導を行った場合」に算定します。
　そして,その際の「確認内容および指導の要点」については,患者ごとに作成した薬剤服用歴の記録（薬歴）のほか,患者のお薬手帳にも記載することになっています（表）。
　お薬手帳による情報提供を行わなかった患者については薬剤服用歴管理指導料として57点を算定しますが,**患者の家族等に「必要な服薬指導」を行い,薬歴に「確認内容や指導の要点」を記載するとともに,お薬手帳に貼付するためのシールなどを交付した場合には,乳幼児服薬指導加算を算定することが認められています。**

表 乳幼児服薬指導加算

区分10　薬剤服用歴管理指導料 9　乳幼児服薬指導加算 （1）　乳幼児服薬指導加算は，乳幼児に係る処方箋の受付の際に，体重，適切な剤形その他必要な事項等の確認を行った上で，患者の家族等に対して適切な服薬方法，誤飲防止等の必要な服薬指導を行った場合に算定する。 （2）　乳幼児服薬指導加算を算定した処方箋中の薬剤の服用期間中に，患者の家族等から電話等により当該処方薬剤に係る問い合わせがあった場合には，適切な対応及び指導等を行うこと。 （3）　（1）における確認内容及び指導の要点について，<u>薬剤服用歴の記録及び手帳に記載</u>する。

（診療報酬の算定方法の一部改正に伴う実施上の留意事項について，令和2年3月5日，保医発0305第1号）

ただし，シールなどを交付した患者が次回以降にお薬手帳を持参した場合は，該当シールなどが貼付されていることを確認してください。

乳幼児服薬指導加算は，内服薬以外でも算定できますか。また，医薬品の内容や種類などによって算定の可否に違いはあるのでしょうか。

内服薬以外の剤形についても算定は可能です。また，医薬品の内容や種類の違いによって算定の可否を判断するものではありません。

乳幼児服薬指導加算は，薬剤服用歴管理指導料の加算項目として設けられているもので，6歳未満の乳幼児患者に係る調剤の際に，患者または家族などに対し，当該薬剤の適切な服薬（使用）方法や誤飲防止などについて必要な指導を行った場合に算定します（**表1, 2**）。またさらに，患者または家族からの当該薬剤の使用方法などに関する問い合わせに対して，適切に対応および指導を行うことも要件の1つです（表2）。

項目の名称に「服薬」とあることから，乳幼児服薬指導加算は内服薬に限定した点数と誤解されるかもしれませんが，対象となる剤形を限定した評価ではありませんので，内服薬以外についても算定可能です。

148

第2章　薬学管理料

表1　乳幼児服薬指導加算（点数表）

区分10　薬剤服用歴管理指導料
注8　6歳未満の乳幼児に係る調剤に際して必要な情報等を直接患者又はその家族等に
　　　確認した上で，患者又はその家族等に対し，服用に関して必要な指導を行い，か
　　　つ，当該指導の内容等を手帳に記載した場合には，乳幼児服薬指導加算として，
　　　12点を所定点数に加算する。

（診療報酬の算定方法の一部を改正する件，令和2年3月5日，厚生労働省告示第57号）

表2　乳幼児服薬指導加算（通知）

区分10　薬剤服用歴管理指導料
9　乳幼児服薬指導加算
　（1）　乳幼児服薬指導加算は，乳幼児に係る処方箋の受付の際に，体重，適切な剤形
　　　その他必要な事項等の確認を行った上で，患者の家族等に対して適切な服薬方法，
　　　誤飲防止等の必要な服薬指導を行った場合に算定する。
　（2）　乳幼児服薬指導加算を算定した処方箋中の薬剤の服用期間中に，患者の家族等
　　　から電話等により当該処方薬剤に係る問い合わせがあった場合には，適切な対応
　　　及び指導等を行うこと。
　（3）　（1）における確認内容及び指導の要点について，薬剤服用歴の記録及び手帳に
　　　記載する。

（診療報酬の算定方法の一部改正に伴う実施上の留意事項について，令和2年3月5日，
保医発0305第1号）

　また，薬剤や患者によって指導内容は異なると思いますが，乳幼児服薬指導
加算は**指導内容の濃淡などで算定の可否を判断するものではありません。**患者
の体重，適切な剤形その他必要な事項などを確認したうえで，適切な服薬方法
や誤飲防止などに関する指導を行うとともに，その内容や要点を薬歴およびお
薬手帳に記載することで算定できます。

149

かかりつけ薬剤師指導料，かかりつけ薬剤師包括管理料

令和2年度改定による変更点

 かかりつけ薬剤師指導料は，どのように変更されたのですか。

対物業務から対人業務への構造的転換を進める観点から，かかりつけ薬剤師指導料・かかりつけ薬剤師包括管理料に係る要件の充実などと併せて，所定点数の引き上げが行われました（**表**）。

1. かかりつけ薬剤師指導料，かかりつけ薬剤師包括管理料

対物業務から対人業務への構造的転換を進めるため，対人業務に係る評価の充実として，**患者のプライバシーへ配慮**することのほか，薬剤服用歴管理指導料の見直しと同様，保険薬局と保険医療機関の円滑な連携を推進するため，**お薬手帳を活用した残薬状況に関する情報提供**を行うことが要件として追加されました。

そのうえで，所定点数については，かかりつけ薬剤師指導料が3点（73点→76点），かかりつけ薬剤師包括管理料が10点（281点→291点），それぞれ引き上げられました。

2. 特別薬剤管理指導加算2

薬剤服用歴管理指導料の見直しと同様，**がん患者に対する保険薬局での薬学管理の評価**として，特別薬剤管理指導加算2が新設されました（これに伴い，従来の特別薬剤管理指導加算は同加算1に名称変更）。

対象となる患者，算定要件や施設基準の内容は，薬剤服用歴管理指導料と同じです。

第2章 薬学管理料

表 かかりつけ薬剤師指導料，かかりつけ薬剤師包括管理料の主な変更点

改定前（令和2年3月31日まで）	改定後（令和2年4月1日から）
かかりつけ薬剤師指導料　　　　　　73点 【加算】 　麻薬管理指導加算　　　　　　　　22点 　重複投薬・相互作用等防止加算 　　　　　　　　残薬調整以外　　40点 　　　　　　　　残薬調整　　　　30点 　特定薬剤管理指導加算　　　　　　10点 　乳幼児服薬指導加算　　　　　　　12点	かかりつけ薬剤師指導料　　　　　　<u>76点</u> 【加算】 　麻薬管理指導加算　　　　　　　　22点 　重複投薬・相互作用等防止加算 　　　　　　　　残薬調整以外　　40点 　　　　　　　　残薬調整　　　　30点 　特定薬剤管理指導加算<u>1</u>　　　　　10点 　<u>特定薬剤管理指導加算2（月1回）　100点</u> 　乳幼児服薬指導加算　　　　　　　12点
かかりつけ薬剤師包括管理料　　　281点	かかりつけ薬剤師包括管理料　　　<u>291点</u>
【主な基準】 ①保険薬剤師として3年以上の薬局勤務 ②当該保険薬局に週32時間以上勤務（育児・介護休業法に定める短時間勤務の場合，週24時間以上かつ週4日以上を含む） ③当該保険薬局に1年以上勤務（在籍）	【主な基準】 ①保険薬剤師として3年以上の薬局勤務 ②当該保険薬局に週32時間以上勤務（育児・介護休業法に定める短時間勤務の場合，週24時間以上かつ週4日以上を含む） ③当該保険薬局に<u>継続して1年</u>以上勤務（在籍） ④<u>患者のプライバシーへの配慮*（パーティションで区切られた独立したカウンターなど）</u> ＊経過措置（令和2年3月31日時点で届出を行っている保険薬局の場合，同10月1日から適用）

かかりつけ薬剤師指導料，かかりつけ薬剤師包括管理料

Q146 かかりつけ薬剤師指導料，かかりつけ薬剤師包括管理料は，どのような点数ですか。

　「かかりつけ薬剤師指導料」および「かかりつけ薬剤師包括管理料」は，患者が選択した保険薬剤師（かかりつけ薬剤師）が，保険医と連携して患者の服薬状況を一元的・継続的に把握したうえで，患者に対して服薬指導などを実施した場合に算定できます（表1）。

　同点数は，施設基準として位置付けられており，算定にあたっては，あらかじめ地方厚生（支）局長あてに届出を行っておくことが必要です。

　かかりつけ薬剤師の人的要件としては，**保険薬剤師として3年以上の薬局勤**

表1　かかりつけ薬剤師指導料，かかりつけ薬剤師包括管理料

（1）かかりつけ薬剤師指導料	76点
①麻薬管理指導加算	22点
②重複投薬・相互作用等防止加算	40点（残薬調整の場合は30点）
③特定薬剤管理指導料1	10点
④特定薬剤管理指導料2	100点
⑤乳幼児服薬指導加算	12点
（2）かかりつけ薬剤師包括管理料	291点

※1　薬剤料，特定保険医療材料料，時間外等加算などは算定可（それ以外は包括評価のため算定不可）
※2　（認知症）地域包括診察料／加算（医科点数）の算定患者が対象

注）上記（1）または（2）を算定した場合は，薬剤服用歴管理指導料は算定不可

表2　かかりつけ薬剤師指導料，かかりつけ薬剤師包括管理料の主な要件

かかりつけ薬剤師指導料	かかりつけ薬剤師包括管理料
（1）患者の同意（署名）	（1）患者の同意（署名）
（2）患者の同意後，次回来局時より算定可	（2）患者の同意後，次回来局時より算定可
（3）当該患者に1人の保険薬剤師のみ算定可	（3）当該患者に1人の保険薬剤師のみ算定可
（4）十分な経験等を有する薬剤師 ①薬剤師として3年以上の薬局勤務経験 ②当該薬局に週32時間以上勤務（育児・介護休業法に定める短時間勤務の場合は，週24時間以上かつ週4日以上を含む） ③当該薬局に継続して1年以上在籍（勤務） ④研修認定を取得 ⑤患者のプライバシーへの配慮 ⑥医療に係る地域活動の取り組み	（4）十分な経験等を有する薬剤師 ①薬剤師として3年以上の薬局勤務経験 ②当該薬局に週32時間以上勤務（育児・介護休業法に定める短時間勤務の場合は，週24時間以上かつ週4日以上を含む） ③当該薬局に継続して1年以上在籍（勤務） ④研修認定を取得 ⑤患者のプライバシーへの配慮 ⑥医療に係る地域活動の取り組み
（4）お薬手帳等に，担当薬剤師（かかりつけ薬剤師）の氏名・薬局名称などを記載	（4）お薬手帳等に，担当薬剤師（かかりつけ薬剤師）の氏名・薬局名称などを記載
（5）担当薬剤師以外が服薬指導等を実施した場合は算定不可	（5）担当薬剤師以外が服薬指導等を実施した場合は算定不可
（6）患者が受診している医療機関の情報把握	（6）患者が受診している医療機関の情報把握
（7）調剤後の服薬状況の把握・指導，保険医への情報提供と必要に応じて処方提案	（7）調剤後の服薬状況の把握・指導，保険医への情報提供と必要に応じて処方提案
（8）24時間相談応需体制の確保	（8）24時間相談応需体制の確保
（9）ブラウンバッグ運動の取り組み	（9）ブラウンバッグ運動の取り組み
	↰（1）～（9）までの要件はかかりつけ薬剤師指導料と同じ （10）（認知症）地域包括診療料／加算の算定患者

務経験があり，**当該薬局に週32時間以上勤務（育児・介護休業法に定める短時間勤務の場合は，週24時間以上かつ週4日以上を含む）・1年以上在籍（勤務）**しているほか，**薬剤師認定制度認証機構が認証している研修認定制度等の**

第2章　薬学管理料

表3　薬剤服用歴管理指導料とかかりつけ薬剤師指導料等の相違点

	ケース1	ケース2	ケース3
	「薬剤服用歴管理指導料」を算定	「かかりつけ薬剤師指導料」を算定	「かかりつけ薬剤師包括管理料」を算定
調剤基本料	○	○	かかりつけ薬剤師包括管理料（291点）
調剤料	○	○	
薬学管理料	薬剤服用歴管理指導料（43点／57点）	かかりつけ薬剤師指導料（76点）	
時間外等加算（時間外／休日／深夜）	○	○	○
夜間・休日等加算	○	○	○
在宅患者調剤加算	○	○	○
薬剤料	○	○	○
特定保険医療材料料	○	○	○
対象患者の条件	特になし（※（認知症）地域包括診療料／加算の算定患者であるか否かに関係なく算定可）		地域包括診療料等の算定患者に限る
服薬指導を担当する薬剤師	保険薬剤師	十分な経験等（一定条件あり）を有する保険薬剤師	

研修認定を取得していることなどが条件とされています（**表2**）。

　また，「かかりつけ薬剤師包括管理料」は，医科点数における（認知症）地域包括診療料もしくは同加算の算定患者を対象としています（**表3**）。そして，同点数は調剤基本料や調剤料などを包括した制度設計となっており，すなわち，薬剤料，特定保険医療材料料，時間外加算など以外の点数については併算定することができません。

A薬局で「かかりつけ薬剤師指導料」を算定されている患者が別の日にB薬局で調剤を受けた場合，B薬局における薬学管理料の算定はどうすればよいですか。また，同一患者に対してA薬局とB薬局の双方で「かかりつけ薬剤師指導料」を算定したら，保険請求はどのような取り扱いになるのでしょうか。

A
　B薬局では薬剤服用歴管理指導料を算定することが可能です。また，1人の患者に対して，同一月に複数の保険薬局から「かかりつけ薬剤師指導料」の保険請求が行われた場合は，いずれのレセプトも算定要件を満たしていないと判断されてしまいます。

　かかりつけ薬剤師指導料（かかりつけ薬剤師包括管理料を含む。以下，同じ）は，薬剤服用歴管理指導料として実施する服薬指導だけでなく，患者が選択した「かかりつけ薬剤師」が保険医と連携して患者の服薬状況を一元的・継続的に把握することを評価したものです。

　患者によって「かかりつけ薬剤師」をもつことの必要性や考え方は異なりますので，保険薬局の利用の仕方もさまざまです。しかし，保険調剤という限られた中での評価である以上は一定程度の算定制限を設ける必要があることから，かかりつけ薬剤師指導料の要件としては，1人の患者に対し，1カ所の保険薬局かつ1人の保険薬剤師のみ算定できることとされています（**表1**）。

　かかりつけ薬剤師指導料の重要なポイントは，「保険医と連携した患者の服薬状況の一元的・継続的な把握」であり，その機能を1カ所の保険薬局・1人の保険薬剤師に「かかりつけ」として担ってもらうという考え方です。

　ただし，この趣旨は，患者に対して，かかりつけ薬剤師指導料を算定している保険薬局以外で調剤を受けることを制限するもの，もしくは「かかりつけ」ではない保険薬局を利用しないよう求めているわけではありません。そのため，ご質問のケースのように，すでに別の保険薬局（A薬局）でかかりつけ薬剤師指導料が算定されている患者から調剤の求めがあった場合は，その保険薬局（B薬局）では薬剤服用歴管理指導料を算定できるよう整理されています。

　しかし，「かかりつけ薬剤師」には，仮に担当の患者が「かかりつけ」以外の保険薬局で調剤を受けた場合でも，その患者の服薬状況に関する情報を集約し，

第2章　薬学管理料

表1　かかりつけ薬剤師指導料，かかりつけ薬剤師包括管理料の算定制限

区分13の2　かかりつけ薬剤師指導料
（3）　同意取得は，当該薬局に複数回来局している患者に行うこととし，患者の同意を得た後，次回の処方箋受付時以降に算定できる。なお，1人の患者に対して，1か所の保険薬局における1人の保険薬剤師のみについてかかりつけ薬剤師指導料を算定できるものであり，同一月内は同一の保険薬剤師について算定すること。

区分13の3　かかりつけ薬剤師包括管理料
（4）　かかりつけ薬剤師包括管理料の算定に当たっては，「区分13の2　かかりつけ薬剤師指導料」の（2）から（7）まで，（9）及び（11）を準用する。この場合において，「かかりつけ薬剤師指導料」は「かかりつけ薬剤師包括管理料」と読み替える。

（診療報酬の算定方法の一部改正に伴う実施上の留意事項について，令和2年3月5日，保医発0305第1号）

表2　「かかりつけ」以外の保険薬局で調剤を受けた場合の情報収集

区分13の2　かかりつけ薬剤師指導料
（6）　かかりつけ薬剤師は，担当患者に対して，以下の服薬指導等を行う。
　オ　患者が他の保険薬局等で調剤を受けた場合は，その服用薬等の情報を入手し，薬剤服用歴の記録に記載すること。

（診療報酬の算定方法の一部改正に伴う実施上の留意事項について，令和2年3月5日，保医発0305第1号）

一元的・継続的に把握しておく責務があります。かかりつけ薬剤師指導料の算定要件では，患者がほかの保険薬局などで調剤を受けた場合には「その服用薬等の情報を入手し，薬剤服用歴の記録に記載すること」とされています（**表2**）。

　一方，かかりつけ薬剤師指導料を算定していない保険薬局としても，患者の「かかりつけ薬剤師」の業務に協力することが必要です。「かかりつけ」以外の薬局で実施した調剤などに関する情報を「かかりつけ薬剤師」が的確に把握できるよう，対象患者にはお薬手帳への記載や薬剤情報提供文書の提供だけでなく，それらの情報を「かかりつけ薬剤師」に必ず伝えるよう指導することなどが求められます。

　また，患者もしくはお薬手帳から確認できなかったなどの理由により，1人の患者について同一月に複数の保険薬局（A薬局およびB薬局）でかかりつけ薬剤師指導料が算定されてしまった場合には，最初の算定日が有効（いわゆる早い者勝ち）となるのではなく，いずれも「要件を満たしていない」と判断されることになりますので注意してください。

155

かかりつけ薬剤師指導料の施設基準については，保険薬剤師の勤務時間に関する要件がありますが，非常勤の場合でも届出は可能でしょうか。

A

　可能です。調剤報酬点数の薬学管理料の項目である「かかりつけ薬剤師指導料」および「かかりつけ薬剤師包括管理料」は，厚生労働大臣の定める施設基準に位置付けられているものです（表1）。具体的な要件としては，保険薬剤師としての経験年数のほか，勤務時間，資質向上のための取り組みや医療に係る地域活動への参画の有無などに関する基準が設けられています。このうち，保険薬剤師の勤務時間については「当該保険薬局に週32時間以上勤務している」とされていますが，**雇用形態の違いによって届出の可否を判断するよう求めているわけではありません**（表2）。

　したがって，患者視点での「かかりつけ薬剤師」の責務・役割ということを考慮すれば，一定以上の勤務時間数による基準設定は必要なことですが，当該基準を満たしていれば，常勤・非常勤の違いに関係なく「かかりつけ薬剤師指導料」，「かかりつけ薬剤師包括管理料」の届出・算定は可能です。ただし，地方厚生局へ当該点数に係る届出を行う際には，所定の様式に常勤・非常勤の区分を記載するよう求められていますので，記入漏れのないよう注意してください。

表1　かかりつけ薬剤師指導料・かかりつけ薬剤師包括管理料の届出要件（告示）

第15　調剤 　11　かかりつけ薬剤師指導料又はかかりつけ薬剤師包括管理料の施設基準 　　　当該指導等を行うにつき十分な経験等を有する薬剤師が配置されていること。

（特掲診療料の施設基準等，平成20年厚生労働省告示第63号）

第2章 薬学管理料

表2 かかりつけ薬剤師指導料・かかりつけ薬剤師包括管理料の届出要件（通知）

第100　かかりつけ薬剤師指導料及びかかりつけ薬剤師包括管理料
1　かかりつけ薬剤師指導料及びかかりつけ薬剤師包括管理料に関する施設基準
　　以下の要件を全て満たす保険薬剤師が配置されていること。
（1）以下に掲げる勤務経験等を有していること。
　ア　施設基準の届出時点において，保険薬剤師として3年以上の薬局勤務経験がある。なお，保険医療機関の薬剤師としての勤務経験を1年以上有する場合，1年を上限として保険薬剤師としての勤務経験の期間に含めることができる。
　イ　当該保険薬局に週32時間以上（32時間以上勤務する他の保険薬剤師を届け出た保険薬局において，保険薬剤師について育児休業，介護休業等育児又は家族介護を行う労働者の福祉に関する法律第23条第1項，同条第3項又は同法第24条の規定による措置が講じられ，当該労働者の所定労働時間が短縮された場合にあっては週24時間以上かつ週4日以上である場合を含む。）勤務している。
　ウ　施設基準の届出時点において，当該保険薬局に継続して1年以上在籍している。
（2）薬剤師認定制度認証機構が認証している研修認定制度等の研修認定を取得していること。
（3）医療に係る地域活動の取組に参画していること。
（4）薬学管理等の内容が他の患者に漏れ聞こえる場合があることを踏まえ，患者との会話のやりとりが他の患者に聞こえないようパーテーション等で区切られた独立したカウンターを有するなど，患者のプライバシーに配慮していること。
2　（略）

（特掲診療料の施設基準等及びその届出に関する手続きの取扱いについて，令和2年3月5日，保医発0305第3号）

当薬局で「かかりつけ薬剤師包括管理料」を算定している患者Aは，B病院において地域包括診療料が算定されていますが，同患者から別の保険医療機関（C診療所）で交付された処方箋を受け付けた場合についても，「かかりつけ薬剤師包括管理料」を算定できるのでしょうか。

算定できます。

「かかりつけ薬剤師包括管理料」は，患者が選択したかかりつけ薬剤師が，保険医と連携し，患者の服薬状況を一元的・継続的に把握したうえで，患者に対して服薬指導等を行った場合に算定できます。求められている業務内容は

表 かかりつけ薬剤師包括管理料の対象患者

> 区分13の3　かかりつけ薬剤師包括管理料
> （1）　かかりつけ薬剤師包括管理料は，（2）に該当する患者のかかりつけ薬剤師が，保険医と連携して患者の服薬状況を一元的・継続的に把握した上で患者に対して服薬指導等を行った場合に算定できる。
> （2）　かかりつけ薬剤師包括管理料の対象患者は，診療報酬点数表の「区分番号A001」の地域包括診療加算若しくは認知症地域包括診療加算又は区分番号「B001-2-9」の地域包括診療料若しくは「区分番号B001-2-10」の認知症地域包括診療料を算定している患者とする。なお，これらの患者のかかりつけ薬剤師として「かかりつけ薬剤師指導料」又は「かかりつけ薬剤師包括管理料」を算定する場合には，患者の同意の下で保険薬局においていずれかを算定できる。
> （3）〜（5）　（略）

（診療報酬の算定方法の一部改正に伴う実施上の留意事項について，令和2年3月5日，保医発0305第1号）

「かかりつけ薬剤師指導料」とほぼ同じですが，算定対象については，医科点数表の地域包括診療加算・認知症地域包括診療加算・地域包括診療料・認知症地域包括診療料のいずれかを算定している患者とされています（**表**）。

　ただし，ここでいう地域包括診療料などを「算定している患者」とは，医科点数表の当該点数を算定している保険医療機関で交付された処方箋のみを対象としているわけではありません。この考え方は，かかりつけ薬剤師指導料の算定にあたり，対象とする保険医療機関を限定していないことと同じです。

　したがって，かかりつけ薬剤師包括管理料は，医科点数表の地域包括診療料などを算定している保険医療機関以外の保険医療機関で交付された処方箋についても算定することが可能です。

服薬情報等提供料，服用薬剤調整支援料

令和2年度改定による変更点

服用薬剤調整支援料は，どのように変更されたのですか。

　服用薬剤調整支援料は，保険医療機関と連携した，保険薬局における医薬品の適正使用に係る取り組みの評価として，平成30年改定において設けられたものです（125点）。令和2年度改定では，複数の保険医療機関を受診する患者の重複投薬の解消を推進する観点から，保険薬局において患者の服薬情報を一元的に把握，かつ，重複投薬の有無の確認などを行い，**処方医に重複投薬などの解消に係る提案を行う取り組み**を評価したものとして，服用薬剤調整支援料2（100点）が新設されました（これに伴い，従来の服用薬剤調整支援料は同支援料1に名称変更，**表**）。

　具体的には，複数の保険医療機関から6種類以上の内服薬が処方されていた患者について，服薬中の薬剤に関する一元的把握を行った結果，**重複投薬などがあり，処方医に対して当該重複投薬の状況を情報提供（文書）するとともに，その解消に係る提案を行った場合に算定**します。

　また，算定上限は3月に1回とされており，算定にあたっては，患者もしくはその家族などの求めに応じて実施することが必要です。

表 服用薬剤調整支援料の主な変更点

改定前（令和2年3月31日まで）	改定後（令和2年4月1日から）
服用薬剤調整支援料（月1回） 125点 【主な要件】 ・服用開始から4週間以上経過した6種類以上の内服薬を使用している患者 ・文書により処方医へ減薬を提案した結果，内服薬が2種類以上減少（その状態が4週間以上継続）した場合	服用薬剤調整支援料1（月1回） 125点 【主な要件】 ・服用開始から4週間以上経過した6種類以上の内服薬を使用している患者 ・文書により処方医へ減薬を提案した結果，内服薬が2種類以上減少（その状態が4週間以上継続）した場合
―	新設 服用薬剤調整支援料2（3月に1回） 100点 【主な要件】 ・複数の保険医療機関から合計6種類以上の内服薬が処方されている患者 ・服薬中の薬剤を一元的に把握し，重複投薬などの有無を確認 ・文書により処方医へ重複投薬などの状況を情報提供，かつ，その解消に係る提案を行った場合

服薬情報等提供料1, 2

服薬情報等提供料とは，どのような点数なのでしょうか。

　服薬情報等提供料は，患者の服用薬や服薬状況に関する情報を把握し，その情報を患者・その家族または処方医へ情報提供することで，医師の処方設計および患者の服薬の継続・中断の判断の参考とするなど，**医師と連携した医薬品の適正使用の推進のための情報提供を評価したものです。**

服薬情報等提供料は，処方箋を発行した保険医療機関からの依頼でなければ算定の対象とならないのでしょうか。

 服薬情報等提供料は，現に患者が受診している処方箋発行保険医療機関からの情報提供の求めがあった場合だけに限らず（服薬情報等提供料1），**保険薬局が当該患者の服薬に関する情報提供の必要性を認めた場合や，患者やその家族などから求めがあった場合も算定の対象となります（服薬情報等提供料2）。**

ただし，当該点数を算定するにあたっては，患者の同意を得ることが必要です。

 処方箋に記載されている医薬品のうち，投与期間が15日分以上のものと14日分以下のものが混在している場合に，患者から14日分以下の医薬品について問い合わせがありました。その医薬品について服薬状況を確認し，服薬指導を実施しましたが，患者の同意を得たうえであれば服薬情報等提供料2は算定できますか。

投与期間が14日分以下の医薬品である場合も算定可能です。
平成28年3月まで（長期投薬情報提供料が服薬情報等提供料に統合されるまで）は，投与期間が14日分を超える医薬品の場合のみ対象でしたが，現在は投与日数にかかわらず算定可能です。

Q154 服薬情報等提供料は，保険医療機関に患者の服薬状況などの情報を提供しただけでなく，患者または家族の求めに応じ，患者などに必要な情報提供および服薬指導を行った場合にも算定できますが，患者などへの情報提供・服薬指導に係る算定はどの時点で行うのでしょうか。

A

次回の処方箋受付時に算定します。

　服薬情報等提供料は，服薬期間中における患者への継続的なフォローという観点から，「保険薬局において調剤後も患者の服用薬や服薬状況に関する情報等を把握し，患者若しくはその家族等又は保険医療機関に当該情報を提供することにより，医師の処方設計及び患者の服薬の継続又は中断の判断の参考とする等，保険医療機関と保険薬局の連携の下で医薬品の適正使用を推進すること」を評価するものです。

　具体的には，次の2つのケースについて算定が可能です。

①保険医療機関への情報提供（服薬情報等提供料1・2）

　保険医療機関の求めに応じて，または，保険薬剤師が必要性を認めて，患者・家族などの同意を得たうえで，処方箋発行保険医療機関もしくは現に患者が受診している保険医療機関に対し，患者の服用薬や服薬状況に関する情報を提供した場合

②患者・家族などへの情報提供（服薬情報等提供料2）

　患者や家族などの求めに応じて，処方箋受付時に提供した薬剤情報以外の情報で患者の服薬期間中に新たに知り得た情報（緊急安全性情報，安全性速報，医薬品・医療機器等安全性情報など）を提供したり，服薬期間中に服薬状況の確認および必要な指導を行った場合

　このうち，②の部分については，平成28年3月まで長期投薬情報提供料として評価されてきたもので，調剤報酬点数表の簡素化の一環として，平成28年4月からは服薬情報等提供料に統合されています（これに伴い長期投薬情報提供料は廃止）。

　そのため，基本的には旧・長期投薬情報提供料の考え方が反映されており，②の算定にあたっては，服薬期間中に情報提供しただけでなく「**当該患者の次回の処方箋受付時**に提供した情報に関する患者の状態等の確認及び必要な指導

第2章　薬学管理料

を行った場合に算定できる」とされています。

したがって，患者・家族などに対する情報提供に係る服薬情報等提供料の算定については，次回の処方箋受付時に行うものと理解することができます。

Q155

服薬情報等提供料2のうち，患者や家族からの求めに応じて情報提供した場合，次回の処方箋受付時に算定することになっていますが，この「次回」とは，同一保険医療機関で交付された処方箋の受付時という意味でしょうか。それとも，別の保険医療機関で交付された処方箋の受付時も含まれるのでしょうか。

A

必ずしも同一保険医療機関から交付された処方箋の受付時のみを指しているわけではありません。

服薬情報等提供料は，①処方医から患者の服用薬・服薬状況や患者の状態などに関する情報提供の求めを受けて，当該保険医療機関に対して文書（電子的な方法を含む。以下同じ）を提供した場合，②調剤を担当した保険薬局の薬剤師が，処方医への患者の服用薬・服薬状況などに関する情報提供の必要性を認め，当該保険医療機関に対して文書を提供した場合，③患者・家族などからの求めに応じて，服薬中の医薬品に関する緊急安全性情報などの提供または服薬状況の確認・必要な指導を実施した場合に算定できます（**表**）。

このうち，③のケースについては電話による情報提供・指導も可能としており，患者の状態確認の確実な実施の担保という観点から，算定要件では「当該患者の次回の処方箋受付時に提供した情報に関する患者の状態等の確認及び必要な指導を行った場合に算定できる」とされています。そのため，③の場合の費用徴収のタイミングは，情報提供・指導の実施後に患者が来局する機会となる「次回の処方箋受付時」となります。

ただし，この「次回」とは，必ずしも同一保険医療機関から交付された処方箋の受付時だけを想定しているわけではなく，実際に保険調剤を受けるために来局したことが確認できる機会として「次回の処方箋受付時」とされています。

表　服薬情報等提供料の算定のタイミング

区分15の5　服薬情報等提供料
(3) 服薬情報等提供料2は，以下の場合に算定できる。
　ア　患者又はその家族等の求めがあった場合，患者の同意を得て，次に掲げる情報等の内容について，患者又はその家族等に対して速やかに提供等し，<u>当該情報に関する患者の状態等の確認及び必要な指導を次回以降の来局時に行った場合。</u>
　　(イ)　緊急安全性情報，安全性速報や医薬品・医療機器等安全性情報など，処方箋受付時に提供した薬剤情報以外の情報で患者の服薬期間中に新たに知り得た情報
　　(ロ)　患者の服薬期間中に服薬状況の確認及び必要な指導
　イ　保険薬局の薬剤師が薬剤服用歴に基づき患者の服薬に関する(4)のアからウまでに掲げる情報提供の必要性を認めた場合にその理由とともに，患者の同意を得て，現に患者が受診している保険医療機関に対して，当該患者の服薬状況等について文書等により提供した場合。これには，保険薬局において患者の服用薬の残薬を確認し，処方箋を発行した保険医療機関に対して情報提供を行った場合が含まれる。
(4) 保険医療機関に対する情報提供の内容は次のとおりとする。
　ア　当該患者の服用薬及び服薬状況
　イ　当該患者に対する服薬指導の要点，患者の状態等
　ウ　当該患者が容易に又は継続的に服用できるための技術工夫等の調剤情報

（診療報酬の算定方法の一部改正に伴う実施上の留意事項について，令和2年3月5日，保医発0305第1号）

　もし「次回の処方箋受付時」のタイミングが，服薬情報等提供料の算定対象と異なる別の保険医療機関で交付された処方箋の受付時となったとしても，服薬情報等提供料のみの算定を行っているレセプトを作成して保険請求すれば問題ないでしょう。

服薬情報等提供料2は，「患者もしくはその家族等」の求めに応じて，薬剤師が必要な情報提供や指導を行った場合に算定できますが，この「等」とはケアマネジャーも該当するのでしょうか。

該当します。

第2章　薬学管理料

　服薬情報等提供料2は，①患者もしくはその家族**等**の求めがあった場合，または，②保険薬剤師がその必要性を認めた場合に，当該患者の同意を得たうえで，薬剤が適切に使用されるよう，薬剤師が患者・家族等または保険医療機関へ必要な情報提供・指導を実施した場合に算定します（**表1**）。

　このうち，①の対象者については，患者または家族だけでなく，例えば，その患者の介護に関わっている介護支援専門員（ケアマネジャー）なども該当するものと解釈して差し支えありません（**表2**）。

表1　服薬情報等提供料2

区分15の5　服薬情報等提供料
　1　服薬情報等提供料1　　　　30点
　2　服薬情報等提供料2　　　　20点
注1　（略）
　2　2については，**患者若しくはその家族等**の求めがあった場合又は保険薬剤師がその必要性を認めた場合において，当該患者の同意を得た上で，薬剤の使用が適切に行われるよう，調剤後も患者の服用薬の情報等について把握し，**患者，その家族等**又は保険医療機関へ必要な情報提供，指導等を行った場合に算定する。（以下，略）

　　　　　　　　　（診療報酬の算定方法の一部を改正する件，令和2年3月5日，厚生労働省告示第57号）

表2　服薬情報等提供料2の取り扱いについて

問4　かかりつけ薬剤師指導料や在宅患者訪問薬剤管理指導料等を算定していない患者について，**当該患者の介護にかかわっている介護支援専門員等からの求めに応じ，服薬状況の確認及び必要な指導の内容について提供した場合**に，服薬情報等提供料2を算定して差し支えないか。
（答）患者の同意を得るなどの要件を満たせば，算定して差し支えない。

　　　　　　　　　　　　　〔疑義解釈資料の送付について（その1）別添4，平成30年3月30日事務連絡，
　　　　　　　　　　　　　　　　　　　　　　　　　　　厚生労働省保険局医療課〕

服用薬剤調整支援料1

服用薬剤調整支援料1の対象は，服用開始から4週間以上経過した6種類以上の内服薬を使用している患者とされていますが，対象となる内服薬については，すべて1カ所の保険医療機関で処方されていなければならないのでしょうか。それとも，複数の保険医療機関から処方されていて，それらを合わせて要件を満たしていれば構いませんか。

A

　1カ所の保険医療機関で処方されている場合だけでなく，**複数の保険医療機関から処方されている場合についても，それらを合わせたうえで要件を満たしているか判断することで差し支えありません。**

　服用薬剤調整支援料1は，服用開始から4週間以上経過した6種類以上の内服薬を使用している患者に対して，保険薬剤師が当該患者の服薬アドヒアランスおよび副作用の可能性などを検討したうえで，処方医に減薬の提案を行い，その結果，処方される内服薬が減少した場合に算定できます。もちろん，これらは患者の意向により実施することが前提です。

　対象となる内服薬については，当該保険薬局でそれらを調剤していることが要件として明記されていますが，処方元の保険医療機関数に係る具体的な記述は見当たりません（**表**）。算定にあたっては，あくまでも患者単位で考えた際に所定の要件を満たしているか否かで判断します。したがって，1カ所の保険医療機関で処方されている場合に限らず，複数の保険医療機関から処方され，それらを合わせたうえで要件を満たしている場合でも，それぞれの処方医へ減薬に関する処方提案を行うことなどにより算定対象となり得ます。

　また，当該点数は，医科点数表の薬剤総合評価調整管理料を算定する保険医療機関と連携して，医薬品の適正使用に係る取り組みを調剤報酬において評価するものとして設けられました。そのため，薬剤総合評価調整管理料の算定患者が対象であると誤解されるかもしれませんが，必ずしも保険医療機関において薬剤総合評価調整管理料が算定されている患者であるか否かまでは要件とされていません。

第2章　薬学管理料

表　服用薬剤調整支援料1（留意事項）

区分14の3　服用薬剤調整支援料
（1）服用薬剤調整支援料1
ア　服用薬剤調整支援料1は，内服を開始して4週間以上経過した内服薬6種類以上を保険薬局で調剤している患者に対して，当該保険薬局の保険薬剤師が，当該患者の意向を踏まえ，当該患者の服薬アドヒアランス及び副作用の可能性等を検討した上で，処方医に減薬の提案を行い，その結果，処方される内服薬が減少した場合について評価したものである。
イ　服用薬剤調整支援料1は，当該保険薬局で調剤している当該内服薬の種類数が2種類以上（うち少なくとも1種類は当該保険薬局の保険薬剤師が提案したものとする。）減少し，その状態が4週間以上継続した場合に算定する。
ウ　保険医療機関名及び保険医療機関における調整前後の薬剤の種類数を調剤報酬明細書の摘要欄に記載すること。
エ，オ　（略）
カ　患者の服用する薬剤の副作用の可能性の検討等を行うにあたっては，「高齢者の医薬品適正使用の指針（総論編）」（厚生労働省），「高齢者の医薬品適正使用の指針（各論編（療養環境別））」（厚生労働省），日本老年医学会の関連ガイドライン（高齢者の安全な薬物療法ガイドライン）等を参考にすること。
キ　保険薬剤師は処方医へ提案を行う際に，減薬に係る患者の意向や提案に至るまでに検討した薬学的内容を薬剤服用歴の記録に記載する。また，保険医療機関から提供された処方内容の調整結果に係る情報は，薬剤服用歴の記録に添付する等の方法により記録・保持する。
ク　（略）

（診療報酬の算定方法の一部改正に伴う実施上の留意事項について，令和2年3月5日，保医発0305第1号）

服用薬剤調整支援料1では，処方医に減薬の提案を行うことになっていますが，その手段は口頭でも構わないのでしょうか。それとも文書であることが必要ですか。

文書を用いて提案することが必要です。

服用薬剤調整支援料1の算定にあたっては，患者の意向を踏まえ，患者の服薬アドヒアランスおよび副作用の可能性などを検討したうえで処方医に減薬の提案を行うものであることが，留意事項通知（厚生労働省保険局医療課長）で示されています。同通知では，処方医へ提案する際の手段に関する記述はありませんが，調剤報酬点数表本体（厚生労働大臣告示）において「文書を用いて

表　服用薬剤調整支援料（点数表）

区分14の3　服用薬剤調整支援料
　1　服用薬剤調整支援料1　　　125点
　2　服用薬剤調整支援料2　　〈略〉
　注1　1については，6種類以上の内服薬（特に規定するものを除く。）が処方されて
　　　いたものについて，処方医に対して，保険薬剤師が**文書を用いて提案し**，当該患者
　　　に調剤する内服薬が2種類以上減少した場合に，月1回に限り所定点数を算定す
　　　る。
　2　〈略〉

（診療報酬の算定方法の一部を改正する件，令和2年3月5日，厚生労働省告示第57号）

提案」することと示されています（**表**）。

　特に所定の様式は指定されていませんので，作成する文書は各薬局で工夫す
ることで差し支えありませんが，服薬情報等提供料に係る様式に「処方薬の情
報」や「薬剤に関する提案」などの項目が設けられており，当該様式を活用す
ることも1つの方法でしょう（**図**）。

第2章　薬学管理料

（別紙様式1）

患者の服薬状況等に係る情報提供書

情報提供先保険医療機関名
　　担当医　　　科　　　　　　殿

令和　　年　　月　　日

情報提供元保険薬局の所在地及び名称
　　電　話
　　（FAX）
　　保険薬剤師氏名　　　　　　　　　　印

患者氏名
性別（男・女）　生年月日　明・大・昭・平・令　　年　　月　　日生（　　歳）
住所
電話番号

以下のとおり、情報提供いたします。

情報提供の概要：

1　処方薬の情報 　薬剤名等：
2　併用薬剤等（一般用医薬品、医薬部外品、いわゆる健康食品を含む。）の情報 　薬剤名等：
3　処方薬剤の服用状況（アドヒアランス及び残薬等）に及びそれに対する指導に関する情報
4　患者、家族又は介護者からの情報（副作用のおそれがある症状及び薬剤服用に係る意向等）
5　薬剤に関する提案
6　その他

［記載上の注意］
　　1　必要がある場合には、続紙に記載して添付すること。
　　2　わかりやすく記入すること。
　　3　必要な場合には、手帳又は処方箋等の写しを添付すること。

図　患者の服薬状況等に係る情報提供書

服薬情報等提供料、服用薬剤調整支援料

169

Q159 服用薬剤調整支援料1の対象は，服用開始から4週間以上経過した6種類以上の内服薬を使用している患者ですが，対象の内服薬は，1カ所の保険医療機関で処方されている場合のみですか。それとも，複数の保険医療機関から処方されており，それらを合わせて要件を満たしている場合でも構わないのでしょうか。

A

　1カ所の保険医療機関で処方されている場合だけでなく，**複数の保険医療機関から処方されている場合についても，それらを合わせたうえで要件を満たしているか判断することで差し支えありません。**

　服用薬剤調整支援料1は，服用開始から4週間以上経過した6種類以上の内服薬を使用している患者に対して，保険薬剤師が当該患者の服薬アドヒアランスおよび副作用の可能性などを検討したうえで，処方医に減薬の提案を行い，その結果，処方される内服薬が減少した場合に算定できます。もちろん，これらは患者の意向により実施することが前提です。

　対象の内服薬は，当該保険薬局でそれらを調剤しているが前提です。一方，処方元の保険医療機関の数については，算定要件の中では具体的な記述がないことからわかるように，特に制限は設けられていません（表）。すなわち，何カ所の保険医療機関から処方されているのかということに関係なく，患者単位で見た際に，服用開始から4週間以上経過した6種類以上の内服薬を使用しており，そのうえで，それぞれの処方医へ減薬に関する処方提案を行うことにより算定対象となり得るものです。

　また，当該点数は，医科点数表の薬剤総合評価調整管理料を算定する保険医療機関と連携して，医薬品の適正使用に係る取り組みを調剤報酬において評価するものとして設けられました。そのため，薬剤総合評価調整管理料の算定患者が対象であると誤解されるかもしれませんが，必ずしも保険医療機関で薬剤総合評価調整管理料が算定されている患者でなければならないということではありません。

第2章　薬学管理料

表　服用薬剤調整支援料（留意事項）

区分14の3　服用薬剤調整支援料

（1）服用薬剤調整支援料1

ア　服用薬剤調整支援料1は，内服を開始して4週間以上経過した内服薬6種類以上を保険薬局で調剤している患者に対して，当該保険薬局の保険薬剤師が，当該患者の意向を踏まえ，当該患者の服薬アドヒアランス及び副作用の可能性等を検討した上で，処方医に減薬の提案を行い，その結果，処方される内服薬が減少した場合について評価したものである。

イ　服用薬剤調整支援料1は，当該保険薬局で調剤している当該内服薬の種類数が2種類以上（うち少なくとも1種類は当該保険薬局の保険薬剤師が提案したものとする。）減少し，その状態が4週間以上継続した場合に算定する。

ウ　保険医療機関名及び保険医療機関における調整前後の薬剤の種類数を調剤報酬明細書の摘要欄に記載すること。

エ～カ　〈略〉

キ　保険薬剤師は処方医へ提案を行う際に，減薬に係る患者の意向や提案に至るまでに検討した薬学的内容を薬剤服用歴の記録に記載する。また，保険医療機関から提供された処方内容の調整結果に係る情報は，薬剤服用歴の記録に添付する等の方法により記録・保持する。

ク　〈略〉

（診療報酬の算定方法の一部改正に伴う実施上の留意事項について，令和2年3月5日，保医発0305第1号）

171

外来服薬支援料

外来服薬支援料とはどのようなものですか。

薬剤師による服薬支援の取り組みを一層推進する観点から，自己による服薬管理が困難な外来患者もしくはその家族または保険医療機関の求めに応じて，**その患者が服用している薬剤を整理するとともに，一包化や服薬カレンダーの活用などによる日々の服薬管理の支援を評価する仕組み**として「外来服薬支援料」（185点）が設けられています。

また，患者の来局時に限らず，患者の求めに応じて患家を訪問して実施した場合や，服薬支援・管理の結果を保険医療機関に情報提供した場合も算定できます。

実際の服薬支援にあたっては，患者が服用している薬剤を処方した医師に対して，治療上の必要性や服薬支援の必要性を確認したうえで実施しなければならないほか，薬剤の名称や実施内容，また，その理由などを薬剤服用歴の記録（薬歴）に記載することなどが要件とされています。

外来服薬支援料を算定する場合，調剤基本料，地域支援体制加算，後発医薬品調剤体制加算を一緒に算定することはできますか。

外来服薬支援料を算定する場合，処方箋受付回数は生じません。したがって，**外来服薬支援料と併せて，調剤基本料，地域支援体制加算，後発医薬品調剤体制加算などの点数を算定することはできません。**

第2章 薬学管理料

異なる保険医療機関から交付された処方箋で，ともに一包化の指示があるものについて，患者の希望に応じてこれらを一包化したような場合には，外来服薬支援料を算定することはできますか。また，もし算定できるとしたら，「月○回まで」のような制限はあるのでしょうか。

算定できます。ただし，処方箋受け付けと同時に実施する場合には，処方箋に係る調剤料は内服薬のみを算定してください（一包化加算は算定できません）。

また，算定回数については，平成28年4月より「月1回に限り」とされています。

異なる保険医療機関から交付された複数の処方箋に基づいて調剤された薬剤を一包化するなど服薬支援した場合は，外来服薬支援料を算定できますが，例えば1つの保険医療機関から交付された処方箋の薬剤について，服薬途中で処方医から中止の指示があったため，患者の要望により一包化した調剤済みの薬剤から当該薬剤を取り除いた場合にも，外来服薬支援料を算定することは可能でしょうか。

算定できないものと考えます。

外来服薬支援料は，患者が使用中の薬剤について「一包化や服薬カレンダーの活用等により薬剤を整理し，日々の服薬管理が容易になるよう支援した場合」に算定するものです。留意事項として明記されている内容からは，一包化された調剤済みの薬剤の中から使用中止となった薬剤を取り除くという行為も算定対象として認められるようにも見えます。しかし，同点数で想定している主なケースは「薬剤の一包化による服薬支援」であり，これは「多種類の薬剤が投与されている患者においてしばしば見られる薬剤の飲み忘れ，飲み誤りを防止すること又は心身の特性により錠剤等を直接の被包から取り出して服用す

ることが困難な患者に配慮することを目的」としています。

したがって，一度服薬支援もしくは一包化した薬剤からある薬剤を取り除いたとしても，残念ながら外来服薬支援料として評価されている範囲外，すなわち算定対象として認められないと解釈せざるを得ないでしょう。

患者から，「病院で投薬（院内投薬）された薬の種類が多く，飲み方がわからなくて困ることがあるので，ほかの医療機関で処方された薬と併せて一包化してほしい」と依頼があり，外来服薬支援料を算定しました。患者はその後も同病院に通院していますが，院内での一包化は難しいので，引き続き当薬局で一包化してほしいと依頼されています。このような場合，外来服薬支援料を算定し続けることはできますか。

A
差し支えありません。

外来服薬支援料は，自己による服薬管理が困難な外来患者もしくはその家族などの求めに応じて，その患者が服用している薬剤を整理するとともに，一包化や服薬カレンダーの活用などにより日々の服薬管理について支援することを目的としています。

実施にあたっては，当該薬局で調剤した薬剤のほかに，①ほかの保険薬局で調剤された薬剤，②保険医療機関で院内投薬された薬剤——を服用していないか確認し，「極力これらの薬剤も含めて整理するよう努める」ことが求められています。また，①または②のみについて服薬支援を行った場合でも「算定できる」ことになっています（表）。

第2章　薬学管理料

表　外来服薬支援料の算定要件

区分14の2　外来服薬支援料
(2)　「注1」については，外来服薬支援を行うに当たり，患者が，当該保険薬局で調剤した薬剤以外に他の保険薬局で調剤された薬剤や保険医療機関で院内投薬された薬剤を服用していないか確認し，極力これらの薬剤も含めて一包化や服薬カレンダー等の活用により整理するよう努める。また，実際にこれらの薬剤も含めて服薬支援を行う場合には，重複投薬，相互作用等の有無を確認し，処方医に必要な照会を行い，適切な措置を講じる。なお，患者に対する服薬中の薬剤の確認や処方医への照会等を行った上で，結果として，他の保険薬局で調剤された薬剤又は保険医療機関で院内投薬された薬剤のみについて服薬支援を行うこととなった場合(当該保険薬局で調剤を受けていない患者が持参した，他の保険薬局で調剤された薬剤や保険医療機関で院内投薬された薬剤について服薬支援を行う場合を含む。)でも算定できる。

(診療報酬の算定方法の一部改正に伴う実施上の留意事項について，令和2年3月5日，保医発0305第1号)

外来服薬支援料を算定した場合，薬剤名の記載方法など，レセプトはどのように作成すればよいのでしょうか。

服薬支援を行った対象薬剤の名称は記載する必要はありませんが，外来服薬支援料に係るレセプトは，通常のレセプトとは別に作成する必要があります。

　外来服薬診療および退院時共同指導料については，処方箋に基づいて発生する点数ではないことから，通常のレセプト（処方箋に基づく調剤分に係るレセプト）とは別に，それぞれ単独のレセプトとして作成することとされています。
　また，外来服薬支援料を算定した場合には，服薬支援の対象となった薬剤の名称までレセプトに記載する必要はありませんが，該当要件（「注1」または「注2」）のほか，「服薬管理を実施した年月日」と「保険医療機関の名称」を「摘要」欄に記載します（**表1，2**）

表1　外来服薬支援料の要件

区分14の2　外来服薬支援料　　　　　　　　　　　　　　　　　185点

注1　自己による服薬管理が困難な患者若しくはその家族等又は保険医療機関の求めに
応じて，当該患者が服薬中の薬剤について，当該薬剤を処方した保険医に当該薬剤
の治療上の必要性及び服薬管理に係る支援の必要性を確認した上で，患者の服薬管
理を支援した場合に月1回に限り算定する。

注2　患者若しくはその家族等又は保険医療機関の求めに応じて，患者又はその家族等
が保険薬局に持参した服用薬の整理等の服薬管理を行い，その結果を保険医療機関に
情報提供した場合についても，所定点数を算定できる。

注3　（略）

（診療報酬の算定方法の一部を改正する件，令和2年3月5日，厚生労働省告示57号）

表2　外来服薬支援料に関するレセプト記載

Ⅳ　調剤報酬請求書及び調剤報酬明細書に関する事項
第2　調剤報酬明細書の記載要領（様式第5）
2　調剤報酬明細書に関する事項
　(27)「摘要」欄について
　　イ　その他請求内容について特記する必要があればその事項を記載すること。

別表Ⅰ　調剤報酬明細書の「摘要」欄への記載事項等一覧（レセプト電算処理システム用
コードは省略）

項番	区分	調剤行為名称等	記載事項
5	14の2	外来服薬支援料	外来服薬支援料の「注1」又は「注2」のどちらに該当するかを記載し，服薬管理を実施した年月日，保険医療機関の名称を記載すること。 　なお，保険医療機関の名称については，注1の場合においては，服薬支援量の必要性を確認した保険医療機関の名称を，注2の場合においては情報提供をした保険医療機関名をそれぞれ記入すること。

（診療報酬請求書等の記載要領等について，昭和51年8月7日，保険発第82号）

在宅患者訪問薬剤管理指導料

令和2年度改定による変更点

在宅薬剤管理指導関連の点数は、どのように変更されたのですか。

A

　質の高い在宅医療の確保などの観点から、在宅薬学管理業務について見直しが行われました（表）。

1．在宅患者訪問薬剤管理指導料（在宅患者オンライン服薬指導料）

　医薬品医療機器等改正に伴い、情報通信機器を用いた服薬指導が対面による服薬指導の例外として認められることを踏まえ、**在宅患者に対するオンライン服薬指導の評価**として、在宅患者訪問薬剤管理指導料の中に在宅患者オンライン服薬指導料（57点）が新設されました。月1回に限り算定できます。

　ただし、医科点数表の在宅時医学総合管理料に規定する訪問診療の実施に伴い処方箋が交付された患者が対象であり、また、当該薬局において在宅患者訪問薬剤管理指導料（対面）を月1回のみ算定している患者でなければなりません。

2．在宅患者緊急訪問薬剤管理指導料

　在宅患者緊急訪問薬剤管理指導料については、当該患者に係る計画的な訪問薬剤管理指導の対象疾患の急変などに関して、処方医の求めにより、**緊急に患家を訪問して必要な薬学的管理指導を行ったことを評価**する点数です（500点）。

　しかし、緊急時の訪問薬剤管理指導であっても、当該計画の対象以外の疾患の場合は薬剤服用歴管理指導料しか算定することが認められていませんでした。そのような状況を踏まえ、計画的な訪問薬剤管理指導の対象とはなっていない疾患などに対応するため緊急に患家を訪問し、必要な薬学的管理・指導を

表　在宅薬剤管理指導関連の主な変更点

改定前（令和2年3月31日まで）	改定後（令和2年4月1日から）
在宅患者訪問薬剤管理指導料（原則 月4回） 　①単一建物診療患者　　1人　　　　650点 　②単一建物診療患者　　2～9人　　320点 　③単一建物診療患者　　10人以上　290点 【加算】 　麻薬管理指導加算　　　　　　　　100点 　乳幼児加算　　　　　　　　　　　100点	在宅患者訪問薬剤管理指導料（原則 月4回） 　①単一建物診療患者　　1人　　　　650点 　②単一建物診療患者　　2～9人　　320点 　③単一建物診療患者　　10人以上　290点 　在宅患者オンライン服薬指導料（月1回） 　　　　　　　　　　　　　　　　　57点 【加算】 　　麻薬管理指導加算　　　　　　　100点 　　乳幼児加算　　　　　　　　　　100点 ＊在宅患者オンライン服薬指導料の場合，各加 　算および在宅患者重複投薬・相互作用等防止 　管理料は算定不可
在宅患者緊急訪問薬剤管理指導料（月4回） 　　　　　　　　　　　　　　　　　500点 【加算】 　麻薬管理指導加算　　　　　　　　100点 　乳幼児加算　　　　　　　　　　　100点	在宅患者緊急訪問薬剤管理指導料（①②合わせて月4回） 　①計画的な訪問薬剤管理指導に係る疾患の急 　　変　　　　　　　　　　　　　　500点 　②①以外　　　　　　　　　　　　200点 【加算】 　　麻薬管理指導加算　　　　　　　100点 　　乳幼児加算　　　　　　　　　　100点
	新設 経管投薬支援料（初回のみ）　　　　100点 【主な要件】 　・胃瘻もしくは腸瘻による経管投薬・経鼻経 　　管投薬を行っている患者 　・簡易懸濁法による薬剤の使用について必要 　　な支援を行った場合

行った場合における評価として，在宅患者緊急訪問薬剤管理指導料に新たな区分が追加されました（200点）。

3. 経管投薬支援料

　薬局における対人業務の評価の充実という観点から，経管投薬が行われている患者が簡易懸濁法を開始する際に，医師の求めなどに応じて保険薬局が必要な支援を行った場合について新たな評価が設けられました。

　胃瘻もしくは腸瘻による経管投薬・経鼻経管投薬を行っている患者またはその家族などに対し，簡易懸濁法による薬剤の服用に関して必要な支援を行った場合に，初回に限り算定できます（100点）。

第2章　薬学管理料

在宅患者訪問薬剤管理指導料

在宅患者訪問薬剤管理指導料を算定するためには，あらかじめ地方厚生（支）局長に実施する旨を届け出ることが必要とされていますが，届出の基準はどのようなものですか。

特に基準はありません。 保険薬局であり，在宅療養中の患者を訪問し，薬歴管理，服薬指導，服薬支援，薬剤服用状況および薬剤管理状況の確認などの薬学的管理指導を行う意思があれば届け出ることができます。

在宅患者訪問薬剤管理指導の届出の様式はどのようなものですか。

在宅患者訪問薬剤管理指導を行う旨と，開設者の氏名，保険薬局の名称および所在地を地方厚生（支）局長に届け出ることになります。**様式は特に統一されていませんので，地方厚生（支）局またはご所属の薬剤師会にご確認ください。**

在宅患者訪問薬剤管理指導を実施する場合は，処方箋にその指示が記載されていないと在宅患者訪問薬剤管理指導料の算定は認められないのでしょうか。それとも，疑義照会の際に処方医から口頭指示を受けた場合でも構わないのでしょうか。

処方医による**口頭指示でも構いません。** その場合は，処方箋や薬歴に，処方医からの指示内容を記録しておきましょう。

Q170 在宅患者訪問薬剤管理指導料や居宅療養管理指導費の算定は，処方箋に訪問指導の指示が記載されていなくても，「医師の指示に基づき」実施するのであれば，口頭による指示でも認められるとのことですが，処方箋が発行されなくても算定できるということでしょうか。また，もしそうであれば，別の保険薬局で調剤された薬剤や，院内投薬による薬剤を服薬中の患者についても算定できるのでしょうか。

A

「在宅患者訪問薬剤管理指導料」（健康保険）ならびに「居宅療養管理指導費」（介護保険）は，当該保険薬局で調剤した薬剤を服用（使用）している患者について，その服薬期間中を対象として算定するものです。したがって，**処方箋の交付と関係なく算定できるものではありません。**

在宅患者訪問薬剤管理指導料や居宅療養管理指導費の算定要件において「医師の指示に基づき」とされている理由は，処方医による患家での薬剤管理指導の実施の指示が，処方箋の交付時だけでなく，処方箋の受け付け後に薬剤師が訪問薬剤管理指導の必要性を認めた場合や処方医への疑義照会の際など，調剤時に行われることもあるためです。

処方箋に訪問薬剤管理指導の実施の指示が記載されていなかったとしても，調剤時に処方医から口頭指示を受けた場合は，保険薬局でその内容を処方箋や薬歴に記載することになりますので，いつ指示を受けたのかが明確です。すなわち，処方医の指示であれば，処方箋への記載または口頭指示のどちらでも全く問題ありませんが，ここでいう「口頭指示」とは，処方箋の交付とは無関係に算定できるという意味ではありませんので注意してください。現在，調剤報酬において処方箋の交付と関係なく算定できる項目は「外来服薬支援料」と「退院時共同指導料」のみです。

また，別の保険薬局で調剤された薬剤や院内投薬により交付された薬剤のみを対象とした在宅患者訪問薬剤管理指導料または居宅療養管理指導費の算定は，現行ルールでは想定されていません。患者が複数の保険医療機関もしくは診療科にかかっている場合には，当該薬局で調剤した薬剤だけでなく，他の保険薬局で調剤された薬剤や院内投薬により交付された薬剤を服用していることも考えられますが，訪問薬剤管理指導を担当する保険薬局の薬剤師には，その

第2章　薬学管理料

患者が服用しているすべての薬剤を対象とした管理指導が求められます。

A診療所の医師の指示に基づいて在宅薬剤管理指導を実施している患者に対して，別の保険医療機関（B診療所）からも処方箋が交付されました。同一月に当薬局でいずれの処方箋も受け付けた場合，A診療所の処方箋については在宅患者訪問薬剤管理指導料を算定しますが，B診療所の処方箋について薬剤服用歴管理指導料を算定することはできますか。もし算定できるとしても，診療科や処方内容によって算定の可否に違いはあるのでしょうか。

A

A診療所の処方箋について在宅患者訪問薬剤管理指導料または居宅療養管理指導費を算定した場合は，B診療所の処方箋については薬剤服用歴管理指導料を算定します。診療科や処方内容などの違いによって，特に取り扱いが異なることはありません。

在宅患者訪問薬剤管理指導料の算定について，平成20年3月までは「在宅患者訪問薬剤管理指導料を算定した月においては，その他の薬学管理料は算定できない」とされていましたが，平成20年度診療報酬改定において「在宅患者緊急訪問薬剤管理指導料」が設けられたことに伴い，平成20年4月以降の薬剤服用歴管理指導料の併算定に関する取り扱いが整理されています。

具体的には，在宅患者訪問薬剤管理指導料を算定している患者について，①状態が急変したため，計画的な在宅薬剤管理指導とは別に，主治医の急な求めに応じて薬剤師が患家を訪問して薬学的管理・指導を行った場合は「在宅患者緊急訪問薬剤管理指導料」を算定，②緊急訪問の必要性はないが（すなわち，①以外），薬学的管理指導計画に係る疾病と別の疾病または負傷に係る臨時の投薬が行われた場合は「薬剤服用歴管理指導料」，「かかりつけ薬剤師指導料」または「かかりつけ薬剤師包括管理料」を算定することになっています（表）。

しかし，この取り扱いは，対象患者について同一保険医療機関から処方箋が交付されたケースを想定したものであって，在宅薬剤管理指導の指示に係る保険医療機関とは別の保険医療機関から交付された処方箋を調剤した場合まで含

表 在宅患者訪問薬剤管理指導料の併算定について

> 区分15　在宅患者訪問薬剤管理指導料
> 1　在宅患者訪問薬剤管理指導料
> （11）　在宅患者訪問薬剤管理指導料を算定した月においては，薬剤服用歴管理指導料，かかりつけ薬剤師指導料及びかかりつけ薬剤師包括管理料は，<u>当該患者の薬学的管理指導計画に係る疾病と別の疾病又は負傷に係る臨時の処方箋によって調剤を行った場合を除いて算定できない。</u>また，在宅患者訪問薬剤管理指導料を算定した月においては，外来服薬支援料又は服薬情報等提供料は算定できない。

（診療報酬の算定方法の一部改正に伴う実施上の留意事項について，令和2年3月5日，保医発0305第1号）

めて整理したわけではありません。

　すなわち，ご質問のケースのような異なる保険医療機関から処方箋が交付された場合（B診療所の処方箋）には，従来からの取り扱い通り，診療科の違いや処方内容の違いなどに関係なく，薬剤服用歴管理指導料を算定して差し支えありません。

Q172 医師の指示に基づき在宅患者訪問薬剤管理指導を実施する場合，どのような制限があるのですか。どの患者に対しても算定できるのでしょうか。

　在宅患者訪問薬剤管理指導の算定対象となるケースは，**在宅で療養を行っており，通院が困難な患者に限られます。**また，患家の訪問にあたっては，薬剤師が策定した薬学的管理指導計画に基づく指導管理を実施するとともに，その結果を文書により当該指示を行った医師へ情報提供します。以下，特に留意しなければならない事項について説明します。

1．基本的な考え方，対象患者

　在宅患者訪問薬剤管理指導とは，「在宅での療養を行っている患者であって通院が困難なものに対して，（中略）医師の指示に基づき，薬学的管理指導計画を策定し，患家を訪問して，（中略）薬学的管理指導を行い，当該指示を行った医師に対して訪問結果について必要な情報提供を文書で行った場合」に

第2章　薬学管理料

算定するものです。

　したがって，算定対象は，在宅で療養を行っており，通院が困難な患者に限られます。

2．必要な届出

　処方箋受付に先立ち，その保険薬局の開設者は，在宅患者訪問薬剤管理指導を実施する保険薬局として，事前に地方厚生（支）局長へ届出しておくことが必要です。

3．処方医からの指示

　患家への訪問は，処方医の指示により実施します。その指示方法としては，処方箋によるもののほか，電話連絡などの口頭によるものでも構いませんが，文書（処方箋など）による指示でない場合には，その日時や内容を処方箋や薬歴などに記録しておくことが必要です。

4．薬学的管理指導計画の策定

　患家の訪問に先立ち，その保険薬局の薬剤師は，薬学的管理指導計画を策定しておきます。この計画書は，処方医から提供された診療状況に基づくほか，処方医と相談しながら患者の心身の特性および処方薬を踏まえて策定するもので，薬剤の管理方法，処方薬剤の副作用・相互作用などを確認したうえで，①実施すべき指導内容，②患家への訪問回数，③訪問間隔などを記載します。

　なお，特に決められた様式はありませんので，個々の保険薬局で自由に工夫して行うことができます。

5．処方医への情報提供

　患家への訪問後は，その結果を文書により処方医へ（必要に応じて，処方医以外の医療関係職種にも）情報提供します。薬学的管理指導計画と同様，特に決められた様式はありませんので，個々の保険薬局で自由に工夫して行うことができます。

6．患家における管理・指導

　患家の訪問後は，薬歴に次の事項を記載します。

①薬剤服用歴管理指導料の算定要件として求められている記載事項

②訪問実施日，訪問した薬剤師の氏名

③処方医から提供された情報の要点

④薬学的管理指導の内容（薬剤の保管状況，服薬状況，残薬の状況，投薬後の併用薬剤，投薬後の併診，副作用・重複投薬・相互作用の確認，実施し

在宅患者訪問薬剤管理指導料

183

た服薬支援措置など）
⑤処方医へ提供した訪問結果に関する情報の要点
⑥処方医以外の医療関係職種から提供された情報および当該職種に提供した訪問結果に関する情報の要点　など

7．距離制限

在宅で療養を行っている患者への在宅薬剤管理指導は，患者の病状などにより急な対応が求められる場合があるため，在宅患者訪問薬剤管理指導料の算定要件として距離制限が設けられています。

具体的には，医科診療報酬点数表の「往診料」や「在宅患者訪問診療料」の取り扱いに準じて，特殊な事情がある場合を除き「16キロメートル以内」と規定されています。

8．その他

患家への訪問は，処方された医薬品を届けることが目的ではありません。重要なことは，あくまでも患家における薬学的管理指導の実施が目的ですので，誤解のないよう十分注意してください。

また，算定にあたっては，医師もしくは薬剤師の配置が義務付けられている施設に入所している場合や，すでにほかの保険薬局の薬剤師が訪問薬剤管理指導を行っている場合には算定できません。

Q173 在宅患者訪問薬剤管理指導料を算定する場合，患家を訪問する前に薬学的管理指導計画を策定することが必要とされていますが，初回訪問時も「事前」でなければ算定できないのでしょうか。

A ──────────────────────

在宅患者訪問薬剤管理指導の実施にあたり必要な薬学的管理計画は，患家を訪問する前に策定することになっていますが，**初めて実施する場合や急を要する場合などもあることから，算定要件では「原則として」とされています**（表）。

在宅患者訪問薬剤管理指導料の算定要件で求められている薬学的管理計画とは，「処方医から提供された診療状況を示す文書等に基づき，又は必要に応じ，

第2章　薬学管理料

表　在宅患者訪問薬剤管理指導料における「薬学的管理指導計画」について

> 区分15　在宅患者訪問薬剤管理指導料
> 1　在宅患者訪問薬剤管理指導料
> 　(5)　薬学的管理指導計画
> 　ア　「薬学的管理指導計画」は，処方医から提供された診療状況を示す文書等に基づき，又は必要に応じ，処方医と相談するとともに，他の医療関係職種（歯科訪問診療を実施している保険医療機関の保険医である歯科医師等及び訪問看護ステーションの看護師等）との間で情報を共有しながら，患者の心身の特性及び処方薬剤を踏まえ策定されるものであり，薬剤の管理方法，処方薬剤の副作用，相互作用等を確認した上，実施すべき指導の内容，患家への訪問回数，訪問間隔等を記載する。
> 　イ　（略）
> 　ウ　薬学的管理指導計画は，<u>原則として</u>，患家を訪問する前に策定する。
> 　エ，オ　（略）

（診療報酬の算定方法の一部改正に伴う実施上の留意事項について，令和2年3月5日，保医発0305第1号）

処方医と相談するとともに，他の医療関係職種（歯科訪問診療を実施している保険医療機関の保険医である歯科医師等及び訪問看護ステーションの看護師等）との間で情報を共有しながら，患者の心身の特性及び処方薬剤を踏まえ策定されるもの」です。

　同計画には，薬剤の管理方法，処方薬剤の副作用，相互作用などを確認したうえで，実施すべき指導の内容，患家への訪問回数，訪問間隔などを記載することが求められています。基本的には「患家を訪問する前に策定する」ことを想定していますが，初めて訪問指導を実施する場合や急を要するケースもあることから「原則として」とされています。

Q174 在宅患者訪問薬剤管理指導料の算定にあたっては，訪問指導の結果について，処方医あてに文書で情報提供しなければなりませんが，文書による情報提供は訪問指導の都度行わなければならないのでしょうか。

A

　在宅患者訪問薬剤管理指導の結果については，処方医に対し，必要な情報提供を文書で行うこととされていますが，**算定要件においては，必ずしも訪問の**

都度実施しなければならないと明記されているわけではありません。

　在宅患者訪問薬剤管理指導料は，在宅で療養を行っている通院困難な患者に対し，医師の指示に基づいて薬学的管理指導（薬歴管理，服薬指導，服薬支援，薬剤服用状況，薬剤保管状況の確認など）を行った場合に算定するものです。また，算定にあたっては，事前に当該指導を実施する旨を地方厚生（支）局長あてに届け出ておくことはもちろん，薬学的管理指導計画の策定や，訪問指導の結果を文書により医師へ情報提供することが必要です。

　ただし，ここでいう情報提供の頻度については，算定要件において「当該指示を行った医師に対して訪問結果について必要な情報提供を文書で行った場合に算定する」と示されているだけであって，必ずしも「その都度」行わなければならないと明記されているわけではありません。しかし，訪問薬剤管理指導の実施日の間隔や患者の服薬状況などの違いにもよりますが，医師の治療に支障を来さないようにするためには，医師への情報提供は「その都度」もしくは「遅滞なく」実施することが望ましいと考えます。

　したがって，その必要性や重要性をきちんと見極めたうえで，例えば，早急に情報提供が必要であると判断される場合には電話などにより対応し，それ以外の場合には，一定期間ごとにきちんと文書により情報提供するなどの工夫も，1つの方法であると考えられます。

　訪問結果の情報提供にあたっては，報告を受ける側である医師の状況や都合にも配慮することが必要でしょう。薬学的管理指導計画の策定の際に医師と相談するなど，個々の状況に応じて適切に対応することが求められます。

Q175 在宅患者訪問薬剤管理指導料は，特別養護老人ホームの入所者については原則算定できませんが，一定の条件の場合に限り算定できると聞きました。どのような場合に算定できるのでしょうか。

A

　特別養護老人ホームに入所している末期の悪性腫瘍の患者に対して，訪問薬剤管理指導を実施した場合に限り，在宅患者訪問薬剤管理指導料（医療保険）を算定することができます。

在宅患者訪問薬剤管理指導料は，「患者が医師又は薬剤師の配置されている病院，診療所，施設等に入院若しくは入所している場合」および「現に他の保険医療機関又は保険薬局の薬剤師が訪問薬剤管理指導を行っている場合」には算定することができません。特別養護老人ホームには運営基準において医師が配置されていることになっており（非常勤を含む），したがって特別養護老人ホームに入所している患者の場合には，在宅患者訪問薬剤管理指導料を算定することはできません。

　しかし，在宅医療の推進の観点から，平成18年4月から，在宅療養支援診療所の医師による指示であって，かつ末期の悪性腫瘍の患者である場合に限り算定できるよう見直しが図られました。その後さらに，平成20年4月からは，在宅療養支援診療所の医師による指示か否かに関係なく，末期の悪性腫瘍の患者であれば算定できるようになっています。

　また，それ以外の患者である場合には，薬剤服用歴管理指導料3（特別養護老人ホーム入所者に対して行った場合）として43点を算定します。

Q176 在宅患者訪問薬剤管理指導料または居宅療養管理指導費は，1枚の処方箋につき1回しか算定できないのでしょうか。

　算定日の間隔は「6日以上」としなければなりませんが，**その処方箋で交付された薬剤の服用（使用）期間中であれば，1回に限らず算定できます。**

　調剤報酬（医療保険）における「在宅患者訪問薬剤管理指導料」または介護報酬（介護保険）における「居宅療養管理指導費」は，在宅で療養を行っている患者を対象として，患家（居宅）での薬学的管理指導（薬歴管理，服薬指導，薬剤服用状況・薬剤保管状況の確認など）を行った場合に算定するものです。

　在宅患者の状態や医薬品の種類などの違いによって，処方医による薬剤の投与期間はさまざまです。1枚の処方箋で数週間分の薬剤を交付することもあることから，前述の在宅薬剤管理指導に係る評価（在宅患者訪問薬剤管理指導料，居宅療養管理指導費）については，その処方箋で交付された薬剤の使用期間中であれば，1回に限らず算定することが可能です。ただし，算定日の間隔

は「6日以上」(末期の悪性腫瘍の患者および中心静脈栄養法の対象患者である場合は除く)としてください。

在宅薬剤管理指導に係る業務の評価は、処方箋で交付された薬剤を患家に届けるための報酬ではありませんので、1枚の処方箋で1回しか算定できないということではありません。

 単一建物に在宅患者訪問薬剤管理指導料の対象者と居宅療養管理指導費の対象者が混在している場合、調剤報酬または介護報酬の算定にあたっては、それら対象者を合算して考える必要がありますか。それとも、医療と介護の対象者は別々にカウントすることで構わないのでしょうか。

合算しません。

在宅患者訪問薬剤管理指導料(医療保険の調剤報酬)または居宅療養管理指導費(介護保険の介護報酬)については、平成30年4月より、単一建物における患者または利用者の人数に応じて算定区分(単価)が異なるものとして設定されています。

その際、単一建物に在宅患者訪問薬剤管理指導料の対象者と居宅療養管理指導費の対象者が混在していた場合には、それら患者および利用者の人数を合算したうえで該当する算定区分を判断する必要があるか、それとも医療保険と介護保険の対象者数は別々にカウントするのか迷うかもしれません。しかし、調剤報酬における在宅患者訪問薬剤管理指導料の算定要件の内容からわかる通り、単一建物患者の人数の考え方については、あくまでも在宅患者訪問薬剤管理指導料を算定する患者の人数で判断するのであって(表)、介護報酬における居宅療養管理指導費の単一建物居住者の人数を考慮するよう求められているわけではありません。

したがって、**在宅患者訪問薬剤管理指導料の患者と居宅療養管理指導費の利用者が混在していた場合は、それら対象者を合算したものとして取り扱うのではなく、それぞれ別々にカウント**してください。

第2章　薬学管理料

表　在宅患者訪問薬剤管理指導料の単一建物患者の人数について

> 区分15　在宅患者訪問薬剤管理指導料
> 1　在宅患者訪問薬剤管理指導料
> （2）在宅患者訪問薬剤管理指導料は，<u>単一建物診療患者の人数に従い算定する</u>。ここでいう単一建物診療患者の人数とは，当該患者が居住する建築物に居住する者のうち，当該保険薬局が訪問薬剤管理指導料を算定する者の人数をいう。なお，ユニット数が3以下の認知症対応型共同生活介護事業所については，それぞれのユニットにおいて，在宅患者訪問薬剤管理指導料を算定する人数を，単一建物診療患者の人数とみなすことができる。

〔診療報酬の算定方法の一部改正に伴う実施上の留意事項について（別添3），令和2年3月5日，保医発0305第1号〕

分割調剤を行った場合，2回目以降は薬学管理料が算定できないとされていますが，在宅患者訪問薬剤管理指導料も算定できないと考えなければならないのでしょうか。

在宅薬剤管理指導の実施の都度，分割調剤を行った場合であっても，在宅患者訪問薬剤管理指導料（介護保険における居宅療養管理指導料および介護予防居宅療養管理指導料を含む。以下，同じ）を算定することは可能です。

　分割調剤を行った場合の規定については，調剤基本料の取り扱いとして，①薬剤の保存が困難であることなどの理由による場合は「当該調剤においては第2節薬学管理料は算定しない」，②患者が初めて後発医薬品を服用するなどの理由による場合は「当該調剤においては第2節薬学管理料（区分10に掲げる薬剤服用歴管理指導料を除く。）は算定しない」とされています。

　この部分の記載を読む限りでは，分割調剤を行った場合，2回目以降は薬学管理料に区分されている点数の算定を一切認めていないと解釈されるかもしれませんが，この部分の説明は，調剤基本料の算定に伴う取り扱い，すなわち，処方箋の「受付」に連動する点数の算定に関する説明であると理解できます。

　一方，在宅患者訪問薬剤管理指導料は，当該薬局で調剤した薬剤について，その服薬期間中であれば月4回（末期の悪性腫瘍の患者または中心静脈栄養法の対象患者の場合は週2回かつ月8回）を限度に算定することが認められているものですが，薬剤服用歴管理指導料のように「処方箋の受付1回につき」算

189

定する点数ではありませんので,「処方箋の受付」によって算定の可否が影響されるわけではありません。

したがって,在宅薬剤管理指導を実施する都度,分割調剤を行った場合であっても,在宅患者訪問薬剤管理指導料を算定することは問題ありません。

在宅患者訪問薬剤管理指導について質問があります。例えば,処方薬の長期保存の困難性から,28日分の内服薬の処方を7日分ずつ調剤して患家に届ける場合,どのように算定すればよいのでしょうか。

在宅患者訪問薬剤管理指導料については,1回の訪問指導につき所定点数（650点,320点,290点のいずれか）を算定します。 また,通常は月4回を限度に算定しますが,末期の悪性腫瘍の患者および中心静脈栄養法の対象患者に限り,月8回（週2回）まで算定することが認められています。

調剤技術料については,調剤基本料は1回目しか算定できませんが,ご質問のケースは長期投薬（14日分を超える投薬）にかかる分割調剤であることから,2回目以降は5点を算定できます。調剤料（1剤のみの場合）については,1回目（1〜7日分）は28点,2回目（8〜14日分）は27点,3回目（15〜21日分）は9点,4回目（22〜28日分）は13点となります（表）。

表　28日分処方を7日分ずつ分割調剤した場合の調剤報酬点数

点数項目	初回 （1〜7日分）	2回目 （8〜14日分）	3回目 （15〜21日分）	4回目 （22〜28日分）
調剤基本料	所定点数 （42〜9点）	5点	5点	5点
調剤料	28点	27点	9点	13点
在宅患者訪問薬剤管理指導料	650点	650点	650点	650点

注：単一建物患者1人について,1剤のみを調剤したものと仮定。なお,便宜上,調剤加算や薬剤料などは考慮していない

第2章　薬学管理料

調剤報酬の「在宅患者訪問薬剤管理指導料」については，医師が往診している患者以外は算定できないのでしょうか。また，介護報酬の「居宅療養管理指導費」についてはどうでしょうか。

　調剤報酬の「在宅患者訪問薬剤管理指導料」の算定については，その患者が医師の往診を受けているか否かは関係ありません。介護報酬の「居宅療養管理指導費」についても同様です。

　調剤報酬（健康保険法）で規定されている「在宅患者訪問薬剤管理指導料」は，在宅で療養を行っている患者に対し，医師の指示に基づき，薬剤師が患家を訪問して薬学的管理指導を実施した場合に算定するものです。

　算定対象となる患者については，要件として「在宅での療養を行っている患者」とされていることから，医師の往診を受けていることが前提条件であると誤解されているかもしれませんが，同要件では「通院が困難なものに対して」と明記されています（表）。

　このことから，必ずしも医師の往診を受けている患者のみが算定対象ではないということがわかります。また，介護報酬の「居宅療養管理指導費」につい

表　在宅患者訪問薬剤管理指導料

区分15　在宅患者訪問薬剤管理指導料
1　単一建物診療患者が1人の場合　650点
2　単一建物診療患者が2人以上9人以下の場合　320点
3　1及び2以外の場合　290点
注1　あらかじめ在宅患者訪問薬剤管理指導を行う旨を地方厚生局長等に届け出た保険薬局において，在宅で療養を行っている患者であって通院が困難なものに対して，医師の指示に基づき，保険薬剤師が薬学的管理指導計画を策定し，患家を訪問して，薬学的管理及び指導を行った場合に，単一建物診療患者（当該患者が居住する建物に居住する者のうち，当該保険薬局が訪問薬剤管理指導を実施しているものをいう。）の人数に従い，患者1人につき月4回（末期の悪性腫瘍の患者及び中心静脈栄養法の対象患者にあっては，週2回かつ月8回）に限り算定する。この場合において，1から3までを合わせて保険薬剤師1人につき週40回に限り算定できる。
（以下，省略）

（診療報酬の算定方法の一部を改正する件，令和2年3月5日，厚生労働省告示第57号）

ても，要件として「通院が困難な利用者に対して」とされていますので，調剤報酬の場合と考え方は全く同じです。

在宅患者訪問薬剤管理指導料を算定する場合，対象患者の年齢制限はあるのでしょうか。また，居宅療養管理指導費はどうでしょうか。

　在宅薬剤管理（在宅患者訪問薬剤管理指導料，居宅療養管理指導費）の算定対象となる患者については，**年齢制限は設けられていません。ただし，居宅療養管理指導費については，介護保険の適用を受けている患者であることが必要です。**

　在宅患者訪問薬剤管理指導料（および居宅療養管理指導費）は，在宅で療養を行っている通院困難な患者に対して，処方医の指示に基づき，薬剤師が患家を訪問し，薬歴管理・服薬指導・服薬支援・薬剤の服用状況および保管状況の確認など，薬学的管理指導を実施したことを評価するものです。

　対象患者の多くは高齢者であったり，また寝たきり状態，もしくはそれに近い状態のケースが多いかもしれませんが，処方医が薬剤師による訪問薬剤管理指導の必要性を認めて，その実施を指示した場合であれば，算定にあたっての患者の年齢制限は一切設けられていません。

　平成30年4月からは，6歳未満の乳幼児の患者に対し，乳幼児加算（100点）が設けられています。

　ただし，居宅療養管理指導費については，介護保険法の規定に基づく報酬ですので，介護保険の適用（要介護，要支援）を受けている患者であることが必要です。

在宅患者訪問薬剤管理指導料および居宅療養管理指導費の算定対象は，当該薬局で調剤した薬剤に限られるのですか。また，その指示は処方医でなくても構わないのでしょうか。居宅療養管理指導費については，必ずしも調剤した薬局でなくても認められるような話を聞いたのですが，医療保険と介護保険で取り扱いが異なることはありますか。

A

在宅患者訪問薬剤管理指導料および居宅療養管理指導費（介護予防居宅療養管理指導費を含む）は，**その薬剤を調剤した保険薬局の薬剤師が，処方医の指示に基づいて実施するものです。**診療報酬（医療保険）または介護報酬（介護保険）であっても，取り扱いに違いはありません。

在宅患者訪問薬剤管理指導料は，「医師の指示に基づき」実施することとされており，薬局薬剤師または医療機関の薬剤師が行う居宅療養管理指導費（介護予防居宅療養管理指導費を含む。以下，同じ）も同じです。「医師の指示に基づき」という部分だけをみれば，必ずしも「処方医」でないと誤解されるかもしれませんが，ここでいう「医師」とは「処方医」のことを指しており，その処方医が交付した処方箋を調剤した保険薬局の薬剤師が，患家もしくは居宅で在宅薬剤管理指導（在宅患者訪問薬剤管理指導料，居宅療養管理指導費）を実施することを想定しています。

例えば在宅患者訪問薬剤管理指導料および居宅療養管理指導費の算定要件の中で，薬剤服用歴に記録しなければならない内容の1つとして，「処方内容に関する照会の要点等」という項目があります。これは薬局薬剤師が処方医に対して行う疑義照会に関する記録のことであり，調剤を実施した保険薬局でしか把握することができない内容です。

また，介護保険の要介護・要支援の認定を受けている患者の場合は，医療保険よりも介護保険が優先されるため居宅療養管理指導費を算定することになりますが，両保険の給付調整として，同指導費と医療保険の薬剤服用歴管理指導料との併算定は認められていません（当該患者の薬学的管理指導計画に係る疾病・負傷に係る臨時の投薬が行われた場合を除く）。仮に調剤を実施していない保険薬局が居宅療養管理指導費を算定しようとしても，通常は，すでに調剤を担当した保険薬局において薬剤服用歴管理指導料が算定されているでしょう

から，そのようなことになれば，両薬局間において保険請求上のトラブルが生じてしまうことになりかねません。

　以上のような事務的要件からも明らかなように，**在宅患者訪問薬剤管理指導料および居宅療養管理指導費を算定することができる保険薬局は，当該薬局で調剤した薬剤を使用している患者を対象としている場合に限られる**ということがご理解いただけると思います。

退院時に医療機関で院内投薬された薬剤について，退院後の在宅薬剤管理指導を担当する保険薬局の薬剤師が，在宅患者訪問薬剤管理指導料または居宅療養管理指導費を算定することはできるのでしょうか。

できません。

　調剤報酬（医療保険）の在宅患者訪問薬剤管理指導料や介護報酬（介護保険）の薬局薬剤師による居宅療養管理指導費（介護予防居宅療養管理指導費を含む）は，**当該保険薬局で調剤された薬剤を使用する患者に対して実施する在宅薬剤管理指導を評価しているものです**。保険医療機関で院内投薬された薬剤やほかの保険薬局で調剤された薬剤について，それ以外の保険薬局の薬剤師が在宅薬剤管理指導を実施することまでは，基本的に想定していません。

　ただし，在宅薬剤管理指導を実施（すなわち，在宅患者訪問薬剤管理指導料または居宅療養管理指導費を算定）する保険薬局は，1人の患者につき同一月に1施設しか認められていませんので，もし対象となる患者が当該薬局以外で調剤された薬剤を使用していることがわかった場合には，その薬剤まで含めて管理する必要があることは言うまでもありません。

Q184 在宅患者緊急訪問薬剤管理指導料は，計画的な訪問薬剤管理指導とは別に，緊急時における訪問指導を行った場合に算定することとされていますが，かぜをひいた場合などの計画外の対応については，算定できないのでしょうか。

A

　臨時の処方箋による計画外の訪問薬剤管理指導であっても，**緊急性が認められない訪問指導の場合には，在宅患者緊急訪問薬剤管理指導料ではなく薬剤服用歴管理指導料（または，かかりつけ薬剤師指導料もしくはかかりつけ薬剤師包括管理料）を算定します。**

　在宅患者訪問薬剤管理指導料は，保険薬剤師が策定した薬学的管理指導計画に基づいて，患家において薬学的管理計画（薬歴管理，服薬指導，服薬支援，薬剤服用状況，薬剤保管状況の確認など）を行うことを評価したもので，月4回（末期の悪性腫瘍の患者および中心静脈栄養法の対象患者の場合は週2回かつ月8回）を限度に算定することができます。

　しかし，患者の状態の急変などに伴い，処方医（当該患者の在宅医療を担う保険医）の求めに応じて，当初の計画的な訪問指導とは別に，緊急で薬学的管理指導を実施しなければならない場合もあるでしょう。そのような場合には，在宅患者訪問薬剤管理指導料ではなく，在宅患者緊急訪問薬剤管理指導料1（500点）または2（200点）を算定することとされており，月4回を限度として算定可能です（表1）。想定されている主なケースとしては，例えば，麻薬を使用している終末期の患者であって，状態の急変により，緊急で麻薬の追加投与が必要となった場合などがこれに該当します。

　一方，臨時に処方箋が交付された場合であっても，当初の薬学的管理指導計画に係る疾病とは別の疾病・負傷に係る対応であって，必ずしも緊急性が認められないケースがあります。そのような場合には，在宅患者緊急訪問薬剤管理指導料ではなく薬剤服用歴管理指導料（または，かかりつけ薬剤師指導料もしくはかかりつけ薬剤師包括管理料）を算定しなければなりません（表2）。

表1　在宅患者緊急訪問薬剤管理指導料

区分15の2　在宅患者緊急訪問薬剤管理指導料
(1) 在宅患者緊急訪問薬剤管理指導料は，訪問薬剤管理指導を実施している保険薬局の保険薬剤師が，在宅での療養を行っている患者であって通院が困難なものの状態の急変等に伴い，当該患者の在宅療養を担う保険医療機関の保険医の求めにより，当該患者に係る計画的な訪問薬剤管理指導とは別に，緊急に患家を訪問して必要な薬学的管理指導を行い，当該保険医に対して訪問結果について必要な情報提供を文書で行った場合に，在宅患者緊急訪問薬剤管理指導料1及び2を合わせて月4回に限り算定する。
(2) 在宅患者緊急訪問薬剤管理指導料1は，当該患者に係る計画的な訪問薬剤管理指導の対象疾患の急変等に関して，保険医の求めにより，緊急に患家を訪問して必要な薬学的管理指導を行い，訪問結果について当該保険医に必要な情報提供を文書で行った場合に算定する。
(3) 在宅患者緊急訪問薬剤管理指導料2は，当該患者に係る計画的な訪問薬剤管理指導の対象となっていない疾患の急変等に関して，保険医の求めにより，緊急に患家を訪問して必要な薬学的管理指導を行い，訪問結果について当該保険医に必要な情報提供を文書で行った場合に算定する。

（診療報酬の算定方法の制定等に伴う実施上の留意事項について，令和2年3月5日，保医発0305第1号）

表2　薬剤服用歴管理指導料

区分10　薬剤服用歴管理指導料
1　通則
(3)　薬剤服用歴管理指導料は，在宅患者訪問薬剤管理指導料を算定している患者の場合，当該患者の薬学的管理指導計画に係る疾病と別の疾病又は負傷に係る臨時の処方箋によって調剤を行った場合に限り算定できる。

（診療報酬の算定方法の制定等に伴う実施上の留意事項について，令和2年3月5日，保医発0305第1号）

Q185 在宅薬剤管理指導の実施において，在宅基幹薬局に代わって在宅協力薬局が実施することが認められている項目はどれですか。

A

在宅協力薬局による実施（算定）が認められるのは，①在宅患者訪問薬剤管理指導料，②在宅患者緊急訪問薬剤管理指導料，③在宅患者重複投薬・相互作用等管理料，④居宅療養管理指導費，⑤介護予防居宅療養管理指導費に限られ

表　在宅協力薬局について

制度の種類	在宅協力薬局が算定できる点数（単位）	算定できない点数
医療保険	在宅患者訪問薬剤管理指導料 在宅患者緊急訪問薬剤管理指導料 在宅患者重複投薬・相互作用等管理料	在宅患者緊急時等共同指導料 退院時共同指導料
介護保険	居宅療養管理指導費 介護予防居宅療養管理指導費	－

ています（在宅基幹薬局がレセプト請求）。在宅患者緊急時等共同指導料および退院時共同指導料は，対象とされていませんのでご注意ください（表）。

Q186 在宅基幹薬局に代わって在宅協力薬局が在宅薬剤管理指導を実施することができるのは，どのような場合ですか。

　在宅基幹薬局に代わって在宅協力薬局が在宅薬剤管理指導を実施（在宅患者訪問薬剤管理指導料などを算定）することができるのは，**在宅基幹薬局において「緊急その他やむを得ない事由がある場合」に限られています。**

　在宅薬剤管理指導は，1人の患者に対して1つの保険薬局（在宅基幹薬局）が担当することが基本です。したがって，1人の患者に対して，他の保険薬局（在宅協力薬局）による在宅薬剤管理指導が頻繁に実施されることは認められません。何らかの事情により，在宅基幹薬局として対応できない状況になってしまった場合には，患者やその家族などに迷惑をかけないよう，速やかに体制整備について改善を図ることや，他の保険薬局に在宅基幹薬局となってもらうことなどを検討すべきでしょう。

麻薬管理指導加算

内服薬調剤料等に対する麻薬加算のほか，在宅患者訪問薬剤管理指導料にも麻薬管理指導加算が設けられていますが，算定要件を満たしている場合，両方の加算を同時に算定できますか。

算定して差し支えありません。

調剤料の麻薬加算は，内服薬のほか，屯服薬，注射薬，外用薬の調剤において，処方中に麻薬が含まれている場合に算定するものです。一方，在宅患者訪問薬剤管理指導料の麻薬管理指導加算は，麻薬の投薬が行われている患者に対して，麻薬の服用状況，残薬の状況，保管状況を定期的に確認し，残薬の適切な取り扱い方法も含めた保管取り扱い上の注意などに関し必要な指導を行うとともに，麻薬による鎮痛効果や副作用の有無のチェックを行い，処方箋発行医に対して必要な情報提供を行った場合に算定できます。

在宅患者重複投薬・相互作用等防止管理料

在宅患者重複投薬・相互作用等防止管理料は，居宅療養管理指導費または介護予防居宅療養管理指導費と併せて算定することはできますか。

算定できます。

在宅患者重複投薬・相互作用等防止管理料は，調剤報酬（医療保険）の項目に設けられている点数で，①在宅患者訪問薬剤管理指導料（医療保険），または②居宅療養管理指導費もしくは介護予防居宅療養管理指導費（介護保険）——を算定している患者に対し，薬歴などに基づき，重複投薬や相互作用の防止などの目的で処方医へ疑義照会を行い，処方変更が行われた場合に算定でき

第2章　薬学管理料

表　在宅患者重複投薬・相互作用等防止管理料

区分15の6在宅患者重複投薬・相互作用等防止管理料
(1)　在宅患者重複投薬・相互作用等防止管理料は，薬剤服用歴の記録又は患者及びその家族等からの情報等に基づき，処方医に対して連絡・確認を行い，処方の変更が行われた場合に算定する。ただし，複数項目に該当した場合であっても，重複して算定することはできない。
(2)　「イ　残薬調整に係るもの以外の場合」は，次に掲げる内容について，処方医に対して連絡・確認を行い，処方の変更が行われた場合に算定する。
　ア　併用薬との重複投薬（薬理作用が類似する場合を含む。）
　イ　併用薬，飲食物等との相互作用
　ウ　そのほか薬学的観点から必要と認める事項
(3)　「ロ　残薬調整に係るものの場合」は，残薬について，処方医に対して連絡・確認を行い，処方の変更が行われた場合に算定する。
(4)　在宅患者重複投薬・相互作用等防止管理料の対象となる事項について，処方医に連絡・確認を行った内容の要点，変更内容を薬剤服用歴の記録に記載する。
(5)　同時に複数の処方箋を受け付け，複数の処方箋について薬剤を変更した場合であっても，1回に限り算定する。

（診療報酬の算定方法の一部改正に伴う実施上の留意事項について，令和2年3月5日，
保医発0305第1号）

ます（**表**）。

　介護保険が適用される患者に算定できる調剤報酬（医療保険）については，介護調整告示（要介護被保険者等である患者について療養に要する費用の額を算定できる場合の一部を改正する件，平成30年3月30日厚生労働省告示第179号）に基づいて，医療保険と介護保険の給付調整を行います（「医療保険と介護保険の給付調整に関する留意事項及び医療保険と介護保険の相互に関連する事項等について」の一部改正について，平成30年3月30日保医発0330第2号）。

　これによると，介護保険が適用される患者の場合には，介護優先のため，「在宅患者訪問薬剤管理指導料」は算定できないものと整理されていますが，**「在宅患者重複投薬・相互作用等防止管理料」は給付調整の対象とはなっていません。**また，在宅患者重複投薬・相互作用等防止管理料は，在宅患者訪問薬剤管理指導料（居宅療養管理指導費，介護予防居宅療養管理指導費を含む）を算定している患者が対象ですが，同点数の加算として設けられているわけではありません。

　したがって，在宅患者重複投薬・相互作用等防止管理料は，居宅療養管理指

在宅患者訪問薬剤管理指導料

導費もしくは介護予防居宅療養管理指導費と併せて算定することは可能である
ことがわかります。

退院時共同指導料

退院時共同指導料は，入院中に退院後の薬剤の説明を，医師，看護師，薬剤師などが共同で指導を行った場合に算定できるとのことですが，レセプトはどのように作成するのでしょうか。また，処方箋はありませんが，受付回数などはどのようになるのでしょうか。

退院時共同指導料の調剤報酬明細書（レセプト）は，処方箋に基づく調剤分とは別に，**それ単独のレセプトとして作成**します。

調剤報酬点数表のうち，退院時共同指導料と外来服薬支援料は，処方箋に基

表 退院時共同指導料のレセプト作成，受付回数について

> 第2　調剤報酬明細書の記載要領（様式第5）
> 1　調剤報酬明細書の記載要領に関する一般的事項
> 　（3）同一患者につき，同一医療機関の保険医が交付した処方箋に係る調剤分については，一括して1枚の明細書に記載すること。ただし，歯科と歯科以外の診療科の処方箋については，それぞれ別の明細書に記載すること。また，外来服薬支援料及び退院時共同指導料に係る明細書については，処方箋に基づく調剤分に係る明細書とは別とし，それぞれ単独の明細書とすること。
> 2　調剤報酬明細書に関する事項
> 　（16）「受付回数」欄について
> 　　イ　同一の保険医療機関で一連の診療に基づいて同一の患者に交付された処方箋を同一日に受け付けた場合は，複数診療科に係るものであっても枚数にかかわらず受付回数は1回となること。ただし，歯科診療に係る処方箋とそれ以外の処方箋についてはこの限りでない。また，長期投薬又は後発医薬品に係る分割調剤に係る調剤基本料を算定する調剤，医師の指示による分割調剤に係る自局での初回以外の調剤並びに服薬情報等提供，在宅患者訪問薬剤管理指導，在宅患者緊急訪問薬剤管理指導，在宅患者緊急時等共同指導，服用薬剤調整支援，外来服薬支援，退院時共同指導及び経管投薬支援は，受付回数としては計上しないこと。

（診療報酬請求書等の記載要領等について，昭和51年8月7日，保険発第82号）

201

づいて実施・算定されるものではありませんので，それらに係るレセプトについては「それぞれ単独の明細書」として作成したうえで，審査支払機関へ提出することになっています（**表**）。

　また，処方箋に係る点数ではありませんので，受付回数についても「計上しないこと」とされていますので，「0回」として取り扱います。

第 3 章

薬剤料

■薬剤料

薬剤料

平成18年4月以降，これまで一般名で収載されていた医薬品の一部が銘柄ごとに薬価収載されていますが，取り扱い方法が変更されたのですか。また，保険薬局においては，どのように保険請求すればよいのでしょうか。

A

　平成18年度薬価改定において，従来は薬価基準に一般名で収載されていたもののうち，薬価調査の結果から低薬価品に該当しないことが確認できた医薬品（アスピリンや酸化マグネシウムなど）については，銘柄ごとの収載となりました（医薬品名の次に，括弧書きで製薬企業の略称が追加されています）。

　ただし，**当該措置は従来の考え方を変更したわけではありませんので，処方医には，これまでと同じく一般名で処方箋に記載してもらえば構いません。**そして，処方箋を受け付けた保険薬局においては，その一般名に該当する医薬品の中から選択して調剤し，かつ，実際に使用した医薬品の名称（薬価基準収載名）および当該薬価により保険請求します。また，使用した医薬品の銘柄が薬価収載されていなかった（該当する銘柄がなかった）場合には，薬価基準に収載されている一般名称および薬価を適用してください。

イメンドカプセルは，125mgと80mgのカプセル剤のほかに，これらをセットにしたもの（125mg×1カプセルと80mg×2カプセル。1セットで3日分）も収載されていますが，このセットが処方された場合の調剤料や薬剤料はどのように計算すればよいのでしょうか。

A

　処方箋に「イメンドカプセルセット」と処方されていた場合には，**調剤料は3日分（内服薬）とし，薬剤料については「イメンドカプセル125mg」**と

第3章　薬剤料

「イメンドカプセル80mg」の薬価を用いて1日分薬価を計算したうえで薬剤料を算定してください。

　イメンドカプセルは，125mgと80mgのカプセル剤のほかに，これらカプセル剤を組み合わせた「イメンドカプセルセット」（125mg×1カプセル，80mg×2カプセル）という医薬品として薬価収載されています。

　用法・用量としては，1日目に125mg，2日目以降は80mgを1日1回経口投与するものですので，したがって1セットで3日分，すなわち内服薬調剤料は3日分として算定すべきものであることがわかります。

　しかし，薬価基準では，1セット当たりの薬価が設定されてしまっているため，内服薬の所定単位である1日分薬価を算出することができません。ただし，1セット当たりの薬価と3カプセル分（125mg×1カプセルと80mg×2カプセル）の合計薬価が同一となるよう設定されていますので，1日分薬価の計算については，125mgと80mgのカプセル剤の薬価を用いて，1セットに係る薬剤料（3日分）を算定してください。

「ヤーズ配合錠」は1シート（実薬24錠，プラセボ4錠）が薬価収載の単位となっています。保険請求する場合，調剤料はどのように計算するのでしょうか。

調剤料は28日分の内服薬として計算してください。

　「ヤーズ配合錠」は月経困難症を効能・効果とする医薬品で，平成22年9月に薬価収載されました。同製剤は，有効成分を含有する錠剤（実薬錠）が24錠，そして，有効成分を含有しない錠剤（プラセボ錠）が4錠，合計28錠を1シートとするもので，1シート当たりの薬価が設定されています。

　しかし，同製剤は，1日1回1錠の28日分を連続服用する内服薬で，実薬錠かプラセボ錠かに関係なく1シートを1つの医薬品として薬事承認されたものであることから，調剤料は28日分として計算してください。

　すなわち，ヤーズ配合錠については，処方箋に「1シート」として記載されると思いますが，調剤レセプトによる保険請求の際には「1日1回　28日分」として取り扱う（記載する）ことになります。

205

Q193 検査薬は処方箋による投与が認められていないと聞いていますが，受付した処方箋の中に検査薬が記載されていた場合はどうすればよいのでしょうか。

A

　検査用の薬剤（以下，検査薬）の処方箋による支給については，保険請求上，「なじまない」として取り扱われています。しかし，実際に患者が持参した処方箋の中に検査薬が一緒に記載されてしまっていたような場合は，検査薬に係る部分については薬剤料のみ算定せざるを得ないでしょう。

　医科点数表では，検査薬を支給した場合，「処方料」，「調剤料」，「処方箋料」，「調剤技術基本料」，「注射薬」は別に算定できないものとされています（表）。しかし，処方箋による検査薬の支給については，保険請求が認められないだけであって，その行為自体まで禁止されているわけではありません。ただし，調剤報酬点数表においても検査薬の支給に係る技術料の算定は想定されていないことから，処方箋による検査薬の支給はなじまないものとして取り扱われています。

　しかし実際には，治療用の医薬品と一緒に検査薬も処方箋に記載されてしまうことがまれにあるようです。そのような場合，わざわざ患者に医療機関まで戻ってもらうわけにはいきませんので，実際の対応としては，患者に検査薬を支給したうえで，検査薬に係る部分については調剤技術料や薬学管理料は一切算定せず，薬剤料のみ算定することになります。また処方医には，処方箋による検査薬の支給はなじまないものであることを説明し，理解してもらうよう努めてください。

表　検査薬について（医科点数表）

第3部　検査
〈通則〉
2　検査に当たって施用した薬剤の費用は別に算定できるが，第2章第5部投薬の部に掲げる処方料，調剤料，処方箋料及び調剤技術基本料並びに同第6部注射の部に掲げる注射料は，別に算定できない。なお，検査に当たって施用される薬剤（検査用試薬を含む。）は，原則として医薬品として承認されたものであることを要する。

（診療報酬の算定方法の一部改正に伴う実施上の留意事項について，令和2年3月5日，保医発0305第1号）

診療報酬は非課税ですが，薬価には消費税が含まれていると聞きました。本当ですか。

現行の薬価には，消費税相当分が含まれています。

健康保険における診療報酬・調剤報酬は非課税扱いとされていますが，保険薬局または保険医療機関が医薬品卸業者から医薬品を購入する際には消費税が発生します。そのため，薬価基準で定められている薬価には，消費税相当分（現行10％）が含まれています。

薬価基準で定める薬価は，通常，診療報酬改定と併せて2年に1度改定されます。改定にあたっては，厚生労働省医政局経済課が実施する薬価調査により，税抜きの市場実勢価格（卸の医療機関・薬局に対する販売価格の加重平均値）を把握し，その価格に対し，消費税相当分として10％，さらに，流通に係る「薬剤流通の安定のための調整幅」（改定前薬価の2％）を加えたものが新しい薬価となります（図）。

（厚生労働省資料より）

図　既収載医薬品の薬価算定方式

表　消費税表示について

　本年4月から，消費税率が5%から8%に引き上げられました。このことに伴い，当連合会は，消費税の円滑かつ適正な転嫁を図るため，「消費税の円滑かつ適正な転嫁の確保のための消費税の転嫁を阻害する行為の是正に関する特別措置法」第12条の規定に基づき，公正取引委員会に届出をした表示カルテルを10月1日から実施いたします。

　同カルテルは，価格交渉を行う際の価格提示に関するもので，その具体的内容は次のとおりです。
①医療機関又は保険薬局と医療用医薬品の価格交渉を行う際，税抜価格を提示する。
②税抜価格は，薬価から薬価に加算されている消費税相当額を控除した額（以下，「薬価本体価格」という。）との乖離率（本体薬価差）を明らかにした価格とする。
　薬価本体価格の算定方法は，消費税率が8%の場合，
薬価本体価格（包装単位）＝薬価（包装単位）× 100/108
とし，端数は1円未満を四捨五入により処理することといたします。
（以下，略）

（消費税表示カルテルの実施について，平成26年，日本医薬品卸売業連合会）

　これまで，公定価格である薬価に消費税相当分が含まれていることについては，保険薬局や保険医療機関にあまり認識されていなかったようです。そのため，平成26年4月から消費税率が5%から8%に引き上げられたことを踏まえ，最近は，医薬品取引にあたり卸業者から保険薬局などに提示される価格について，従来の税込価格から税抜価格を明記するよう見直しが図られています（**表**）。

第 4 章

その他の関連項目

- ■薬担，療担
- ■自己負担金
- ■領収証，明細書
- ■評価療養，実費徴収など
- ■麻薬
- ■後発医薬品への変更調剤
- ■その他

薬担，療担

保険薬局の指定を受けている場合には，「保険薬局である旨を標示しなければならない」とされています。そのため，当薬局では「保険薬局」という看板を出しているのですが，それ以外に掲示しなければならないことがあると聞きました。具体的には，どのような掲示が必要なのでしょうか。

A

　保険薬局の指定を受けている場合には，保険薬局である旨を標示するほか，**薬剤服用歴管理指導料に関する事項や，調剤報酬点数表に基づき地方厚生（支）局長に届け出た事項などについても掲示する必要があります。**

　健康保険法の規定により保険薬局の指定を受けている場合には，その薬局の見やすい箇所に「保険薬局である旨を標示しなければならない」とされており，健康保険法に基づいて，厚生省令により規定されています（表1）。ただし，保険薬局の場合はこれ以外にも規定があり，「保険薬局及び保険薬剤師療養担当規則」において，「別に厚生労働大臣が定める事項を掲示しなければならない」とされています（表2）。

　具体的には，①薬剤服用歴管理指導料に関する事項，②調剤報酬点数表に基づき地方厚生（支）局長に届け出た事項（現行では，調剤基本料，地域支援体制加算，後発医薬品調剤体制加算，無菌製剤処理加算，在宅患者調剤加算，在宅患者訪問薬剤管理指導，かかりつけ薬剤師指導料・かかりつけ薬剤師包括管理料が該当）などです（表3）。これらは，保険薬局が提供するサービスの内

表1　保険薬局の標示（省令）

（標示） 第7条　保険医療機関又は保険薬局は，その病院若しくは診療所又は薬局の見やすい箇所に，保険医療機関又は<u>保険薬局である旨を標示</u>しなければならない。

（保険医療機関及び保険薬局の指定並びに保険医及び保険薬剤師の登録に関する省令，昭和32年4月30日，厚生省令第13号）

第4章　その他の関連項目

表2　保険薬局の掲示事項（省令）

（掲示）
第2条の4　保険薬局は，その薬局内の見やすい場所に，別に厚生労働大臣が定める事項を掲示しなければならない。

（保険薬局及び保険薬剤師療養担当規則，昭和32年4月30日，厚生省令第16号）

表3　厚生労働大臣が定める掲示事項（告示）

第13　保険薬局及び保険薬剤師療養担当規則（以下「薬担規則」という。）第2条の4及び療担基準第25条の4の保険薬局に係る厚生労働大臣が定める掲示事項
1　調剤報酬点数表の第2節区分番号10に掲げる薬剤服用歴管理指導料に関する事項
2　調剤報酬点数表に基づき地方厚生局長等に届け出た事項に関する事項
3　薬担規則第4条の2第2項及び第4条の2の2第1項並びに療担基準第26条の5第2項及び第26条の5の2第1項に規定する明細書の発行状況に関する事項

（療担規則及び薬担規則並びに療担基準に基づき厚生労働大臣が定める掲示事項等，
平成18年3月6日，厚生労働省告示第107号）

容について，患者に対する十分な情報提供の促進を図る観点から，薬局内の見やすい場所に掲示することが求められています。

　また，前述の省令や告示とは別に，調剤報酬点数の算定上の留意事項の中において，点数表の一覧，開局時間，点数が適用となる曜日・時間帯などを保険薬局の外側もしくは内側に掲示することが求められています。

**　これらの具体的な掲示内容（字句，表現）までは規定されていませんので，患者にとってわかりやすいものとなるよう，それぞれの保険薬局で工夫のうえ，該当する事項について掲示してください。**

　過去の通知であるため字句の表現などは少々古いですが，厚生省（当時）の通知で示された掲示例を紹介しておきますので参考にしてください（**表4**）。

　なお，前述の省令・告示レベルによる掲示事項のほか，いくつか注意しておかなければならないことについても補足しておきます。現在，保険薬局では，①患者の希望に基づく内服薬の一包化（治療上の必要性がない場合に限る），②患者の希望に基づく甘味剤等の添加（治療上の必要性がなく，かつ，治療上問題がない場合に限る），③在宅訪問薬剤管理指導に係る交通費，④薬剤の容器代（ただし，原則として保険薬局から患者へ貸与するものとする），⑤保険

表4　厚生大臣が定める掲示事項の例（通知）

第3　保険薬局に係る厚生大臣の定める掲示事項（平成8年3月厚生省告示第27号）に
　　関する事項
1　保険薬局が提供するサービスの内容について，患者に対する情報の提供の促進を図
　る観点から，保険薬局内の掲示事項として，調剤報酬点数表の薬剤服用歴管理指導料
　に関する事項及び同表に基づく届出事項に関する事項を定めたこと。
2　具体的には，薬剤服用歴管理指導料に関する事項並びに基準調剤加算の届出，無菌
　製剤処理加算の届出及び在宅訪問薬剤管理指導料に係る届出等に使用した届出書の内
　容のうち，届出を行ったことにより患者が受けられるサービスの内容等を保険薬局内
　の見やすい場所に分かりやすく掲示するものであること。
3　保険薬局の外側の見やすい場所に，開局時間及び休業日並びに時間外，休日，深夜
　における調剤応需体制に関する事項等についても掲示することが望ましいこと。
4　保険調剤に関して，ここで定められた以外の事項について誤解を招くような表現の
　掲示を行ったり，誇大な広告・宣伝を行ってはならないものであること。
　　なお，以下に各事項の掲示の具体例を示す。
　（掲示例）
　「1　当薬局は，厚生大臣が定める基準による調剤を行っている保険薬局です。
　　2　当薬局は，○○○品目の医薬品を備蓄しています。
　　3　当薬局は，どの保険医療機関の処方せんでも応需します。
　　4　当薬局は，患者さんの希望により服用薬剤の種類や服用経過などを記録した「薬
　　　剤服用歴の記録」を作成し，薬剤によるアレルギーや副作用の有無を確認するとと
　　　もに，複数の病院・診療所から薬剤が処方されているような場合には，服用薬剤
　　　同士の重複や相互作用の有無をチェックします。
　　5　当薬局は，処方せんによる医師の指示があるときは，在宅で療養されている患
　　　者さん宅を訪問して服薬指導等を行います。
　　6　当薬局は，無菌室（クリーンベンチ）の設備を備え，注射薬等の無菌的な製剤を
　　　行います。」

（保険医療機関及び保険医療養担当規則の一部改正等に伴う実施上の留意事項について，
平成8年3月8日，保険発第22号）

薬局における患家への調剤した医薬品の持参料，⑥日本語を理解できない患者
に対する通訳料——に関わる費用については，保険薬局と患者の同意に基づき
徴収できるということが，厚生労働省の通知（平成18年3月13日，保医発第
0313003号，平成17年9月1日，保医発第0901002号）により示されています。
　これらのサービス，実費徴収を行っている保険薬局である場合には，該当す
るサービスの内容や料金を「患者にとってわかりやすく掲示しておくこと」が
求められていますので，これらも忘れずに掲示するよう十分注意しておきま
しょう。

第4章　その他の関連項目

保険調剤におけるポイントカード（ポイント付与）については，平成24年10月1日より原則禁止となりました。クレジットカードや電子マネーのポイント付与は「当面，やむを得ないもの」として認められると聞きましたが，それは，保険調剤のポイント付与について経過措置が設けられたと理解して構わないのでしょうか。

A

経過措置が設けられたということではありません。

　健康保険法に基づく「保険薬局及び保険薬剤師療養担当規則」や「保険医療機関及び保険医療養担当規則」（以下，薬担規則等）が一部改正され，平成24年10月1日より，保険調剤・保険診療にかかる一部負担金の受領に応じてポイント付与することが原則禁止となりました。

　これは，厚生労働大臣の諮問機関である中央社会保険医療協議会の答申を受け，患者を経済上の利益の提供により誘引することを禁止したもので，これまで日本薬剤師会としても，保険調剤を対象とするポイントカードを介して行われるポイント付与は，結果的に一部負担金の減免にあたると認識しており，改善を図るよう求めていました。

　一部改正された新たな薬担規則等の具体的内容は，①医療保険制度上，一部負担金等の受領に応じてポイントのような付加価値を付与することはふさわしくない，②適切な健康保険事業の運営の観点から，患者の保険薬局等の選択はポイントの提供等によるべきでない――との考え方に基づき，「一部負担金等の受領に応じて専らポイントの付与及びその還元を目的とするポイントカードについては，ポイントの付与を認めないことを原則とする」（平成24年9月14日，保医発0914第1号，厚生労働省保険局医療課長）というものです。

　ただし，現金と同様の支払い機能をもつクレジットカードや一定の汎用性のある電子マネーによる支払いに生じるポイントの付与は，これらのカードが患者の支払いの利便性向上が目的であることに鑑み，「当面，やむを得ないものとして認める」とされましたが，この方針は，中医協答申にあたり議論・確認された内容と全く同じであり，その際の考え方を一切変更するものではありません。

　すなわち，専らポイントの付与・その還元を目的とするポイントカードの取

り扱いについて経過措置期間が設けられたということではありません。

Q 197 保険調剤の一部負担金の支払いにおいて，クレジットカードや電子マネーのポイント付与は「当面，やむを得ないもの」として認められていますが，これらのカードで支払うことについて何か制限があるということなのでしょうか。

A

一部負担金をクレジットカードや電子マネーで支払うことについて，何か制限が設けられるということではありません。これらカードでの支払いによって生じるポイント付与に限り，「当面，やむを得ないものとして認める」のであって，支払い方法にまで言及しているわけではありません。

平成24年10月1日より適用となった新たな薬担規則等は，「一部負担金等の受領に応じて専らポイントの付与及びその還元を目的とするポイントカードについては，ポイントの付与を認めないことを原則」としています（平成24年9月14日，保医発0914第1号，厚生労働省保険局医療課長）。

一方，現金と同様の支払い機能をもつクレジットカードや一定の汎用性のある電子マネーによる支払いに生じるポイント付与については，これらのカードによる患者の支払いの利便性を鑑み，「当面，やむを得ないもの」として認められましたが，ここで問題視されているのは，これらのカードで支払いを行った際に生じる「ポイント付与」のことであり，支払い方法まで制限しているものではありません。

しかし，「専らポイントの付与・その還元を目的とするポイントカード」であるか，「現金と同様の支払い機能をもつクレジットカードや，一定の汎用性のある電子マネーによる支払い」であるかにかかわらず，経済上の利益の提供による誘引は禁止されています。どのような形態であれ，例えば保険調剤におけるポイント付与を宣伝文句にしたような行為は認められていませんので，十分ご注意ください。

第4章　その他の関連項目

薬担規則において，保険薬剤師は，調剤の際に「患者の服薬状況及び薬剤服用歴を確認しなければならない」とありますが，薬剤服用歴管理指導料における薬歴と同じことを指しているのでしょうか。

必ずしも同じではありません。

保険薬局及び保険薬剤師療養担当規則（以下，「薬担規則」）では，「調剤の一般的方針」の1つとして，保険薬剤師が調剤を行う場合は「患者の服薬状況及び薬剤服用歴を確認しなければならない」と規定しています（**表1**）。

ここでいう「薬剤服用歴」とは，必ずしも保険薬局が作成・管理している記録簿のような形態だけを指しているわけではなく，**患者への聞き取りの際に得られた口頭レベルでの情報や，患者から提示されたお薬手帳の記載内容から得られた情報なども該当します。**

また，この規定は，保険薬剤師だけに求められているものではなく，保険医に対しても同様に設けられています（**表2**）。保険医が確認を行う方法としては，診察時における患者からの申し出や提示されたお薬手帳の記載内容から得られた情報などに基づいて確認することを想定しています。

一方，薬剤服用歴管理指導料の算定要件である「薬剤服用歴」とは，患者がより安全かつ安心して薬物治療を受けることができるよう，その患者の服薬状況などをはじめとする必要な情報を記載・記入して，次回以降の調剤や処方医への疑義照会などの際に役立てるために作成された「記録簿」であることを想定しています（**表3**）。

表1　患者の「薬剤服用歴」の確認について（保険薬剤師）

（調剤の一般的方針）
第8条　保険薬局において健康保険の調剤に従事する保険薬剤師（以下「保険薬剤師」という。）は，保険医等の交付した処方箋に基いて，患者の診療上妥当適切に調剤並びに薬学的管理及び指導を行わなければならない。
2　保険薬剤師は，調剤を行う場合は，患者の服薬状況及び薬剤服用歴を確認しなければならない。
3　（略）

（保険薬局及び保険薬剤師療養担当規則，昭和32年4月30日，厚生省令第16号）

215

表2 患者の「薬剤服用歴」の確認について（保険医）

（診療の具体的方針）
第20条 医師である保険医の診療の具体的方針は，前12条の規定によるほか，次に
掲げるところによるものとする。
一 診察
イ 診察は，特に患者の職業上及び環境上の特性等を顧慮して行う。
ロ 診察を行う場合は，患者の服薬状況及び薬剤服用歴を確認しなければならな
い。ただし，緊急やむを得ない場合について，この限りではない。

（保険医療機関及び保険医療養担当規則，昭和32年4月30日，厚生省令第15号）

表3 薬剤服用歴管理指導料における「薬歴」

区分10 薬剤服用歴管理指導料
注1 （略）
イ 患者ごとに作成された薬剤服用歴に基づき，投薬に係る薬剤の名称，用法，
用量，効能，効果，副作用及び相互作用に関する主な情報を文書又はこれに
準ずるもの（以下この表において「薬剤情報提供文書」という。）により患者に
提供し，薬剤の服用に関して基本的な説明を行うこと。

（診療報酬の算定方法の一部を改正する件，令和2年3月5日，厚生労働省告示第57号）

　したがって，薬担規則で規定されている「薬剤服用歴」と調剤報酬点数表の
薬剤服用歴管理指導料の算定要件の1つである「薬剤服用歴」は，必ずしも同
じものを指しているわけではありませんが，薬担規則における患者の「薬剤服
用歴」を確認するためには，薬剤服用歴管理指導料における「薬剤服用歴」
（いわゆる薬歴簿）の活用が最も有効であることは言うまでもありません。

自己負担金

Q199 「次回一緒に払うから」と言ってなかなか一部負担金を支払ってくれない患者がいて困っています。このような場合，どうすればよいのでしょうか。また，調剤拒否はできるのでしょうか。

A

難しい問題ですが，**一般的には，一部負担金を支払わないという理由だけで調剤拒否をすることは困難でしょう。**

薬剤師には，薬剤師法により処方箋の応需が義務付けられています（薬剤師法第21条）。その際，「正当な理由」があれば薬剤師は調剤を拒否することができるとされていますが，現行の解釈としては，一部負担金を支払わないために処方箋による調剤を拒否することは「正当な理由」として認められないようです。しかし，患者にいくら催促しても一部負担金を支払ってくれないような場合には，その患者が加入している保険者に相談してみるのも1つの方法です。

保険医療機関または保険薬局から療養の給付を受ける場合，当該診療または調剤にかかった費用のうち，患者は定められた割合（通常3割）を一部負担金として支払わなければなりません（健康保険法第74条）。保険医療機関や保険薬局は，直接患者から徴収するよう努力するしか方法はありません。ただし，あまりにも患者が支払いに応じてくれないような場合には，法律の規定により，保険医療機関または保険薬局からの請求に基づき，保険者はこれを処分することができるものとされています（表1，2）。

保険者への処分の請求については，あくまでも保険薬局としてその患者から一部負担金の支払いを受け取るべく十分努力したことが前提ですが，悪質なケースなどについては，保険者に相談してみるのも1つの方法でしょう。

表1　健康保険法における一部負担金の取り扱い

（一部負担金）

第74条　第63条第3項の規定により保険医療機関又は保険薬局から療養の給付を受ける者は，その給付を受ける際，次の各号に掲げる場合の区分に応じ，当該給付につき第76条第2項又は第3項の規定により算定した額に当該各号に定める割合を乗じて得た額を，一部負担金として，当該保険医療機関又は保険薬局に支払わなければならない。

1　70歳に達する日の属する月以前である場合　100分の30

2　70歳に達する日の属する月の翌月以後である場合（次号に掲げる場合を除く。）　100分の20

3　70歳に達する日の属する月の翌月以後である場合であって，政令で定めるところにより算定した報酬の額が政令で定める額以上であるとき　100分の30

2　保険医療機関又は保険薬局は，前項の一部負担金（第75条の2第1項第1号の措置が採られたときは，当該減額された一部負担金）の支払を受けるべきものとし，保険医療機関又は保険薬局が善良な管理者と同一の注意をもってその支払を受けることに努めたにもかかわらず，なお療養の給付を受けた者が当該一部負担金の全部又は一部を支払わないときは，保険者は，当該保険医療機関又は保険薬局の請求に基づき，この法律の規定による徴収金の例によりこれを処分することができる。

（健康保険法，大正11年4月22日，法律第70号）

表2　国民健康保険法における一部負担金の取り扱い

（療養の給付を受ける場合の一部負担金）

第42条　第36条第3項の規定により保険医療機関等について療養の給付を受ける者は，その給付を受ける際，次の各号の区分に従い，当該給付につき第45条第2項又は第3項の規定により算定した額に当該各号に掲げる割合を乗じて得た額を，一部負担金として，当該保険医療機関等に支払わなければならない。

1　6歳に達する日以後の最初の3月31日の翌日以後であつて70歳に達する日の属する月以前である場合　10分の3

2　6歳に達する日以後の最初の3月31日以前である場合　10分の2

3　70歳に達する日の属する月の翌月以後である場合（次号に掲げる場合を除く。）　10分の2

4　70歳に達する日の属する月の翌月以後である場合であつて，当該療養の給付を受ける者の属する世帯に属する被保険者（70歳に達する日の属する月の翌月以後である場合に該当する者その他政令で定める者に限る。）について政令の定めるところにより算定した所得の額が政令で定める額以上であるとき　10分の3

2　保険医療機関等は，前項の一部負担金（第43条第1項の規定により一部負担金の割合が減ぜられたときは，同条第2項に規定する保険医療機関等にあつては，当該減ぜられた割合による一部負担金とし，第44条第1項第1号の措置が採られたときは，当該減額された一部負担金とする。）の支払を受けるべきものとし，保険医療機関等が善良な管理者と同一の注意をもつてその支払を受けることに努めたにもかか

第4章　その他の関連項目

わらず，なお被保険者が当該一部負担金の全部又は一部を支払わないときは，市町村及び組合は，当該保険医療機関等の請求に基づき，この法律の規定による徴収金の例によりこれを処分することができる。

(国民健康保険法，昭和33年12月27日，法律第92号)

病院の会計をクレジットカードで支払うことができるケースが増えていますが，いつ頃から認められるようになったのですか。また，保険薬局においても，患者一部負担金をクレジットカードで支払うことは認められているのでしょうか。

A

これまで医療現場においては，健康保険の一部負担金は現金により支払うことが必要であると考えられていましたが，**クレジットカードによる支払いであっても患者のコスト意識が生じないわけではないことから，必ずしも健康保険制度上の趣旨に反するものではなく，基本的には問題ないものと解釈されています**。しかし，その是非を明確にしている通知などはなく，いつ頃から認められるようになったのかは定かではありません。

一部の病院では，入院費の支払いなどについてクレジットカードを利用できるケースが見られるようになってきましたが，薬局においても患者一部負担金をクレジットカードで支払うことは認められます。ただし，クレジットカードの利用に際して，カード会社への手数料相当分を患者側へ負担させることはできません。

外来受診においても現物給付化が導入されたと聞きました。保険薬局にも関係あるのでしょうか。

A

保険医療機関（病院，診療所）だけでなく，保険薬局の窓口での支払いについても対象となります。

自己負担金

219

健康保険では，保険医療機関や保険薬局における患者の窓口負担が同一月に一定額（自己負担限度額）を超えた場合に，その超えた金額を患者に支給する制度が設けられています。これを高額療養費制度といいます。

また，高額療養費制度には現物給付化といって，同一の保険医療機関での患者の窓口負担が自己負担限度額を超える場合に，患者の窓口での支払いをその額までにとどめるという仕組みがあり，入院療養において導入されていました。

一方，外来の場合には，同一月の窓口負担が自己負担限度額を超えたとしても，いったん患者がその額を支払わなければなりませんでしたが（後日，患者が健康保険組合などに高額療養費の支給申請の手続きを行うことにより，実際に窓口で支払った額と限度額の差額が支給される），平成24年4月1日から，外来受診の際にも限度額を超える分を窓口で支払わなくても済むよう見直されています。この取り扱いは，保険調剤に係る一部負担金，すなわち保険薬局の窓口での支払いも対象です（表の【質問1】および【質問2】）。

ただし，患者が外来受診において高額療養費の現物給付化の適用を受けるためには，それを希望する患者ごとに，加入している健保組合などへ「認定証」（限度額適用認定証）の交付を事前に申請して，その認定証を保険医療機関や保険薬局の窓口に提示することが必要です。また，70歳以上の患者のうち，非課税世帯等ではない人の場合は認定証の交付申請は必要ありませんが，70～

表　高額療養費の現物給付化に関するQ&A（抜粋）

〈外来の高額療養費の現物給付化の基本事項〉
【質問1】今回の改正により，何が変更となるのか。
　（回答）限度額適用認定証等を提示し，患者が外来の診療を受けた場合についても，入院した場合と同様に，医療機関等の窓口での支払いを自己負担限度額までにとどめることができる仕組みが導入されます。
【質問2】対象となる医療機関等はどこになるのか。
　（回答）保険医療機関，保険薬局，指定訪問看護事業者などで受けた保険診療が対象となります。（柔道整復，鍼灸，あん摩マッサージの施術は対象外です）

〈外来現物給付化における高額療養費の算出関係〉
【質問10】1つの薬局で複数の医療機関の処方せんがある場合はどうするのか。
　（回答）1つの薬局の場合，同一の医療機関から発行された処方せんで調剤された費用についてのみ合算されます。

（「高額療養費の外来現物給付化」に関するQ&Aについて，平成23年12月2日，事務連絡）

第4章 その他の関連項目

74歳は「高齢受給者証」、75歳以上は「後期高齢者医療被保険者証」を提示することで、同様の取り扱いを受けることができます。

　そして、患者から認定証や後期高齢者医療被保険者証などの提示を受けた保険医療機関や保険薬局においては、施設ごとにその患者の自己負担限度額まで一部負担金を徴収します。高額療養費の現物給付化の仕組みは、施設単位で自己負担限度額を管理せざるを得ないものであるため、例えば保険薬局での限度額の管理にあたっては、保険医療機関や他の保険薬局における支払額を含めることはできません（後日、患者が健保組合などへ支給申請の手続きを行う必要があります）。また、複数の保険医療機関から処方箋が交付されている場合には、保険医療機関ごとに限度額を管理する必要がありますので注意してください（表の【質問10】）。

血友病や人工透析などの長期高額疾病（特定疾病）による患者については、自己負担の上限額が1万円（または2万円）とされ、その上限額を超えた場合はレセプトに「長」（または「長2」）と記載することになっています。例えば、そのような患者が自立支援医療を併用するケースで、仮に特定疾病を適用しなくても実際の窓口での負担額に影響しない場合であっても、「長」や「長2」の記載は必要なのでしょうか。

A

　　　必要です。

　長期高額疾病は医療保険の高額療養費の1つで、(1) 人工腎臓を実施している慢性腎不全、(2) 血漿分画製剤を投与している先天性血液凝固第Ⅷ因子障害または先天性血液凝固第Ⅸ因子障害（血友病）、(3) 抗ウイルス剤を投与している後天性免疫不全症候群（血液製剤の投与に起因するHIV感染症）を対象として（以下、特定疾病療養）、患者の自己負担は月額1万円までとなっています。

　この制度を適用する場合、あらかじめ患者は保険者に申請して「特定疾病療養受療証」の交付を受け、調剤の際には、保険薬局の窓口で処方箋と併せて受療証を提示することになっています。そして、その患者の1月の自己負担が1万円（70歳未満の上位所得者で人工透析を行っている患者は2万円）を超えた

場合は，調剤報酬明細書（レセプト）の「特記事項」欄に「長」（または「長2」）という略号を記載する必要があります（表）。

また，そのような特定疾病療養の対象患者が自立支援医療を併用する場合，実際に患者から窓口で徴収する自己負担は，①自立支援医療の受給者証に記載されている1月当たりの自己負担上限額，②自立支援医療に係る月額医療費の1割相当額，③高額療養費の自己負担限度額（1万円または2万円）のいずれか一番低い額となります。

その際，窓口での徴収額が①または②となるケースでは，特定疾病療養の自

表　長期高額疾病に係るレセプト記載について

> 第2　調剤報酬明細書の記載要領（様式第5）
> 　2　調剤報酬明細書に関する事項
> 　（30）その他
> 　　ア　高額長期疾病に係る特定疾病療養受療証を提出した患者の負担額が，健康保険法施行令第42条第9項第1号又は同項第2号に規定する金額を超えた場合にあっては，「特記事項」欄に，それぞれ「長」又は「長2」と記載すること。
> 　　　ただし，患者が特定疾病療養受療証の提出を行った際に，既に健康保険法施行令第42条第6項第1号又は同項第2号に規定する金額を超えて受領している場合であって，現物給付化することが困難な場合を除くこと。

（診療報酬請求書等の記載要領等について，昭和51年8月7日，保険発第82号）

レセプトに「長」もしくは「長2」の記載がないと，医療保険による給付と公費負担の適切な費用按分が不可能（国庫負担金の過大な交付となる）
※医療保険の患者負担を3割と仮定

図　医療保険と自立支援医療の給付構成（イメージ）

222

己負担上限額より低いので，仮に高額療養費（特定疾病）を適用しなくても患者の自己負担額に影響することはありません。しかし，医療保険の特定疾病療養受療と自立支援医療を併用する場合には，医療保険による給付が自立支援医療に優先して適用されることになっているため，**レセプトに「長」もしくは「長2」の記載がないと，医療保険の給付分と公費負担分の費用按分を適切に行うことができません。**

平成26年10月には会計検査院から厚生労働省に対し，自立支援医療と医療保険の特定疾病制度の併用者に係る国庫負担金の算定について指摘があり，医科を含む一部のレセプトにおける「長」もしくは「長2」の記載不備のため，国庫負担金の過大な交付があったとのことです（図）。

もしレセプトに記載不備があった場合には，いったん返戻の扱いとなり，訂正作業が求められることになりますので，記載不備とならないよう今一度ご確認ください。

Q203 広域病院を受診した患者から，負担割合が10割の処方箋を受け付けました。月初めの受診の際に保険証を持参するのを忘れたため，病院での支払いは10割負担となったそうですが，当薬局に来られた際には処方箋と一緒に保険証を提出され，保険調剤として取り扱うよう求められました。このような場合，薬局で保険番号などを確認できれば，保険処方箋（保険証に従った負担割合）として取り扱うことは可能ですか。それとも，患者が再度病院へ行って，保険番号が記載された処方箋を発行し直してもらわないといけないのでしょうか。

A

保険処方箋として交付されていないのであれば，保険薬局の判断で，それを保険処方箋に変更することはできませんが，**保険医療機関に疑義照会を行い，保険処方箋に切り替えても差し支えないことを確認できた場合には，保険調剤として取り扱うことは可能でしょう。**

保険薬局は，患者から提出された処方箋，すなわち，保険医療機関で交付された処方箋に記載された内容に基づいて調剤を実施します。その際，保険調剤

として取り扱う必要がある処方箋である場合には，処方内容に加えて，保険者番号や被保険者証の記号・番号などの情報が処方医により記載されることになっていますので，保険薬局がその取り扱いを勝手に変更することはできません。

ご質問のケースでは，自費扱い（10割負担）の処方箋として交付されている以上，患者の求めであったとしても，保険薬局のみの判断で保険処方箋に切り替えることはできませんが，月初めの受診時に保険証を確認できなかったという理由から，とりあえず10割負担として交付されたということであれば，処方医に疑義照会を行い，保険調剤として取り扱っても構わないかどうか確認してはいかがでしょう。

そして，保険処方箋として取り扱って差し支えないとの回答が得られれば，保険者番号や被保険者証の記号・番号などの必要な情報を患者から確認し，処方箋に必要事項を追記したうえで，保険調剤として取り扱ってください。また，その際には，疑義照会の内容を処方箋や調剤録などへ忘れないよう記入してください。

在宅薬剤管理指導を実施した患者が介護保険の適用だったため，居宅療養管理指導費を算定したのですが，介護保険に係る利用者負担額（一部負担）はいくら徴収することになるのでしょうか。医療保険と同じように端数は10円単位で処理するのでしょうか，それとも1円単位なのでしょうか。

A

介護保険の場合は，1円単位となります。

保険薬局における在宅薬剤管理指導の費用については，調剤報酬（医療保険）の場合，「在宅患者訪問薬剤管理指導料」（650点，320点，290点）を算定します。診療報酬は1点＝10円として計算し，端数は「10円未満の部分は四捨五入」により処理しますので（**表1**），「在宅患者訪問薬剤管理指導料」に係る患者の一部負担金については，1割負担の患者であれば650円〜290円となります。

224

第4章　その他の関連項目

表1　診療報酬の一部負担金の端数処理について

第75条　前条第1項の規定により一部負担金を支払う場合においては，同項の一部負担金の額に5円未満の端数があるときは，これを切り捨て，5円以上10円未満の端数があるときは，これを10円に切り上げるものとする。

（健康保険法，大正11年4月22日，法律第70号）

表2　介護報酬の利用者負担額の端数処理について

指定居宅サービスに要する費用の額の算定に関する基準
1　指定居宅サービスに要する費用の額は，別表指定居宅サービス介護給付費単位数表により算定するものとする。
2　指定居宅サービスに要する費用（中略）の額は，別に厚生労働大臣が定める1単位の単価に別表に定める単位数を乗じて算定するものとする。
3　前二号の規定により指定居宅サービスに要する費用の額を算定した場合において，その額に1円未満の端数があるときは，その端数金額は切り捨てて計算するものとする。

（指定居宅サービスに要する費用の額の算定に関する基準，平成12年2月10日，厚生省告示第19号）

　一方，介護報酬（介護保険）の場合は，「居宅療養管理指導費」または「介護予防居宅療養管理指導費」（509単位，377単位，345単位）を算定します。介護報酬は1単位＝10円として計算しますが，端数処理は医療保険の場合とは異なり，「1円未満の部分は切り捨て」として取り扱うことになっていますので（**表2**），「居宅療養管理指導費」，「介護予防居宅療養管理指導費」に係る利用者負担額は1割負担の場合で509円〜345円となります。

　平成26年3月までは，500単位または350単位であったため，介護保険の利用者負担額（1割）の計算の際に10円未満が発生せず，特に気にしなくても影響はありませんでしたが，同4月からは1円単位の取り扱いが生じていますので注意してください。

自己負担金

領収証，明細書

  患者に交付する領収証・明細書については，厚生労働省から標準様式が示されていますが，当薬局としては，もう少し詳しい内容がわかるようにしたいと考えています。独自に作成した様式を使用しても構わないでしょうか。

A

　患者にわかりやすく，かつ，厚生労働省が示している標準様式の内容（項目）を具備しているものであれば，どのような様式の領収証であってもかまいません。

　平成18年度診療報酬改定に伴い，「保険医療機関及び保険医療養担当規則」，「保険薬局及び保険薬剤師療養担当規則」の内容がともに一部改正され，保険医療機関および保険薬局は患者に対し，医療費の内容がわかる領収証を無償で交付することが義務付けられました。また，平成22年度改定では，明細書についても同様の取り扱いとなりました。

　具体的な内容については，厚生労働省保険局長通知により標準的な様式例が示されていますが，厚生労働省による標準様式は，最小限具備すべき項目を示したものです。したがって，最小限具備しなければならない内容を満たしていれば，それぞれの保険薬局でオリジナルの様式の領収証・明細書を作成し，標準様式より詳しい内容にすることは，全く問題ありません。

  保険調剤の際，窓口負担がある患者には，領収証とともに明細書を発行しなければなりませんが，一部負担金の支払いがない患者の場合も明細書は必要ですか。

A

　窓口で一部負担金の支払いがない場合であっても，医療費の全額が公費負担の患者である場合を除き，**無償で明細書を交付することが必要です。**

第4章　その他の関連項目

表1　領収証および明細書の交付義務（患者から費用の支払を受ける場合）

（領収証等の交付）
第4条の2　保険薬局は，前条の規定により患者から費用の支払を受けるときは，正当
　　な理由がない限り，個別の費用ごとに区分して記載した領収証を無償で交付しなけ
　　ればならない。
2　厚生労働大臣の定める保険薬局は，前項に規定する領収証を交付するときは，正当
　　な理由がない限り，当該費用の計算の基礎となつた項目ごとに記載した明細書を交付
　　しなければならない。
3　前項に規定する明細書の交付は，無償で行わなければならない。

(保険薬局及び保険薬剤師療養担当規則，昭和32年厚生省令第16号)

　保険調剤を行った際，患者から一部負担金の支払いを受ける場合は，保険薬
局及び保険薬剤師療養担当規則（薬担規則）により，(1)医療費の内容のわか
る領収証を交付すること，その際には，(2)個別の調剤報酬の算定項目のわか
る明細書を無償で交付しなければならないことが義務付けられています（**表
1**）。

　領収証の内容は，調剤報酬点数表の節単位，すなわち，①調剤技術料，②薬
学管理料，③薬剤料，④特定保険医療材料料ごとに，金額の内訳がわかるもの
でなければなりません。さらに調剤報酬とは別に保険負担外がある場合には，
⑤評価療養・選定療養などの内訳がわかるよう併せて記載します。また，明細
書の内容は，調剤報酬点数表の調剤基本料，調剤料，薬剤服用歴管理指導料，
薬剤料，特定保険医療材料料やその加算を含め，算定項目がわかるものでなけ
ればならず，そのうち薬剤料および特定保険医療材料料については，薬剤また
は特定保険材料の名称が必要です（**表2**）。

　一方，公費負担により患者から一部負担金の支払いを受けない場合について
は，平成30年3月まで，当該患者から求めがなければ明細書を交付しなくても
差し支えありませんでした。しかし，平成30年度診療報酬改定に伴い薬担規
則が一部改正され，現行では，正当な理由がない限り，健康保険と公費の併用
により一部負担金の支払いを受けない患者についても，明細書を無償で交付し
なければならないことになっています（**表3**）。明示する内容は，一部負担金
の支払いを受ける場合に交付する明細書と同じです。

　**ただし，医療に要した費用の全額が公費負担となる場合（すなわち，公費単
独または複数公費のみによる併用）は，明細書の無償交付の対象ではありませ**

領収証、明細書

227

表2　領収証および明細書により明示する内容

	領収証	明細書
求められる内容	・医療費の内容がわかるもの ・調剤報酬点数表の節単位での金額の内訳	・個別の調剤報酬の算定項目がわかるもの ・調剤報酬点数表のうち，算定した項目と費用の内訳
具体項目	【保険】 ①調剤技術料	・調剤基本料 　　地域支援体制加算 　　後発医薬品調剤体制加算1～3 ・調剤料 　　各製剤加算（包，自，計 など） ・時間外等加算 ・在宅患者調剤加算　　　など
	②薬学管理料	・薬剤服用歴管理指導料 　　各加算（麻，重，乳 など） ・かかりつけ薬剤師指導料 　　各加算（麻，重，乳 など） ・服薬情報等提供料1，2 ・外来服薬支援料 ・在宅患者訪問薬剤管理指導料　　　など
	③薬剤料	・使用した医薬品の名称
	④特定保険医療材料料	・支給した医療材料の名称
	【保険外負担】 ⑤評価療養・選定療養，その他	

表3　明細書の交付義務（公費負担により患者から費用の支払を受けない場合）

第4条の2の2　前条第2項の厚生労働大臣の定める保険薬局は，公費負担医療（厚生労働大臣の定めるものに限る。）を担当した場合（第4条第1項の規定により患者から費用の支払を受ける場合を除く。）において，正当な理由がない限り，当該公費負担医療に関する費用の請求に係る計算の基礎となつた項目ごとに記載した明細書を交付しなければならない。
2　前項に規定する明細書の交付は，無償で行わなければならない。

（保険薬局及び保険薬剤師療養担当規則，昭和32年厚生省令第16号）

ん。また，生活保護法による医療扶助については，生保単独の場合は無償交付の対象ではありませんが，健康保険と併用のものは対象となります。

個別の算定項目を記載した明細書については，患者が施設入所者の場合は交付しなくても構わないのでしょうか。

A

患者が施設入所者という理由だけで，明細書の交付の要・不要を判断できるわけではありません。

医療保険では，保険医療機関および保険薬局に対して，領収証の交付にあたり明細書を無償で交付することを義務付けています。

明細書の無償交付に関する取り扱いについては，厚生労働省通知（厚生労働省保険局長通知「医療費の内容の分かる領収証及び個別の診療報酬の算定項目の分かる明細書の交付について」，平成30年3月5日，保発0305第2号）により具体的な取り扱いが示されていますが，同通知の中では，患者が施設入所者であるか否かの違いによって異なる対応が求められているわけではありません。施設入所者といっても，その施設の機能や種別などによって患者の状態も異なりますし，患者の家族などから明細書の交付を求められるケースも考えられます。

すなわち，患者が施設入所者という理由だけで，明細書の交付は不要ということにはなりません。患者側から明細書の交付を希望しない旨の申し出がない限り，個別の診療報酬の算定項目のわかる明細書を無償で交付することは必要と解釈すべきでしょう。

評価療養，実費徴収など

Q208 調剤においても評価療養が導入されていますが，具体的にどのような内容なのでしょうか。

A 患者ニーズの多様化などに対応する観点から，①医薬品医療機器法の承認後であって，薬価基準収載前の医薬品の投与，②薬価基準の既収載品の適応拡大であって，治験が省略可能と判断された医薬品の投与，③医薬品医療機器法の承認または認証後であって，保険適用されていない医療機器の使用または支給，④保険適用されている医療機器の使用目的等の拡大に係る使用または支給などについては，評価療養の対象として取り扱われています。これにより，**薬剤費・医療機器に係る費用等は自己負担となりますが，それ以外の費用は評価療養として保険でカバーされることになります。**

以前，調剤は評価療養と関係ありませんでしたが，医薬分業の進展に伴い，このような医薬品に係る処方箋にも対応する必要があることから，保険薬局も評価療養に関わる施設の1つとして取り扱われるようになっています。

ただし，評価療養に係る処方箋を取り扱う場合には，地方厚生（支）局長への事前の届出など，いくつかの条件が必要とされています。特に，①，③などに係る処方箋を取り扱う保険薬局の場合には，地域支援体制加算に係る届出が行われていることが必要となりますので注意してください。

第4章 その他の関連項目

薬価収載前の医薬品を調剤するうえで必要な届出など，具体的なことについて教えてください。

保険薬局で評価療養に係る医薬品を取り扱う際には，**①調剤基本料における地域支援体制加算に係る届出を行っていること，②患者への十分な情報提供として，当該医薬品に係る情報（医薬品名称，用法・用量，効能・効果，副作用，相互作用に関する主な情報）を文書により提供すること，③当該医薬品に係る料金などや薬剤師の勤務状況を事前に地方厚生（支）局長あてに届出すること（所定様式あり，変更の場合はその都度）**——といった要件を満たしていることが必要です。

特に，②の薬剤情報提供については，保険医療機関と保険薬局の双方で実施されることが求められています。したがって，保険医療機関で情報提供済みだからといって，保険薬局では実施しないということのないよう注意してください。また，双方で薬剤情報提供を実施するため，同じような薬剤情報提供の内容になってしまう可能性もありますが，保険薬局としては，薬学的観点からなど，できるだけ情報提供に工夫を凝らすよう心がけることが大切です。

評価療養の対象となる薬価収載前の医薬品は，医薬品医療機器法の承認を受けているものであれば，どのような医薬品でも対象となるのですか。

評価療養の支給対象となる薬価収載前の医薬品は，医薬品医療機器法の承認後であって，かつ，**製薬会社が薬価基準への収載を希望している医薬品である場合に限られます**。すなわち，医薬品医療機器法の承認を受けた日から起算して，投薬時点が90日以内であることが必要です。

したがって，すでに医薬品医療機器法の承認から90日を超えている医薬品である場合や，また，医薬品医療機器法の承認から90日以内であっても，保険適用が認められないと判断された医薬品，すなわち，薬価基準に収載されな

いことが決まった医薬品である場合は，評価療養の支給対象にはなりませんので十分注意してください。

Q211 薬価収載済みの医薬品に新たな適応が追加される場合，医薬品医療機器法上で承認されるまでの間は評価療養（すなわち，薬剤費は自費）として取り扱うことになっていましたが，薬事承認の前であっても保険適用が認められると聞きました。適応追加されるすべてのケースが該当するのでしょうか。

A

　薬事・食品衛生審議会（以下，薬食審）における適応外使用に係る公知申請の事前評価が終了し，公知申請を行っても差し支えないとの結論が得られたものについては，薬事承認を待たずに保険適用することが認められています。

　適応外使用に係る公知申請とは，医薬品の適応追加などの承認申請に関して，その医薬品の有効性・安全性が医学薬学上公知であるとして，臨床試験の全部または一部を新たに実施することなく承認申請を行っても差し支えないと判断されたものです。

　一方，適応外薬の解消のため，国に設置されている「医療上の必要性の高い未承認薬・適応外薬検討会議」（以下，検討会議）で公知申請が可能であると判断された場合には，関係企業により公知申請の手続きが行われる前に，薬食審において事前評価が行われています。そして，この事前評価の開始から薬事承認されるまでの間については，これまで評価療養の対象として取り扱われてきました。すなわち，薬剤費の部分は保険給付外（患者の自費扱い）ということになります。

　しかし，検討会議や薬食審における多段階での検討を経て，薬食審の事前評価が終了した時点で適応外使用に係る有効性・安全性のエビデンスが十分あると確認されたと考えることができるため，適応外薬の保険適用を迅速に行うという観点から，そのようなスキームを経た適応外薬については，薬食審での事前評価が終了した段階で保険適用するものとして見直されることになりました（薬食審を経ない公知申請は，従来通り評価療養として取り扱われます）。

第4章　その他の関連項目

　通常，公知申請から薬事承認までは6カ月程度かかりますので，この見直しにより保険適用までの期間が少なくともそれ以上短縮されることになった（改善された）といえるでしょう。
　なお，調剤レセプトの作成にあたっては，これに伴う記載は何も求められていませんので，通常と同じように取り扱っていただいて結構です。

患者の求めに応じた一包化や甘味剤などの添加は認められていますが，何か要件などがあるのでしょうか。

　薬局内におけるサービス内容や料金などの掲示をはじめ，いくつかのルールは決められていますが，基本的には保険薬局であれば実施することができます。特段，届出などの手続きは必要ありません。

　平成14年4月の改定に伴い，「保険薬局及び保険薬剤師療養担当規則」が一部改正され（**表1**），現在では，①患者の希望に基づく内服薬の一包化（治療上の必要性がない場合に限る），②患者の希望に基づく甘味剤等の添加（治療上の必要性がなく，かつ，治療上問題がない場合に限る），③患者の希望に基づく服薬カレンダー（日付，曜日，服用時点等の別に薬剤を整理することができる資材をいう）の提供――について，保険薬局にて実施可能であることが明確化され，保険点数とは別に患者からその費用を徴収することが可能となりました（**表2**）。
　ただし，患者から費用徴収するにあたっては，地方厚生（支）局などへの届出手続きは一切必要ありませんが，①保険薬局の見やすい場所にサービス内容

表1　一部負担金以外の費用徴収について

（患者負担金の受領） 第4条（略） 2　保険薬局は，法第63条第2項第3号に規定する評価療養，同項第4号に規定する患者申出療養又は同項第5号に規定する選定療養に関し，当該療養に要する費用の範囲内において，法第86条第2項又は第110条第3項の規定により算定した費用の額を超える金額の支払を受けることができる。

（保険薬局及び保険薬剤師療養担当規則，昭和32年4月30日，厚生省令第16号）

233

表2　実施上の留意事項

第7　医薬品の使用に係る厚生労働大臣が定める場合（掲示事項等告示第7関係）
　1　（略）
　2　1のほか，他医薬品の使用等に関し留意すべき事項は以下のとおりであること。
　（1）・（2）（略）
　（3）　保険薬局において，患者の希望に基づき次の①から③までに定めるサービス
　　　を提供した場合には，当該サービスについて，患者からその費用を徴収しても
　　　差し支えないものとすること。ただし，患者から費用を徴収する場合には，「療
　　　養の給付と直接関係ないサービス等の取扱いについて」に定める手続きを経る必
　　　要があるものであること。
　　①　患者の希望に基づく内服薬の一包化（治療上の必要性がない場合に限る。）
　　　ア　一包化とは，服用時点の異なる2種類以上の内服用固形剤又は1剤であっ
　　　　ても3種類以上の内服用固形剤が処方されているとき，その種類にかかわ
　　　　らず服用時点毎に一包として患者に投与することであること。なお，一包化
　　　　に当たっては，錠剤等は直接の被包から取り出した後行うものであること。
　　　イ　治療上の必要性の有無について疑義がある場合には，処方箋を交付した医
　　　　師に確認すること。
　　　ウ　患者の服薬及び服用する薬剤の識別を容易にすること等の観点等から，錠
　　　　剤と散剤を別々に一包化した場合，臨時の投薬に係る内服用固形剤とそれ以
　　　　外の内服用固形剤を別々に一包化した場合等は，その理由を調剤録に記載す
　　　　ること。
　　②　患者の希望に基づく甘味剤等の添加（治療上の必要性がなく，かつ，治療上
　　　問題がない場合に限る。）
　　　治療上の必要性及び治療上の問題点の有無について疑義がある場合には，処
　　　方箋を交付した医師に確認すること。
　　③　患者の希望に基づく服薬カレンダー（日付，曜日，服用時点等の別に薬剤を
　　　整理することができる資材をいう。）の提供

（「療担規則及び薬担規則並びに療担基準に基づき厚生労働大臣が定める掲示事項等」及び
「保険外併用療養費に係る厚生労働大臣が定める医薬品等」の実施上の留意事項について」
の一部改正について，令和2年3月5日，保医発0305第5号）

表3　療養の給付と直接関係ないサービス等の取扱いについて

　1．費用徴収する場合の手続について
　　　療養の給付と直接関係ないサービス等については，社会保険医療とは別に提供され
　　るものであることから，もとより，その提供及び提供に係る費用の徴収については，
　　関係法令を遵守した上で，保険医療機関等と患者の同意に基づき行われるものである
　　が，保険医療機関等は，その提供及びその提供に係る費用の徴収に当たっては，患者
　　の選択に資するよう次の事項に留意すること。
　（1）　保険医療機関等内の見やすい場所，例えば，受付窓口，待合室等に費用徴収に係
　　　るサービス等の内容及び料金について患者にとって分かりやすく掲示しておくこ
　　　と。なお，掲示の方法については，「『療担規則及び薬担規則並びに療担基準に基づ

第4章　その他の関連項目

き厚生労働大臣が定める掲示事項等』及び『保険外併用療養費に係る厚生労働大臣が定める医薬品等』の制定に伴う実施上の留意事項について」（平成18年3月13日保医発第0313003号）第1の2（5）に示す掲示例によること。
(2)　患者からの費用徴収が必要となる場合には，患者に対し，徴収に係るサービスの内容や料金等について明確かつ懇切に説明し，同意を確認の上徴収すること。この同意の確認は，徴収に係るサービスの内容及び料金を明示した文書に患者側の署名を受けることにより行うものであること。ただし，この同意書による確認は，費用徴収の必要が生じるごとに逐次行う必要はなく，入院に係る説明等の際に具体的な内容及び料金を明示した同意書により包括的に確認する方法で差し支えないこと。なお，このような場合でも，以後別途費用徴収する事項が生じたときは，その都度，同意書により確認すること。
　　　また，徴収する費用については，社会的にみて妥当適切なものとすること。
(3)　患者から費用徴収した場合は，他の費用と区別した内容のわかる領収証を発行すること。
(4)　なお，「保険（医療）給付と重複する保険外負担の是正について」及び「『療担規則及び薬担規則並びに療担基準に基づき厚生労働大臣が定める掲示事項等』及び『保険外併用療養費に係る厚生労働大臣が定める医薬品等』の制定に伴う実施上の留意事項について」に示したとおり，「お世話料」「施設管理料」「雑費」等の曖昧な名目での費用徴収は認められないので，改めて留意されたいこと。
2.　療養の給付と直接関係ないサービス等
　　療養の給付と直接関係ないサービス等の具体例としては，次に掲げるものが挙げられること。
　(1)・(2)　（略）
　(3)　診療報酬点数表上実費徴収が可能なものとして明記されている費用
　　ア　在宅医療に係る交通費
　　イ　薬剤の容器代（ただし，原則として保険医療機関等から患者へ貸与するものとする。）等
　(4)　（略）
　(5)　その他
　　ア　保険薬局における患家等への薬剤の持参料及び郵送代
　　イ　保険医療機関における患家等への処方箋及び薬剤の郵送代
　　ウ　日本語を理解できない患者に対する通訳料
　　エ～サ　（略）
（以下，略）

（療養の給付と直接関係ないサービス等の取扱いについて，平成17年9月1日，保医発第0901002号，最終改正　令和2年3月23日保医0323第1号）

や料金等をわかりやすく掲示すること，②文書により同意を確認すること（署名が必要，ただし逐次行う必要はない），③他の費用と区別した内容のわかる領収証を発行すること——などの要件を満たしていることが求められますので注意してください（**表3**）。

評価療養、実費徴収など

235

麻薬

Q213 当薬局は麻薬小売業者の免許を受けていないのですが，患者が麻薬処方箋を持参した場合，調剤を断っても構わないのでしょうか。それとも，麻薬以外の医薬品のみ調剤して，麻薬についてはほかの薬局で調剤を受けてもらえばよいのでしょうか。

A

　麻薬小売業者の免許を受けていない薬局では，麻薬を調剤することが認められていません。すなわち，**麻薬処方箋を受け付けることはできませんので，患者には麻薬処方箋が応需可能な近隣の薬局を紹介することなどが求められます。**

　麻薬については，「麻薬及び向精神薬取締法」（昭和28年3月17日，法律第14号）において，譲渡，譲受，廃棄，保管，届出などの取り扱いに関する事項が定められています。この中で，薬局は「麻薬小売業者」に該当し，「都道府県知事の免許を受けて，麻薬施用者の麻薬を記載した処方箋（麻薬処方箋）により調剤された麻薬を譲り渡すことを業とする者」とされています。ここでいう麻薬施用者とは，都道府県知事の免許を受けた医師のことを意味します。

　すなわち，薬局が麻薬を取り扱うためには，都道府県知事（特別区においては区長）による麻薬小売業者の免許が必要です。麻薬小売業者の免許を受けていない薬局においては，麻薬処方箋を受け付けることができません。本来，薬局としては麻薬小売業者の免許を受けておくことが必要ですが，麻薬処方箋を受け付けることができない場合には，患者にその旨を説明したうえで，応需可能な近隣の薬局を紹介することなどが求められます。また，麻薬処方箋の中に麻薬以外の医薬品が処方されていた場合であっても，麻薬以外の医薬品のみを調剤することは認められません。いつでも麻薬処方箋を取り扱うことができるよう，麻薬小売業者の免許を受けておくことが必要でしょう。

第4章　その他の関連項目

麻薬を廃棄する場合，都道府県職員の立ち会いが必要ですが，患家から預かった調剤済みの麻薬についてはどうすればよいのでしょうか。

A

適切に廃棄したうえで，都道府県知事あてに廃棄届を提出してください。

　麻薬の廃棄については，麻薬及び向精神薬取締法において，「麻薬の品名及び数量並びに廃棄の方法について都道府県知事に届け出て，当該職員の立会いの下に行わなければならない」とされています（第29条）。ただし，調剤済みの麻薬を廃棄する場合については，必ずしも都道府県職員の立ち会いは必要とされておらず，廃棄した日から30日以内に都道府県知事あてに廃棄届を提出することとされています（第35条第2項）。患家から調剤済みの麻薬を譲り渡された場合には，適切に処理する必要があります。

当薬局は麻薬小売業者の免許を受けているのですが，麻薬処方箋に記載された麻薬の在庫が切れていた場合，ほかの麻薬小売業者の免許を受けている薬局から小分けしてもらうことは可能でしょうか。

A

麻薬の場合，基本的には薬局間での譲渡・譲受は認められていません。

　麻薬及び向精神薬取締法において，麻薬小売業者は「麻薬処方箋を所持する者以外の者に麻薬を譲り渡してはならない」と規定されています（第24条第11項）。したがって，麻薬小売業者の免許を受けている薬局同士であっても，麻薬の譲渡・譲受は認められていません（ただし，省令に基づく許可申請・各種手続きを行い，特例的に認められている場合を除く）。
　薬局が調剤用の麻薬を入手するには，麻薬卸売業者の免許を受けている卸売業者から購入することになります。また，薬局の所在する都道府県以外の卸売業者からは購入することができませんので注意してください。

麻薬

通常，薬局間での麻薬の譲渡は認められていませんが，法律が改正され，一定の条件の下で譲受が可能になっていると聞きました。どのようにすれば，薬局間で麻薬を譲渡することができるのですか。

A

麻薬及び向精神薬取締法施行規則が一部改正され（平成19年8月13日，厚生労働省令第106号），**平成19年9月より，特例的に麻薬小売業者間（すなわち，薬局間）での麻薬の譲渡・譲受が可能となりました。ただし，譲渡・譲受の実施にあたっては，許可申請や各種手続きが必要であるほか，いくつかの留意事項を守らなければなりません。**

以下，その概要について簡単に説明します。また，本件については，平成28年4月1日から許可権限が地方厚生局長から都道府県知事に委譲されています。各都道府県のホームページでも紹介されていますので，参考にしてください。

1. 背景，趣旨

麻薬の取り扱いについては，麻薬小売業者の許可を受けた薬局（以下，麻薬小売業者）に限られています。そして，これまでは麻薬小売業者間での麻薬の譲渡は認められていませんでした。

しかし，在宅医療の推進において，疼痛緩和のため，麻薬が適切・円滑に患者へ提供される必要性が高まっています。その一方で，麻薬小売業者における麻薬の在庫不足により，「急な麻薬処方箋に対応できない」といった問題が指摘されていたことから，これらの問題に対応するため，特例的な措置として省令改正が行われました。

ただし，麻薬の在庫不足の場合に限り，当該不足分を近隣の麻薬小売業者間で譲渡・譲受することを可能としたものであって，それぞれの麻薬小売業者が「必要な麻薬を備蓄すべき」という考え方は従来通りであることに十分留意するよう求められています。

2. 許可申請

麻薬小売業者間で麻薬を譲渡・譲受するためには，都道府県知事あてに，所定の様式を用いて，譲渡・譲受する2以上の麻薬小売業者が共同で許可申請書を提出しなければなりません。

図1　業務所の所在地

　これを受けて，都道府県知事からは，譲渡の有効期間や条件が記載された譲渡許可書が，申請した当該麻薬小売業者（以下，許可業者）にそれぞれ交付されることになります。譲渡許可書は5年間保存します。
　また，共同で許可申請を行ういずれの麻薬小売業者も，当該免許にかかる麻薬業務所の所在地は「同一の都道府県の区域内」でなければなりません（図1）。

3．各種手続き

　許可業者間における麻薬の譲渡にあたっては，麻薬小売業者に対する行政監視の実効性を担保する観点から，麻薬の乱用による保健衛生上の危害の発生を防止するために，都道府県知事から必要最小限度の条件が付されます。
　具体的な内容は，地域の実情やケースに応じて異なるかもしれませんが，厚生労働省の課長通知において，以下の例が参考として示されています。
(1) 譲渡・譲受の際の必要書類（図2）
　　【譲受人が交付】麻薬処方箋の写し，譲受確認書*

　　【譲渡人が交付】麻薬，譲渡確認書*
　　　＊様式は厚生労働省通知（平成19年8月13日，薬食監麻発第0813005号）を参照
(2) 必要書類の保存期間
　　交付日から2年間保存します。
(3) 許可申請の制限
　　同時期に2以上の譲渡許可申請を行うことは認められません（図3）。

図2　譲渡・譲受の際の必要書類

図3　許可申請の制限

4. その他の留意事項

　前述の説明のほか，厚生労働省の局長通知および課長通知において，いくつかの留意事項が示されています。ここでは詳細な内容は割愛しますが，以下，主な項目について紹介しておきます。

(1) 麻薬帳簿

　　許可業者間における麻薬の譲渡・譲受についても，通常の麻薬の場合と同様に，麻薬帳簿へ記載しなければなりません。また，その際には，備考欄に譲渡・譲受の相手方の名称を併せて記載します。

(2) 届出

　　許可業者間における麻薬の譲渡・譲受についても，通常の麻薬の場合と同様に，毎年11月30日までに，その品名と数量を都道府県知事に届出しなければなりません。

(3) 麻薬交付の場所，運搬

　麻薬の交付を行う場所は，事故の未然防止の観点から，適切と考えられる場所にする必要があります。また，運搬については，それぞれの管理薬剤師またはその管理下の従事者が行うとともに，譲渡側・譲受側の許可業者の双方が立ち会い，その内容を直接確認しなければなりません。配送業者や麻薬卸売業者などが行うことのないよう十分注意してください。

(4) 譲渡許可の有効期間

　譲渡許可の有効期間は，「許可の日」から「その日の属する年の翌々年の12月31日」（または，期間を限定して許可をした場合は，当該最後日のいずれか早い方）までとなります。

(5) 譲渡許可の変更届

　譲渡許可の有効期間内に，いずれかの許可業者の届出内容に変更（麻薬小売業者の免許失効，名称変更，住所変更など）が生じた場合には，地方厚生（支）局長あてに，許可業者が共同で変更届を提出しなければなりません。

(6) 手数料

　本件については，手数料は発生しません。

麻薬処方箋には，麻薬以外の医薬品が一緒に記載されていても構わないのでしょうか。それとも，麻薬と麻薬以外の医薬品は，別に分けて発行してもらった方がよいのでしょうか。当薬局では，まだ，そのような処方箋を受けたことがないため，よくわからないので教えてください。

A

別々に交付してもらう必要はありません。

　麻薬処方箋には，通常（すなわち，麻薬以外の医薬品を処方する際に）必要とされている記載事項に加えて，①麻薬施用者の免許証の番号，②患者の住所──が記載されていなければなりません（**表**）。

　ただし，具体的な処方箋の記載方法に関して，麻薬と麻薬以外の医薬品を一緒に処方することの可否まで規定されていません。また，麻薬処方箋と一般の処方箋の取り扱いについては，別々に保管しておく方が便利だと思われます

241

表　麻薬処方箋について

麻薬及び向精神薬取締法 （昭和 28 年 3 月 17 日，法律第 14 号）

　（施用，施用のための交付及び麻薬処方箋）

第 27 条

6　麻薬施用者は，麻薬を記載した処方箋を交付するときは，その処方箋に，患者の氏
　名（患畜にあつては，その種類並びにその所有者又は管理者の氏名又は名称），麻薬の
　品名，分量，用法用量，自己の氏名，免許証の番号その他厚生労働省令で定める事項
　を記載して，記名押印又は署名をしなければならない。

麻薬及び向精神薬取締法施行規則 （昭和 28 年 4 月 18 日，厚生省令第 14 号）

　（麻薬を記載した処方箋の記載事項）

第 9 条の 3　法第 27 条第 6 項に規定する厚生労働省令で定める事項は，次のとおりと
　する。ただし，麻薬診療施設の調剤所において当該麻薬診療施設で診療に従事する
　麻薬施用者が交付した麻薬処方箋により薬剤師が調剤する場合にあつては，第 1 号，
　第 2 号及び第 4 号に掲げる事項を記載することを要しない。

　　1　患者の住所（患畜にあつては，その所有者又は管理者の住所（法人にあつては，
　　　主たる事務所所在地））

　　2　処方箋の使用期間

　　3　発行の年月日

　　4　麻薬業務所の名称及び所在地

診療報酬請求書等の記載要領等について （昭和 51 年 8 月 7 日，保険発第 82 号）

別紙 2

第 5　処方箋の記載上の注意事項

8　「備考」欄について

（2）　麻薬を処方する場合には，麻薬取締法第 27 条に規定する事項のうち，患者の住
　　所及び麻薬施用者の免許証の番号を記載すること。

が，保存期間は 3 年間であることに変わりがないほか，保険請求上の面から見ても，麻薬と麻薬以外の医薬品が別々の処方箋により交付されないと支障があるとは考えられません。

　麻薬の処方については，一般の処方箋に，麻薬を処方するうえで必要とされている事項が追記されていれば問題ありません。麻薬と麻薬以外の医薬品を別々の処方箋により交付してもらうことは不要です。

　なお，麻薬処方箋に基づいて調剤した場合の保険請求にあたっては，調剤報酬明細書（レセプト）の「保険薬局の所在地及び名称」欄の下部に，当該薬局の麻薬小売業の免許番号を「麻：○○○○○号」と記載しなければなりませんので，忘れないように気を付けてください。

242

後発医薬品への変更調剤

Q218 後発医薬品へ変更可能な処方箋を受け付けた場合は、患者に対し、必ず後発医薬品に関する説明をしなければならないのでしょうか。

A --

説明しなければなりません。

保険薬局及び保険薬剤師療養担当規則（昭和32年厚生省令第16号）では、①保険薬局においては後発医薬品の調剤体制の確保に努めること、②保険薬剤師においては、後発医薬品へ変更可能な処方箋を調剤する際に、患者へ後発医薬品に関する説明を適切に行うことを義務付けるとともに、その際には後発医薬品を調剤するよう努めなければならないことを規定しています（**表**）。

表　後発医薬品の使用促進

> （後発医薬品の調剤）
> 第7条の2　保険薬局は、医薬品、医療機器等の品質、有効性及び安全性の確保等に関する法律第14条の4第1項各号に掲げる医薬品（以下「新医薬品等」という。）とその有効成分、分量、用法、用量、効能及び効果が同一性を有する医薬品として、同法第14条又は第19条の2の規定による製造販売の承認（以下「承認」という。）がなされたもの（ただし、同法第14条の4第1項第2号に掲げる医薬品並びに新医薬品等に係る承認を受けている者が、当該承認に係る医薬品と有効成分、分量、用法、用量、効能及び効果が同一であつてその形状、有効成分の含量又は有効成分以外の成分若しくはその含量が異なる医薬品に係る承認を受けている場合における当該医薬品を除く。）（以下「後発医薬品」という。）の備蓄に関する体制その他の後発医薬品の調剤に必要な体制の確保に努めなければならない。
>
> （調剤の一般的方針）
> 第8条　（略）
> 2　（略）
> 3　保険薬剤師は、処方箋に記載された医薬品に係る後発医薬品が次条に規定する厚生労働大臣の定める医薬品である場合であつて、当該処方箋を発行した保険医等が後発医薬品への変更を認めているときは、患者に対して、後発医薬品に関する説明を適切に行わなければならない。この場合において、保険薬剤師は、後発医薬品を調剤するよう努めなければならない。

（保険薬局及び保険薬剤師療養担当規則、昭和32年4月30日、厚生省令第16号）

したがって，後発医薬品へ変更可能な処方箋を受け付けた場合には，保険薬剤師として，患者に後発医薬品へ変更可能であることを説明するとともに，後発医薬品への変更を希望するか否かを確認してください。そして，患者から得られた内容については，薬歴などに忘れずに記録しておきましょう。また，後発医薬品に変更した場合には，処方医へその内容を情報提供することを忘れないでください。

後発医薬品への変更が認められている処方箋に基づいて後発医薬品を調剤しました。実際に調剤した後発医薬品の銘柄を保険医療機関へ情報提供しようと思うのですが，文書により情報提供する場合，何か決められた様式などはあるのでしょうか。

特に決められた様式はありませんので，保険薬局ごとに工夫・作成したものを用いて情報提供すれば構いません。

後発医薬品への変更が認められている処方箋により後発医薬品へ変更して調剤した場合には，実際に調剤した後発医薬品の銘柄を保険医療機関へ情報提供することが求められています。

これは，関係通知（「処方せんに記載された医薬品の後発医薬品への変更について」平成24年3月5日，保医発0305第12号）で示されているものですが，処方箋を交付した保険医療機関への情報提供の方法については，具体的な手段が決められているわけではありません。したがって，文書により情報提供する場合には，処方箋を受け付けた保険薬局ごとに工夫・作成したものを用いて情報提供することになります。ただし，処方箋を交付した保険医療機関側から特段の求めがある場合などは，それに応じた方法・手段により対応することが必要です。

また，1枚の処方箋に複数の医薬品が処方されており，後発医薬品への変更が複数品目にわたるようなケースでは，変更後の後発医薬品の銘柄を単に並べただけでは，どの先発医薬品がどの後発医薬品に変更されたのかがわかりにくい場合もあります。情報提供もしくは様式を作成する際には，変更前と変更後

の医薬品を対比させた表記にするなど，情報の受け手の立場になって考えることも必要です。

後発医薬品に変更可能な処方箋で，記載されている先発医薬品を後発医薬品に変更した場合は，調剤した後発医薬品の銘柄情報などを処方医へフィードバックすることになっていますが，一般名処方についても，後発医薬品を調剤した場合に限り処方医へフィードバックすれば問題ありませんか。

A

一般名処方の場合には，調剤した医薬品が先発医薬品か後発医薬品かにかかわらず情報提供が必要です。

後発医薬品に変更可能な処方箋に基づいて，患者と相談のうえ，①処方箋に記載されている先発医薬品を後発医薬品に変更して調剤した場合，または，②処方箋に記載されている後発医薬品を別銘柄の後発医薬品に変更して調剤した場合——には，処方箋を発行した保険医療機関に対して，調剤した後発医薬品の銘柄（含量規格や剤形を変更した場合には，その内容を含む）に関する情報を提供することになっています（表）。

ただし，当該医療機関との間で，情報提供の要否・方法・頻度などに関して

表　変更調剤を行った場合の情報提供について

第3　変更調剤を行う際の留意点について 7　保険薬局において，銘柄名処方に係る処方薬について後発医薬品（含量規格が異なるもの及び類似する別剤形のものを含む。）への変更調剤を行ったとき又は一般名処方に係る処方薬について調剤を行ったときは，調剤した薬剤の銘柄（含量規格が異なる後発医薬品を調剤した場合にあっては含量規格を，類似する別剤形の後発医薬品を調剤した場合にあっては剤形を含む。）等について，当該調剤に係る処方せんを発行した保険医療機関に情報提供すること。ただし，当該保険医療機関との間で，調剤した薬剤の銘柄等に係る情報提供の要否，方法，頻度等に関してあらかじめ合意が得られている場合は，当該合意に基づいた方法等により情報提供を行うことで差し支えない。

（処方せんに記載された医薬品の後発医薬品への変更について，平成24年3月5日，保医発0305第12号）

あらかじめ合意が得られている場合には，それに基づいた方法による情報提供が行われていれば問題ありません。

一方，一般名処方の場合は，医薬品の銘柄が特定されているわけではありませんので，前述のケース（①および②）のような，処方箋に記載されている医薬品を異なる医薬品に「変更する」のではなく，患者と相談のうえで，どの医薬品を調剤するかを「選択する」というプロセスが必要です。

すなわち，処方箋に記載されている医薬品の銘柄通り調剤された場合には，保険薬局から情報提供は行われませんので，処方医としては「情報提供なし＝変更調剤なし」と理解することは可能ですが，一般名処方の場合は，保険薬局から情報提供が行われない限り，処方医はどの銘柄の医薬品が調剤されたのかを把握することができません。そのような理由から，調剤した医薬品が先発医薬品か後発医薬品かにかかわらず，処方箋を発行した保険医療機関に対し，銘柄などに関する情報提供を行うことが求められています。

ただし，処方箋に記載されている医薬品を異なる医薬品に変更して調剤した場合と同様，当該医療機関との間で，情報提供の要否や方法などについてあらかじめ合意が得られている場合には，それに基づく方法で情報提供を行うことが認められています。

第4章　その他の関連項目

含量規格が異なる後発医薬品へ変更する場合と，類似する別剤形の後発医薬品へ変更する場合には，①患者の同意があることと，②変更後の薬剤料が同額以下であることという条件を満たしていれば，処方医へ照会せずに変更することができますが，次のような変更調剤において，変更後の薬剤料が高くなるような場合は，患者の同意が得られたとしても処方医への照会は必要なのでしょうか。

```
処方された後発医薬品を別銘柄の後発医薬品に変更調剤する場合
 （変更前）○○○ 2mg 錠「A 社」× 1 錠
              一般名
        ↓
 （変更後）○○○ 2mg 錠「B 社」× 1 錠
              一般名
```

A

　同一の含量規格および同一剤形の後発医薬品への変更ですので，**患者の同意が得られていれば，処方医へ疑義照会することなく変更調剤は可能です。**

　後発医薬品へ変更可能な処方箋に基づいて，処方箋に記載されている医薬品を後発医薬品へ変更調剤する場合（処方箋に記載されている後発医薬品を，別銘柄の後発医薬品に変更調剤する場合を含む）には，患者の同意が得られれば，処方医へ疑義照会することなく，当該薬局が備蓄している後発医薬品に変更して調剤することができます。

　ただし，薬局によっては，処方箋に記載された医薬品と同一の含量規格もしくは同一剤形の後発医薬品を備蓄していない場合もあるため，薬局における医薬品の備蓄に係る負担軽減の観点から，平成22年4月1日より，含量規格が異なる後発医薬品または類似する別剤形の後発医薬品に変更することが認められています。ただし，その際の条件としては，**①患者の同意を得ていることと，②変更後の薬剤料が変更前と比較して同額以下であること**が必要です。

　しかし，**ここで求められている条件は，「含量規格が異なる後発医薬品」または「類似する別剤形の後発医薬品」へ変更調剤する場合に限られているもの**です（表，下線部）。患者の同意が必要であることはいずれの場合にも共通していますが，同一の含量規格または同一剤形の後発医薬品への変更調剤については，従来からの取り扱い通り，変更前後の薬剤料の差の有無は問われていま

247

表　後発医薬品への変更調剤について

> 第3　変更調剤を行う際の留意点について
> 4　<u>含量規格が異なる後発医薬品又は類似する別剤形の後発医薬品への変更調剤は，変更調剤後の薬剤料が変更前のものと比較して同額以下であるものに限り，対象となるものであること。</u>
> 　　また，含量規格が異なる後発医薬品又は類似する別剤形の後発医薬品への変更調剤は，規格又は剤形の違いにより効能・効果や用法・用量が異なる場合には対象外とするものであること。

（処方せんに記載された医薬品の後発医薬品への変更について，平成24年3月5日，保医発0305第12号）

せん。すなわち，そのような場合には，処方医への疑義照会は不要です。

先日，後発医薬品への変更が認められている処方箋を受け付けたのですが，一部の先発医薬品について，患者が希望する後発医薬品の備蓄量が足りなくて困ったことがありました。患者もしくは処方医の同意があれば，後発医薬品と先発医薬品を混在して調剤することは認められるのでしょうか（例えば，初日分から数日分は後発医薬品，残りの日数分は先発医薬品として調剤するような場合）。

A --

　ご質問のケースは，患者が希望する後発医薬品の備蓄量が不足していたという理由から，すなわち薬局側の都合により，後発医薬品と先発医薬品を混在して調剤するというものです。このような対応は，患者もしくは処方医の同意が得られているのであれば，必ずしも，それを否定するだけの根拠は見つからないかもしれません。しかし，**医薬品の適正使用という観点から見ても好ましいことではありませんし，患者の求めに応じた行為でもないことから，結果的に，「認められない」と判断されることになると思われます。**

　患者には，希望する後発医薬品の備蓄量が不足していることを説明したうえで，直ちに不足分を入手するよう手配するか，それとも，処方箋に記載されている先発医薬品のまま調剤するかについて，患者の意向をきちんと確認することが必要です。

第4章 その他の関連項目

後発医薬品へ変更可能な処方箋の場合，患者の同意があり，変更後の薬剤料が変更前よりも同額以下であれば，別規格・別剤形の後発医薬品に変更できますが，これは内服薬に限られているのでしょうか。それとも外用薬でも可能なのでしょうか。

A

類似する別剤形の後発医薬品への変更調剤については，内服薬に限り認められていますが，含量規格が異なる後発医薬品への変更については，外用薬についても認められています。

　後発医薬品へ変更可能な処方箋に基づく変更調剤については，平成22年3月までは，同一剤形・同一規格の後発医薬品への変更に限られていました。しかし，後発医薬品をより普及させる観点から，平成22年4月より，一定の条件の範囲内ではありますが，「含量規格が異なる後発医薬品」もしくは「類似する別剤形の後発医薬品」への変更調剤が認められています（表）。

　ただし，「類似する別剤形の後発医薬品」への変更調剤については，内服薬に限られています。しかし，「含量規格が異なる後発医薬品」への変更調剤については内服薬に限られているわけではありませんので，外用薬も対象である

表　後発医薬品への変更調剤について

第3　変更調剤を行う際の留意点について
4　含量規格が異なる後発医薬品又は類似する別剤形の後発医薬品への変更調剤は，変更調剤後の薬剤料が変更前のものと比較して同額以下であるものに限り，対象となるものであること。
　　また，含量規格が異なる後発医薬品又は類似する別剤形の後発医薬品への変更調剤は，規格又は剤形の違いにより効能・効果や用法・用量が異なる場合には対象外とするものであること。
5　類似する別剤形の医薬品とは，内服薬であって，次の各号に掲げる分類の範囲内の他の医薬品をいうものであること。
　ア　錠剤（普通錠），錠剤（口腔内崩壊錠），カプセル剤，丸剤
　イ　散剤，顆粒剤，細粒剤，末剤，ドライシロップ剤（内服用固形剤として調剤する場合に限る。）
　ウ　液剤，シロップ剤，ドライシロップ剤（内服用液剤として調剤する場合に限る。）

（処方せんに記載された医薬品の後発医薬品への変更について，平成24年3月5日，保医発0305第12号）

249

と理解して差し支えありません（表）。

Q224 処方箋に記載されている後発医薬品を他の銘柄の後発医薬品に変更する場合は，薬剤料が変更前より安くならなければいけないのでしょうか。もし，患者の了解が得られれば多少高くなっても変更することは認められるのでしょうか。

A

保険薬局における後発医薬品への変更調剤にあたっては，患者の了解が必要であることは言うまでもありませんが，**同一規格・同一剤形の後発医薬品へ変更する場合には，変更前後の薬剤料の違いは問われていません。**

成分ごとに該当するすべての銘柄の後発医薬品を備蓄することは非現実的であり，そもそも，そこまで求められているわけではありません。そのため，後発医薬品へ変更可能な処方箋に基づいて後発医薬品への変更調剤を行う場合に，薬剤料が変更前と比較して同額以下であることが求められているのは，①含量規格が異なる後発医薬品へ変更するケース，または，②類似する別剤形の後発医薬品へ変更するケース——に限られています（Q223の表参照）。

したがって，それ以外のケース（すなわち，同一規格・同一剤形の後発医薬品への変更）については，当該薬局で備蓄している後発医薬品にどのような銘柄があるかなどを説明して，患者の了解が得られれば，変更調剤を実施することが可能です。

第4章　その他の関連項目

後発医薬品への変更不可の指示がなければ，処方箋に記載されている先発医薬品（または後発医薬品）を後発医薬品に変更することは可能ですが，変更後の薬剤料が同額以下であれば，処方箋に記載されている後発医薬品を先発医薬品に変更することも可能ですか。それとも，後発医薬品を先発医薬品に変更する場合には，処方医への疑義照会が必要ですか。

A

　処方箋に記載されている後発医薬品を先発医薬品に変更して調剤するためには，処方医への疑義照会が必要です。

　後発医薬品へ変更可能な処方箋で，患者の同意が得られた場合には，処方医へ疑義照会することなく，処方箋に記載されている先発医薬品を後発医薬品に，もしくは，処方箋に記載されている後発医薬品を別名柄の後発医薬品に変更して調剤することができます。

　ただし，これはあくまでも「後発医薬品への変更」が可能なのであって，後発医薬品を先発医薬品に変更して調剤することまで認められているわけではありません。たとえ患者の同意が得られており，かつ，変更後の薬剤料が同額以下となる場合であっても，処方箋に記載された後発医薬品を先発医薬品に変更して調剤するためには，処方医への疑義照会が不可欠です。

糖尿病の食後過血糖改善のための後発医薬品として，ボグリボース口腔内崩壊フィルムが薬価基準に収載されていますが，口腔内崩壊錠（先発医薬品）の後発医薬品として変更は可能なのでしょうか。

A

　ご質問の口腔内崩壊フィルムについては，先発医薬品である口腔内崩壊錠の後発医薬品として薬価基準に収載されていますので，**同一剤形への変更と同じであると解釈して差し支えないものと考えます。**

251

後発医薬品へ変更可能な処方箋に基づいて，処方箋に記載された医薬品を後発医薬品に変更調剤した場合や，一般名処方で記載された医薬品を後発医薬品に変更調剤した場合には，その内容を処方箋の「処方」欄または「備考」欄に記入しなければならないのでしょうか。

 特に記入することは求められていません。

後発医薬品へ変更可能な処方箋は，記載された医薬品をそれに該当する後発医薬品に変更調剤して差し支えないということを，処方箋の交付時点であらかじめ指示しているものです。

一方，「処方箋の記載上の注意事項」（「診療報酬請求書等の記載要領等について」，昭和51年8月7日，保険発第82号）では，「医師又は歯科医師の同意を得て処方箋に記載された医薬品を変更して調剤した場合」には，薬剤師にその変更内容を「処方」欄または「備考」欄に記入することを求めています（表，9（4）ア）。

しかし，ここで記入が求められている内容とは，疑義照会によって処方変更

表 疑義照会に関する処方箋への記載について

第5　処方箋の記載上の注意事項 7　「処方」欄について 　（5）処方医が処方箋に記載した医薬品の一部又はすべてについて後発医薬品への変更に差し支えがあると判断したときには，「備考」欄中の「保険医署名」欄に署名等を行うとともに，差し支えがあると判断した医薬品ごとに「変更不可」欄に「✓」又は「×」を記載し，患者及び処方箋に基づき調剤を行う保険薬局の保険薬剤師のいずれに対しても変更不可であることが明確に分かるように記載すること。なお，一般名処方の趣旨からして，一般名処方に対して「変更不可」欄に「✓」又は「×」が記載されることはあり得ないものであること。 10　その他 　薬剤師は，調剤したときは，その処方箋に以下の事項を記載すること。 　（4）その他次の事項を「備考」欄又は「処方」欄に記入すること。 　　<u>ア　処方箋を交付した医師又は歯科医師の同意を得て処方箋に記載された医薬品を変更して調剤した場合には，その変更内容</u> 　　イ　医師又は歯科医師に照会を行った場合は，その回答の内容

（診療報酬請求書等の記載要領等について，昭和51年8月7日，保険発第82号）

第4章　その他の関連項目

が行われた場合のことを意味しています。後発医薬品へ変更可能な処方箋に基づいて後発医薬品に変更調剤した場合は，これに該当しないものと解釈して差し支えありません（実際に調剤した医薬品名は，調剤録に記入することが規定されています）。

ただ，処方箋に記載された医薬品をどの後発医薬品に変更調剤したのかという情報については，できるだけ速やかに把握できるようにしておくことも大事ですので，薬歴を活用することなども1つの方法でしょう。

一般名処方とは，どのように記載されるのですか。細かいルールなどがあるのでしょうか。

厚生労働省によると，一般名処方とは**「一般的名称」＋「剤形」＋「含量」**で記載されることが原則であるとしています（**表1，2**）。

しかし，医薬品によっては，複数種類の徐放剤が存在しているために一般名処方による記載が困難な場合や，配合剤のような一般名処方になじまないものなども存在することから，厚労省では，内用薬および外用薬について，現場で活用してもらうためのツールとして**「処方箋に記載する一般名処方の標準的な記載」（一般名処方マスタ）**を作成し，厚生労働省のホームページなどを通じて公表しています（http://www.mhlw.go.jp/seisakunitsuite/bunya/kenkou_iryou/iryouhoken/shohosen_180401.html）。

このうち，「一般的名称」の部分については，添付文書の有効成分の一般名

表1　一般名処方に係る加算について

〈別表第1〉　医科診療報酬点数表
区分 F400　処方箋料
注7　薬剤の一般的名称を記載する処方箋を交付した場合は，当該処方箋の内容に応じ，次に掲げる点数を処方箋の交付1回につきそれぞれ加算する。
　　イ　一般名処方加算1　　　　　　　　　　　　　　　　　　　　　7点
　　ロ　一般名処方加算2　　　　　　　　　　　　　　　　　　　　　5点

（診療報酬の算定方法の一部を改正する件，令和2年3月5日，厚生労働省告示第57号）

253

表2　一般名処方の記載方法について

〈別添1〉　医科診療報酬点数表に関する事項
F400　処方箋料
(12)「注7」に規定する一般名処方加算は，後発医薬品のある医薬品について，薬価基準に収載されている品名に代えて，一般的名称に剤形及び含量を付加した記載（以下「一般名処方」という。）による処方箋を交付した場合に限り算定できるものである。交付した処方箋に含まれる医薬品のうち，後発医薬品のある全ての医薬品（2品目以上の場合に限る。）が一般名処方されている場合には一般名処方加算1を，1品目でも一般名処方されたものが含まれている場合には一般名処方加算2を，処方箋の交付1回につきそれぞれ加算する。品目数については，一般的名称で計算する。ただし，投与経路が異なる場合は，一般的名称が同一であっても，別品目として算定する。
　　なお，一般名処方とは，単に医師が先発医薬品か後発医薬品かといった個別の銘柄にこだわらずに処方を行っているものである。
〈以下，省略〉

（診療報酬の算定方法の一部改正に伴う実施上の留意事項について，令和2年3月5日，
保医発0305第1号）

を基本としつつ，これを基に既収載品の販売名を参考にして一部簡略化されたものもあります（例：アトルバスタチンカルシウム水和物→アトルバスタチン，ジクロフェナクナトリウム→ジクロフェナクNa）。

　また，配合剤の場合は，原則として有効成分の一般的名称を「・」で接続し（塩と水和物の記載は省略），含量は記載しないことを基本としていますが，同一の有効成分を含有し，含量のみ異なる製剤が複数存在するときは，一般的名称の後に含量が記載されることになっています（例：「【般】レボドパ100mg・カルビドパ配合錠」と「【般】レボドパ250mg・カルビドパ配合錠」など）。

　そのほか，同一の有効成分・剤形を有する医薬品で，効能・効果，用法・用量などの異なるものが存在する場合は，括弧書きなどで区別されています（例：「【般】ニフェジピン徐放錠10mg（12時間持続）」と「【般】ニフェジピン徐放錠10mg（24時間持続）」など）。

　ただし，同マスタの標準的な記載では「【般】＋一般的名称＋剤形＋含量」とされ，頭の部分に「【般】」という記号がつけられていますが，必ずしもこの記号は必須とされているわけではありません。

第4章　その他の関連項目

一般名処方された医薬品について後発医薬品を調剤しなかった場合は，その理由をレセプトに記載することになりましたが，例えば1枚の処方箋の中に，それに該当するケースが複数あった時は，どのように対応すればよいのでしょうか。

A ------

1枚の調剤報酬明細書（レセプト）ごとに，「最も当てはまる理由」を1つだけ記載します。

　後発医薬品（ジェネリック医薬品）の普及促進策の一環として，処方箋料（医科点数表）に一般名処方加算が設けられたことを受けて，平成24年4月以降，一般名処方が増えています。

　一方，保険薬剤師は，処方箋を発行した保険医が後発医薬品への変更を認めている場合には，患者に対し，後発医薬品に関する説明を適切に行うとともに，「後発医薬品を調剤するよう努めなければならない」とされています（「保険薬局及び保険薬剤師療養担当規則」第8条第3項）。この「保険医が後発医薬品への変更を認めている場合」には，一般名処方で記載された医薬品も含まれています。

　今後さらに後発医薬品を普及・促進していくうえで，一般名処方が後発医薬品で調剤されなかった場合の理由を含めて把握できるようにしておく必要があるとの指摘を踏まえ，その理由をレセプトの摘要欄に記載してもらうことになりました（「患者の意向」，「保険薬局の備蓄」，「後発医薬品なし」または「その他」から最も当てはまる理由を1つ記載）。

　ただし，処方箋ごと，もしくは，1枚の処方箋の中にそれに該当するケースが複数あったとしても，そのレセプトの中で「最も当てはまる理由」を，4つの定型文の中から「1つ」だけ選んで記載するよう求められていますので，処方箋ごと，もしくは医薬品ごとに理由を記載する必要はありません。

後発医薬品への変更調剤

Q230 これまで「後発医薬品」として分類されていたが,基礎的医薬品の対象となった医薬品については,後発医薬品への変更調剤ができなくなったと聞きましたが本当ですか。

A ――――――――――――――――――――――――――――――

基礎的医薬品の対象成分に該当する医薬品であっても,従前通り,処方箋の指示に基づく後発医薬品への変更調剤は可能です。

「基礎的医薬品」とは,平成28年度薬価制度改革で試行的な取り組みとして導入された,薬価算定ルールに関する考え方によるものです。

具体的には,2年ごとに実施される既収載品の薬価算定にあたり,現行の不採算品再算定,最低薬価になる前の薬価を下支えする制度として位置付け,所定の要件(①収載から25年以上経過し,かつ成分全体および銘柄の乖離率がすべての既収載品の平均乖離率以下,②一般的なガイドラインに記載され,広く医療機関で使用されているなど,汎用性のあるもの,③過去の不採算品再算定品目,ならびに古くからの医療の基礎となっている病原生物に対する医薬品および医療用麻薬)をすべて満たす医薬品を対象として,最も販売額が大きい銘柄に価格を集約して「その薬価を維持する」というものです。

厚生労働省が整備・公表している「各先発医薬品における後発医薬品の有無に関する情報」(一覧表)では,基礎的医薬品の対象成分に該当する場合,診療報酬における加算(後発医薬品調剤体制加算など)の対象となる後発医薬品に該当しなくなるため,当該リスト中において「後発医薬品」とは明示していません。

ただし,これは,例えば調剤報酬点数表の場合,後発医薬品調剤体制加算で使用している後発医薬品の数量シェア(置き換え率)の計算に反映できないということを意味しているのであって,処方箋の指示に基づく後発医薬品への変更調剤まで認めていないということではありません。

すなわち,基礎的医薬品の対象成分に該当している医薬品であっても,従前から後発医薬品として変更調剤が認められていたものについては,引き続き処方箋の指示に基づき変更調剤を行うことが可能です。

その他

入院中の患者が他の保険医療機関を受診した場合，保険処方箋の交付は認められていないと思っていたのですが，一部のケースに限り，調剤報酬を算定できると聞きました。どのような場合に認められるのでしょうか。

A

DPC算定病棟に入院している患者である場合を除き，入院中の患者が他の保険医療機関を受診した際の保険処方箋の交付，すなわち，保険薬局における調剤報酬の算定が可能です。ただし，入院している保険医療機関が算定する入院基本料の種別により，保険薬局で算定できる点数項目は異なります。

入院中の患者に対して，入院している保険医療機関（以下，入院医療機関）以外での診療の必要が生じた場合には，他の保険医療機関（以下，他医療機関）へ転医または対診を求めることが原則とされています。ただし，入院医療機関において診療を行うことができない専門的な診療が必要となった場合など，やむを得ないケースに限り他医療機関を受診することが認められており，その際には，他医療機関から当該診療に係る費用を保険請求（レセプト請求）することができます。

これまで，入院中の患者が他医療機関を受診した際の費用については，その可否に関する解釈が不明確な部分もあったことから，平成22年度診療報酬改定を機に見直しが図られることになりました。改正当初である平成22年4月，技術料の部分（と一部の薬剤料）については，他医療機関または保険薬局から保険請求できるよう見直されたものの，薬剤料と保険医療材料料（以下，薬剤料等）については入院医療機関から保険請求することになってしまったため，請求時の事務手続きの複雑化が問題視されていました。

そのため，中央社会保険医療協議会（中医協）において改めて議論された結果，薬剤料等についても他医療機関および保険薬局から直接保険請求することができるよう整理され，同年6月4日付の通知により，再度見直しが図られることになりました。

表　入院中の患者が他医療機関を受診した場合の取り扱い

入院患者の区分		他保険医療機関，保険薬局において算定できる点数項目		
		他保険医療機関	保険薬局	
出来高入院料を算定する病床に入院している患者		調剤料 薬剤料 処方料 処方箋料	調剤技術料	調剤基本料（加算を含む） 調剤料（加算を含む）
			薬学管理料	服薬情報等提供料1
			薬剤料等	薬剤料 特定保険医療材料料
	療養病棟入院基本料，有床診療所療養病床入院基本料，特定入院基本料等を算定している場合	－	調剤技術料	調剤基本料（加算を含む）
			薬学管理料	服薬情報等提供料1
			薬剤料等	－
			※調剤料，薬剤料，保険医療材料料は算定（保険請求）できないため，保険医療機関との合議による精算が必要	
DPC算定病棟に入院している患者		－	調剤技術料	－
			薬学管理料	－
			薬剤料等	－
			※調剤報酬に係る費用は一切算定（保険請求）できないため，保険医療機関との合議による精算が必要	

注）上記は，入院中の患者がやむを得ず他医療機関を受診した際に算定できる点数項目であり，ケースによっては入院医療機関との合議による精算もあり得る。

　ただし，保険薬局が薬剤料等を含めて保険請求できるのは，「出来高入院料を算定する病床に入院している患者」である場合に限られています。入院基本料のうち，「療養病棟入院基本料」，「有床診療所療養病床入院基本料」，「特定入院基本料」等を算定している患者の場合は，調剤料や薬剤料などを算定することができず，また，DPC算定病棟に入院している患者については，いずれの項目も算定することができませんので，これら算定できない部分については入院医療機関との合議により精算するしかありません（算定できる具体項目については表を参照してください）。

　なお，入院中の患者が他医療機関を受診した際の費用については，ケースによっては保険薬局からの保険請求とはせず，調剤に係る全額を入院医療機関と保険薬局の間で合議により精算する場合もあると考えられます。すなわち，今

第4章　その他の関連項目

回示された取り扱いについては，他医療機関および保険薬局において「算定できる」項目が整理されたのであって，入院医療機関との合議による精算を否定するものではないことに留意する必要があります。

湿布薬の処方については「1処方につき70枚まで」とされていますが，気管支拡張薬や医療用麻薬の貼付剤も対象となるのでしょうか。

A

対象ではありません。

　湿布薬については，1処方につき70枚を超えて投与する場合，処方医は必要と判断した趣旨を処方箋の「備考」欄に記載することになっています。この取り扱いは，「1度に多量に処方される湿布薬が一定程度あり，その状況が地域によってさまざまであることを踏まえ，残薬削減等の保険給付適正化の観点」から，平成28年4月より導入されているものです。

　ここでいう「湿布薬」とは，筋肉痛や腰痛などの鎮痛・消炎を効能・効果とするものを指しており，気管支拡張薬や医療用麻薬の貼付剤は対象ではありません。また，その枚数については，湿布薬の種類にかかわらず，湿布薬全体の合計枚数が「70枚」を超えているか否かで判断します（表）。

表　湿布薬の合計枚数の考え方

> （問128）　湿布薬については，1処方につき70枚の制限となっているが，「70枚」の判断は，湿布薬の種類ごとに70枚ではなく，処方された湿布薬全体の合計枚数が70枚という理解でよいか。
> （答）そのとおり。

〔疑義解釈資料の送付について（その1），平成28年3月31日，事務連絡〕

Q233

湿布薬の処方は「1処方につき70枚まで」と制限されていますが、処方箋に70枚を超えて記載されていた場合はどうすればよいのでしょうか。

A

70枚を超えて投薬することが必要であると判断した趣旨が、処方箋の「備考」欄に記載されていることを確認します。もし記載されていない場合は、処方医へ疑義照会を行ってください。

外来患者に対する湿布薬の処方については「1処方につき70枚」と制限されており、処方箋には「1回当たりの使用量および1日当たりの使用回数」または「投与日数」を記載することになっています。ただし、疾患の特性などにより処方医がやむを得ず70枚を超えて投薬する必要性があると判断した場合には、その理由もしくは趣旨が処方箋の「備考」欄に記載されます（表）。

そのため保険薬局では、湿布薬が70枚を超えて記載されている処方箋を受け付けた場合、処方箋の「備考」欄にその理由が記載されていることを確認します。もし記載されていない場合は、処方医へ疑義照会を行い、70枚を超えて投薬する必要性があると判断した理由もしくは趣旨を確認する必要があります。そして、その内容は、処方医への疑義照会の結果として、処方箋（「備考」欄または「処方」欄）および調剤録に記載することも忘れずに行ってください。

表　湿布薬を投与する際の処方箋への記載事項

第5　処方箋の記載上の注意事項
7　「処方」欄について
　投薬すべき医薬品名、分量、用法及び用量を記載し、余白がある場合には、斜線等により余白である旨を表示すること。
　（3）用法及び用量は、1回当たりの服用（使用）量、1日当たり服用（使用）回数及び服用（使用）時点（毎食後、毎食前、就寝前、疼痛時、○○時間毎等）、投与日数（回数）並びに服用（使用）に際しての留意事項等を記載すること。特に湿布薬については、1回当たりの使用量及び1日当たりの使用回数、又は投与日数を必ず記載すること。（以下、略）
8　「備考」欄について
　（7）1処方につき70枚を超えて湿布薬を投与する場合は、当該湿布薬の投与が必要であると判断した趣旨を記載すること。

（診療報酬請求書等の記載要領等について、昭和51年8月7日、保険発第82号）

第4章　その他の関連項目

　また，調剤報酬明細書（レセプト）を作成する際には，処方医が70枚を超えて湿布薬を投与することが必要であると判断した趣旨について，「処方箋の記載により確認」または「疑義照会により確認」したことを記載することになっています。必ず忘れずにレセプトへ記載し，記載不備として指摘を受けないよう注意してください。

患者が持参した処方箋に，当薬局では備蓄していない医薬品が記載されていた場合，調剤を断ることは認められるのでしょうか。

医薬品の備蓄がないことを理由に，調剤を拒否することは認められません。
　薬局において患者から調剤の求めがあった場合，「正当な理由」がない限り，調剤に従事する薬剤師はこれを拒むことはできません（表1）。
　処方箋を拒否することが認められている「正当な理由」に該当するケースとしては，薬局業務運営ガイドラインに明記されているように，①処方箋の記載内容に疑義が認められるものの，処方医に連絡がつかないために疑義照会できない場合，②冠婚葬祭や急病などで薬剤師が不在の場合，③医薬品の調達に時間を要する場合，④災害や事故などにより物理的に調剤が不可能の場合――などが該当します（表2）。
　ただし，その薬局に医薬品が備蓄されていないことを理由にした拒否は認められていませんので，③のようなケースであっても，即時調剤可能な薬局を「責任をもって紹介」しなければなりませんし，もしも患者から「医薬品を取り寄せてからでも構わない」と納得が得られた場合には，薬剤師は調剤を行わなければなりません。
　どのようなケースであれ，やむを得ず調剤を断る場合には，患者もしくはそ

表1　処方箋応需義務（薬剤師法）

（調剤の求めに応ずる義務）
第21条　調剤に従事する薬剤師は，調剤の求めがあつた場合には，正当な理由がなければ，これを拒んではならない。

表2 処方箋応需（薬局業務運営ガイドライン）

```
12　業務
 (1) 処方せん応需
  ①処方せんは薬剤師が責任をもって受け付け，正確かつ迅速に調剤を行うこと。
  ②薬局は，患者等が持参した処方せんを応需するのが当然の義務であり，正当な理由
    がなくこれを拒否してはならないこと。
      処方せんを拒否することが認められる場合としては，以下のような場合が該当す
    るが，やむを得ず断る場合には，患者等にその理由を良く説明し，適切な調剤が受
    けられるよう措置すること。
      なお，処方医薬品がその薬局に備蓄されていないことを理由とした拒否は認めら
    れないものであること。
    ア　処方せんの内容に疑義があるが処方医師（又は医療機関）に連絡がつかず，疑
       義照会できない場合。但し，当該処方せんの患者がその薬局の近隣の患者の場合
       は処方せんを預かり，後刻処方医師に疑義照会して調剤すること。
    イ　冠婚葬祭，急病等で薬剤師が不在の場合。
    ウ　患者の症状等から早急に調剤薬を交付する必要があるが，医薬品の調達に時間
       を要する場合。但し，この場合は即時調剤可能な薬局を責任をもって紹介すること。
    エ　災害，事故等により，物理的に調剤が不可能な場合。
  ③ (略)
```

（都道府県衛生主管部長あて厚生省薬務局企画課長通知，平成5年4月30日，薬企第37号）

の家族などにその理由を説明し，調剤に応じられない場合には調剤可能な他の薬局を紹介するなど，患者が適切な調剤を受けられるよう措置することまでが，薬剤師として果たすべき義務であると言えるでしょう。

疑義照会により処方内容の変更が行われた場合，変更箇所について処方医の訂正印はなくても構いませんか。また，後日，処方医から変更後の処方箋を新しく発行してもらうことが可能な場合には，変更前の処方箋と新しい処方箋を差し替えたほうがよいのでしょうか。

処方内容に変更が生じた場合，その薬局の薬剤師が変更後の内容や処方医からの回答内容などを記入するよう法的に義務付けられていますので，**処方医から訂正印をもらう必要はありません**。一方，変更が生じた処方箋を新しいもの

第4章 その他の関連項目

と差し替えることについては，薬剤師による疑義照会の記録がなくなってしまうなど，いくつかの問題があります。

　処方箋の中に疑わしい点がある場合，薬剤師には処方医への疑義照会が義務付けられており（薬剤師法第24条），処方医の指示により処方変更が行われた場合にはその変更内容，また，変更が行われなかった場合でも，処方医からの回答内容を処方箋に記入しなければなりません（薬剤師法施行規則第15条，**表**）。しかし，処方変更が生じた場合の取り扱いのうち，処方医から変更部分について訂正印をもらうことの必要性については，関係法令および通知においても明記されていません。

　かつて日本薬剤師会では，電話によるやり取りのトラブルをできるだけ防止することや，その変更についての確実性を担保するなどの意味もあり，処方医から変更部分についての訂正印をもらうように勧めてきました。しかし，医薬分業の定着とともに，その必要性が低くなってきたという背景もあり，現在では処方変更のための訂正印は不要であると解釈しています。

　一方，処方医から変更後の処方箋を新しく発行してもらったうえで，変更前

表　薬剤師による疑義照会

薬剤師法 （昭和35年8月10日，法律第146号）

（処方せん中の疑義）

第24条　薬剤師は，処方せん中に疑わしい点があるときは，その処方せんを交付した医師，歯科医師又は獣医師に問い合わせて，その疑わしい点を確かめた後でなければ，これによつて調剤してはならない。

（処方せんへの記入等）

第26条　薬剤師は，調剤したときは，その処方せんに，調剤済みの旨（その調剤によつて，当該処方せんが調剤済みとならなかつたときは，調剤量），調剤年月日その他厚生労働省令で定める事項を記入し，かつ，記名押印し，又は署名しなければならない。

薬剤師法施行規則 （昭和36年2月1日，厚生省令第5号）

（処方せんの記入事項）

第15条　法第26条の規定により処方せんに記入しなければならない事項は，調剤済みの旨又は調剤量及び調剤年月日のほか，次のとおりとする。

　1　調剤した薬局又は病院若しくは診療所若しくは飼育動物診療施設の名称及び所在地

　2　法第23条第2項の規定により医師，歯科医師又は獣医師の同意を得て処方せんに記載された医薬品を変更して調剤した場合には，その変更の内容

　3　法第24条の規定により医師，歯科医師又は獣医師に疑わしい点を確かめた場合には，その回答の内容

263

の処方箋と差し替えても問題ないかというご質問ですが，**後で変更済みの処方箋に交換すると，薬局に当初の処方内容や疑義照会の記録，すなわち，処方変更までの経緯や処方医からの回答内容が全く残らなくなってしまうため，薬剤師による業務の記録が見えなくなってしまいます。**また，業務の内容が見えないだけでなく，保険請求上の根拠となる記録がなくなれば，重複投薬・相互作用防止加算などの算定の信憑性を問われることにもなりかねません。したがって，**変更前と変更後の処方箋を差し替えることは，いくつかの問題が生じるものと考えられます。**

受け付けた処方箋について疑義照会を行ったところ，処方内容が一部変更となりましたが，その処方箋を交付した保険医療機関から「新しい処方箋を発行するので，処方内容を変更する前の処方箋と差し替えてほしい」との依頼がありました。疑義照会により内容が変更となった処方箋と新しく交付された処方箋を差し替えることは，何か問題があるのでしょうか。

A

法律上，差し替えを禁止している条文などは見当たらないようですが，薬剤師法や調剤報酬点数の算定要件などと照らし合わせてみた場合に，**いくつか問題があります。**

薬剤師法第26条および同法施行規則第15条では，処方箋への記入に関する事項が規定されており，疑義照会を行った場合にはその回答内容を，処方箋の記載内容を変更して調剤した場合にはその変更内容を，薬剤師が記入しなければなりません。したがって，保険医療機関には，変更後の内容を記載した処方箋を新たに交付してもらうことは不要です。

しかし，保険医療機関によっては，「変更後の内容で新たに処方箋を発行するので，変更前のものと差し替えてほしい」，「変更前の処方箋を送り返してほしい」と依頼されるケースが若干あると聞きます。また，薬剤師法を確認する限りでは，変更前後の処方箋の差し替えを禁止する規定も特に見当たりません。

第4章　その他の関連項目

とはいえ，処方箋を差し替えて，最初に交付された変更前の処方箋を廃棄（もしくは，保険医療機関に返却）してしまうと，法律で規定されている疑義照会に関する記録がなくなってしまうだけでなく，調剤報酬で評価されている点数（薬剤服用歴管理指導料の重複投薬・相互作用防止加算など）の算定根拠も残らなくなってしまうなど，いくつかの問題があります。

したがって，保険医療機関から処方箋の差し替えについて依頼された場合には，薬剤師法の規定に基づいて，薬剤師が処方箋に記録を残すことになっている旨を説明し，先方の理解を得ることなどが必要でしょう。もし，処方箋を差し替えなければならないことになったとしても，変更前後の処方箋を一緒に保存するようにしたり，また，変更前の処方箋を保険医療機関に返却するよう求められているのであれば，その処方箋の写しを取っておくことなども1つの方法かもしれません。

Q237 処方箋の内容について疑義照会を行った場合，処方箋や薬歴にその記録を残していますが，処方箋については，「備考」欄以外に記入することは認められていないのですか。

処方箋に疑義照会の内容および結果を記録する場合は，「備考」欄または「処方」欄に記入してください。

薬剤師法では，薬剤師に対し，受け付けた処方箋の内容について疑義が認められた場合には，処方医へ疑義照会を行うことを義務付けています（薬剤師法第24条）。そして，照会の内容や結果については，処方箋に記録しなければなりません（同第26条，薬剤師法施行規則第15条）。

一方，健康保険法においても，保険調剤にあたり疑義照会を行った場合の具体的な取り扱いが規定されており，疑義照会の記録については，処方箋の「『備考』欄又は『処方』欄に記入すること」とされているほか，患者の薬剤服用歴の記録にも記入しておく必要があります（表）。ただし，処方箋の記入箇所については，「『備考』欄又は『処方』欄」と規定されていることから考えると，必ずしも積極的に「処方」欄に記入することを求めているわけではないと察することができます。

265

表　疑義照会の記録について

> 第5　処方箋の記載上の注意事項
> 10　その他
> 　薬剤師は，調剤したときは，その処方箋に以下の事項を記載すること。
> （4）その他次の事項を<u>「備考」欄又は「処方」欄に記入すること。</u>
> 　ア　処方箋を交付した医師又は歯科医師の同意を得て処方箋に記載された医薬品を変更して調剤した場合には，その変更内容
> 　イ　医師又は歯科医師に照会を行った場合は，その回答の内容

（診療報酬請求書等の記載要領等について，昭和51年8月7日，保険発第82号）

したがって，基本的には「備考」欄に記載するものとして心がけておき，その他ケースに応じて適宜・適切に判断し，場合によっては「処方」欄に記入するということもあり得る，という程度に考えておくのも1つの方法ではないでしょうか。

ただし，いずれの欄に記入するとしても，それが誰により記入されたのかを明確にしておくこと，すなわち，医師による記載なのか，それとも，薬剤師による記載なのかということを明確に区別できるようにしておくことが重要です。

患者から提出されたA診療所の処方箋を調剤しようとしたのですが，数日前に当薬局で調剤した，現在服用中のB診療所で処方箋交付された医薬品と同一成分であったため，A診療所の処方医に疑義照会を行ったところ，処方箋に記載されていた医薬品はすべて削除されることになりました。このような場合，調剤報酬として算定できる点数はあるのでしょうか。

A

残念ながら現行では，算定できる点数はありません。

薬剤師は，薬剤師法第24条において「疑義照会」が義務付けられており，処方箋中に疑わしい点があるときは，処方医に問い合わせを行い，その疑わしい点を確かめた後でなければ調剤することができません。

この行為に対する点数上の評価としては，薬剤服用歴管理指導料の「重複投

薬・相互作用等防止加算」が設けられており，処方医への疑義照会の結果，処方変更が行われた場合は40点（残薬調整については30点）を算定します。

ご質問のケースでは，処方医への疑義照会の結果，処方薬が削除されたので処方変更が行われたことになります。しかし，その処方箋に記載されていた医薬品はすべて削除され，服薬指導の対象となる薬剤は何も残っていないため，薬剤服用歴管理指導料を算定することはできません。

また，そのような場合の調剤基本料の算定の可否についてはさまざまな考え方があると思われますが，これまで具体的な取り扱いは整理されていないのが現状です。しかし，患者の立場からみれば，受け取る薬剤が何もないのに窓口負担が発生することについて納得を得るのは非常に困難でしょう。そのため現時点では，ご質問のような場合に算定できる点数はないものとして取り扱うべきと考えます。

ただし，その際の処方箋については，薬剤師法の規定に基づいて疑義照会の結果および内容を記入のうえ，保存しておく必要がありますので忘れないよう注意してください。

保険調剤録については，調剤済みの処方箋に調剤録として必要な事項を記入すれば，それをもってかえることができるとされています。当薬局では，調剤済み処方箋の裏面を活用して必要事項を記入しているのですが，処方箋（表面）に記載されていない事項のみ記入すれば問題ないのでしょうか。それとも，処方箋に記載されている内容についても，裏面に記入しなければいけないのでしょうか。

A

保険調剤録の取り扱いについては，「調剤済みとなった処方せんに調剤録と同様の事項を記入したものをもってかえることができる」（厚生省通知，表）とされています。この趣旨は，調剤録に記載が求められている事項のうち，すでに処方箋に記載されている内容と同様の事項は省略しても差し支えないというものであって，また，その記載方法については，処方箋の表面・裏面に関わらず認められているものであると解釈しています。実際，これまで実務面にお

表　保険薬局の調剤録の取扱い

1　分割調剤について （略） 2　調剤録について 　保険薬局において作成する保険調剤録は，次に該当する事項を記入すること。 　なお，この調剤録は，調剤済となった処方せんに調剤録と同様の事項を記入したものをもってかえることができること。 　（1）薬剤師法施行規則第16条に規定する事項 　（2）患者の被保険者証記号番号，保険者名，生年月日及び被保険者被扶養者の別 　（3）当該薬局で調剤した薬剤について処方せんに記載してある用量，既調剤量及び使用期間 　（4）当該薬局で調剤した薬剤についての薬剤点数，調剤手数料，請求点数及び患者負担金額

（保険薬局の分割調剤及び調剤録の取扱いについて，昭和36年6月14日，保険発第57号）

いては，処方箋の裏面に必要事項を記入している場合が多いようです。

　しかし，この通知が示された当時（昭和36年）は手書きによる事務処理がほとんどであり，そのため，できるだけ事務処理の簡便化を図る観点から認められた取り扱いであると推測されます。

　その後，医薬分業の進展に伴って薬局内のOA化も十分進んできたということもあり，若干その解釈が変わりつつあるようです。最近，行政による個別指導や共同指導の現場においても，調剤済みとなった処方箋の裏面を利用して必要事項を記入（レセコンで印字）しているケースについては，処方箋に記載されている内容と併せて確認しなければ調剤録としての内容が把握できないという記入方法とするのではなく，できるだけ裏面を見ただけで必要な内容が確認できる記入方法に改善するよう求められることがあります。

　そのような記入方法が求められている理由としては，全国的に薬局内のOA化が進んでいるということはもちろんですが，薬剤師法において作成が義務付けられている調剤録の意義や在り方などを考えると，薬剤師にその重要性を再認識してほしいという意向もあるのではないでしょうか。現時点では，処方箋の裏面だけで必要な内容が確認できないからといって，直ちに違反ということにはなりませんが，今後，調剤録の在り方について議論されていくことになるのかもしれません。

第4章 その他の関連項目

調剤した場合，その処方箋には調剤した薬剤師が署名または記名押印することになっていますが，1枚の処方箋の調剤に複数の薬剤師が関わった場合には，すべての薬剤師が署名または記名押印しなければならないのでしょうか。あるいは，すべての薬剤師による署名または記名押印は問題があるのでしょうか。

A

　調剤に関わったすべての薬剤師による署名または記名押印（以下，「署名など」）は必要ありません。すべての薬剤師が署名などを行っても差し支えありませんが，その場合は，最終的な責任を負う薬剤師が特定されるよう記載上の工夫が必要です。

　保険調剤の場合，調剤した薬剤師はその処方箋に，調剤年月日，保険薬局の所在地・名称，保険薬剤師の氏名のほか，必要に応じて処方変更や疑義照会の内容など，必要事項を記入しなければなりません。最近では，薬局における調剤業務の効率化を図るという目的などから，1枚の処方箋に複数の薬剤師が関わることも多く，そのため，処方箋への記録においても，「調剤した薬剤師」としてどこまで含めるべきか，すなわちどの薬剤師まで署名などをしなければならないのかという解釈上の疑問が生じているようです。

　しかし，健康保険法や薬剤師法で求められていることは，その処方箋に基づく調剤について最終的に責任を負う薬剤師を特定することです。したがって，調剤した処方箋には，そのような薬剤師による署名などが行われていれば問題ありません。ただし，だからといって，管理薬剤師がすべての署名などを行えばよいということではありません。特に共同指導では，この点に関する指摘も目立ちますので，誤解しないよう十分注意してください。

　なお，複数の薬剤師が分担して調剤した場合，責任の所在を明らかにするという目的から，その処方箋の調剤に関わったすべての薬剤師が署名などをすることは差し支えありません。しかし，すべての薬剤師による署名などがあることで，かえって最終的な責任の所在が不明確になってしまう恐れもあります。そのようなことを防止するためにも，複数の薬剤師が署名などする場合には，最終的に責任を負う薬剤師が特定されているように工夫してください。

Q241 2種類の公費負担医療を併用する場合，調剤レセプトへの記載順序はどうすればよいのでしょうか。

A

複数の公費負担医療制度を併用する際の調剤報酬明細書（調剤レセプト）への記載方法については，一定のルールが決められています。

保険医療機関において処方箋が交付される際，公費負担医療制度を併用する場合は「公費負担者番号」および「公費負担医療の受給者番号」が記載されます。そして，当該処方箋を調剤した保険薬局では，保険請求にあたり，当該処方箋に記載されているそれらの番号を調剤レセプトに転記することが必要です。

その際，2種類の公費負担医療制度を併用する場合は，処方箋に公費負担医療制度に係る番号がそれぞれ記載されますので，保険薬局においては調剤レセプトの「公費負担者番号①」欄と「公費負担者番号②」欄にそれら番号を転記することになりますが，その記載方法（順序）については一定のルールが決められています（表）。

具体的には，診療報酬請求書に係る通知で示されている公費負担医療制度の一覧表の記載順序に従い，先順位に記載されている番号を「公費負担者番号①」欄に（第1公費），後順位に記載されている番号を「公費負担者番号②」欄に（第2公費），それぞれ記載します（図）。

表　公費負担者番号欄（第1公費，第2公費）の記載順序

第2　調剤報酬明細書の記載要領（様式第5）
　2　調剤報酬明細書に関する事項
　　(8)「公費負担者番号①」欄及び「公費負担者番号②」欄について
　　　イ　別添2の別表1「法別番号及び制度の略称表」に示す順番により，先順位の公費負担者番号を「公費負担者番号①」欄に（以下「公費負担者番号①」欄に記載される公費負担者番号を「第1公費」という。），後順位の公費負担者番号を「公費負担者番号②」欄に（以下「公費負担者番号②」欄に記載される公費負担者番号を「第2公費」という。）記載すること。

（診療報酬請求書等の記載要領等について，昭和51年8月7日，保険発第87号）

第4章　その他の関連項目

区分		法別番号	制度の略称
公費負担医療制度	戦傷病者特別援護法による ○療養の給付（法第15条関係）	13	―
	○更生医療（法第20条関係）	14	―
	原子爆弾被爆者に対する援護に関する法律による ○認定疾病医療（法第10条関係）	18	―
	:	:	:
	生活保護法による医療扶助（法第15条関係）	12	（生保）

先順位 ↓ 後順位

〔診療報酬請求書等の記載要領等について，昭和51年8月7日，
保険発第87号別添2・別表1（3）より抜粋〕

図　公費負担医療制度の法別番号

調剤レセプトの記載において，外用薬を調剤した場合は投薬全量を記載することになっていますが，湿布薬については取り扱いが異なるのでしょうか。

湿布薬については，投薬全量に加えて，1日用量または投与日数の記載が必要です。

調剤報酬明細書（調剤レセプト）の外用薬に関する記載については，「処方」欄に投薬全量を記載することになっています。しかし，平成28年4月からは，外来患者に対して湿布薬を処方する場合は「1処方につき70枚」と制限されたことに伴い，湿布薬の場合に限り，調剤レセプトの「処方」欄への記載については，湿布薬の枚数としての投薬全量だけでなく，1日用量または投与日数を記載することになっています（**表**）。

処方箋の記載ルールでは，処方箋を交付する保険医療機関に対して「特に湿布薬については，1回当たりの使用量及び1日当たりの使用回数，又は投与日数を必ず記載すること」とされていますので，保険薬局においては，必要な事項を調剤レセプトに転記するだけで済むでしょう。

しかし，処方箋にそれらの事項が記載されていない場合には，処方医に確認するなどにより必要な情報を把握のうえ，忘れずに調剤レセプトへ記載することが求められます。調剤レセプトの記載不備として指摘を受けないよう気を付けましょう。

271

表　湿布薬の調剤レセプトへの記載事項

> 第2　調剤報酬明細書の記載要領（様式第5）
> 　2　調剤報酬明細書に関する事項
> 　　(21)　「処方」欄について
> 　　　ア　所定単位（内服薬（浸煎薬及び湯薬を除く。以下同じ。）にあっては1剤1日分，湯薬にあっては内服薬に準じ1調剤ごとに1日分，内服用滴剤，屯服薬，浸煎薬，注射薬及び外用薬にあっては1調剤分）ごとに調剤した医薬品名，用量（内服薬及び湯薬については，1日用量，内服用滴剤，注射薬及び<u>外用薬（ただし，湿布薬を除く。）</u>については，<u>投薬全量</u>，屯服薬については<u>1回用量及び投薬全量</u>），剤形及び用法（注射薬及び外用薬については，省略して差し支えない。）を記載し，次の行との間を線で区切ること。
> 　　　　なお，浸煎薬の用量については，投薬全量を記載し，投薬日数についても併せて記載すること。また，湿布薬の用量については，<u>湿布薬の枚数としての投薬全量</u>を記載するとともに，<u>湿布薬の枚数としての1日用量又は投与日数を併せて記載すること。</u>
> 　　（以下，略）

（診療報酬請求書等の記載要領等について，昭和51年8月7日，保険発第87号）

Q243 レセプトの記載内容を訂正する場合は，二重線で抹消したうえで正しいものを記載することになっていますが，薬歴の記載内容を修正する場合は何か決まりがあるのでしょうか。

特に決められた訂正方法はありませんが，レセプトの記載要領に準じて二重取消線で修正するなど，修正の経緯を明らかにしておくことが必要です。

　診療報酬請求書および診療報酬明細書に記載した箇所を訂正する場合には，「修正液を使用することなく，誤って記載した数字等を＝線で抹消のうえ，正しい数字等を記載すること」とされています。これは，調剤報酬請求書および調剤報酬明細書においても同様です。

　一方，薬歴については，特に決められた訂正方法はありませんが，訂正に至るまでの経緯や訂正前の内容などを把握できる状態にしておき，その訂正内容の正当性を明確にしておくことが必要です。したがって，修正液は使用せず，二重取消線で訂正するというレセプトの記載要領に準じることが妥当であると考えます。

第4章　その他の関連項目

禁煙治療のための薬剤については，処方箋の備考欄に「ニコチン依存症管理料の算定に伴う処方である」と記載されることになっていますが，調剤レセプトについても何か記載が必要なのでしょうか。

特段，コメントの記載は求められていません。

　禁煙補助のための薬剤である「ニコチネルTTS」や「チャンピックス錠」を保険処方箋により投薬する場合には，医師が処方箋の「備考」欄に「ニコチン依存症管理料の算定に伴う処方である」と記載することになっています（平成20年4月18日，保医発第0418002号）。

　また，診療報酬明細書（医科レセプト）の作成にあたっては，ニコチン依存症管理料を算定する禁煙治療を行っている患者が何らかの理由により入院治療を要することになった場合の取り扱いとして，摘要欄に「外来においてニコチン依存症管理料を算定する患者に対し，禁煙治療を継続するために処方した」と記載することになっています。

　しかし，禁煙補助剤を調剤した際の調剤報酬明細書（調剤レセプト）については，「摘要」欄などに何らかのコメントを記載することは求められていませんし，レセプトの記載要領通知（厚生労働省保険局医療課）にも，処方箋に記載された「ニコチン依存症管理料の算定に伴う処方である」旨を転記するよう求めている箇所は見当たらないことから，特にコメントは不要であると理解しています。

禁煙補助薬であるニコチンパッチ製剤を調剤するにあたり，注意しなければならない点はありますか。

　保険処方箋によりニコチンパッチ製剤（商品名：ニコチネルTTS）を調剤する場合には，**処方箋の備考欄に「ニコチン依存症管理料の算定に伴う処方である」と記載されていることを確認する必要があります。**

ニコチネルTTSは処方箋医薬品で，以前は自費の処方箋により調剤されてきましたが，平成18年度診療報酬改定において医科点数表に「ニコチン依存症管理料」が新設されたことに伴い，製薬企業から薬価基準収載に係る申請が行われ，平成18年6月より保険適用となっています。

　ただし，ニコチネルTTSの算定にあたっては，医科点数表の「ニコチン依存症管理料」を算定している患者に限られます。そのため，処方箋により投薬する場合には，処方医は処方箋の備考欄に「ニコチン依存症管理料の算定に伴う処方である」と記載しなければならないことになっています。

　したがって，受け付けた処方箋が保険扱いであるにもかかわらず，備考欄に「ニコチン依存症管理料の算定に伴う処方である」と記載されていなかった場合には，処方医へ疑義照会するなどの対応が求められます。

　なお，自費扱いの処方箋については，従来通りの取り扱いで構いません。

Q246 保険薬局においては，病院や診療所と同じように，患者の被保険者証を確認することは認められているのでしょうか。処方箋に保険者番号や被保険者番号などは記載されているのですが，内容が不鮮明な場合や保険者が変更となっている場合もあり，資格誤りという理由でレセプトが返戻されてしまうことがあり困っています。

A

　保険薬局では，患者から処方箋による調剤を受けることを求められた場合，①その処方箋が保険医により交付されたものであること，②その処方箋または被保険者証により療養の給付を受ける資格があること——の2点を確認することが義務付けられています。したがって，処方箋の内容からだけではそれらを確認できない場合，もしくは，被保険者証の内容を確認する必要があると認められる理由がある場合には，患者に被保険者証の提示を求め，保険調剤を行ううえで必要な事項を確認することが認められます。

　健康保険法で規定する処方箋（保険処方箋）については，保険医により，保険者番号や被保険者証の記号・番号などに関する事項まで記載されることになっています。そのため，これまで保険薬局には，保険医が交付した保険処方

箋であることを確認することしか求められておらず，保険薬局が患者に被保険者証の提示を求めることの必要性については明記されていませんでした。

しかし，平成14年10月の高齢者および乳幼児の自己負担割合の一部改正に伴い，保険薬局の受付窓口においても患者の自己負担割合などをきちんと確認する必要が出てきました。そのため，「保険薬局及び保険薬剤師療養担当規則」の内容も一部改正され，現在では，「処方箋」または「被保険者証」による患者の資格確認が義務付けられています（Q247参照）。

患者から処方箋を受け取った際に，併せて被保険者証の提示をお願いしたのですが断られてしまいました。そのように言われてしまったら，仕方ないと考えるべきなのでしょうか。

単に被保険者証の提示を求めるだけでなく，**その理由を説明するなど，理解を得るよう努めることも必要でしょう**。

保険薬局は，患者から調剤を求められた場合，保険医が交付した処方箋であることとともに，「処方箋」または「被保険者証」によって，その患者が療養の給付を受ける資格があることを確認しなければなりません（表1）。一方，患者は，保険薬局に処方箋を提出する際に，当該薬局から被保険者証の提出を求められた時は，当該処方箋とともに被保険者証を提出しなければならないことになっています（表2）。

表1　被保険者証の取り扱い（保険薬局に対する規定）

> （処方箋の確認）
> 第3条　保険薬局は，被保険者及び被保険者であつた者並びにこれらの者の被扶養者である患者から療養の給付を受けることを求められた場合には，その者の提出する処方箋が健康保険法第63条第3項各号に掲げる病院又は診療所において健康保険の診療に従事している医師又は歯科医師が交付した処方箋であること及びその処方箋又は被保険者証によつて療養の給付を受ける資格があることを確めなければならない。

（保険薬局及び保険薬剤師療養担当規則，昭和32年厚生省令第16号）

表2 被保険者証の提出（患者に対する規定）

（処方せんの提出）
第54条　法第63条第3項各号に掲げる薬局（以下「保険薬局等」という。）から薬剤の支給を受けようとする者は，保険医療機関等において，診療に従事する保険医又は医師若しくは歯科医師が交付した処方せんを当該保険薬局等に提出しなければならない。ただし，<u>当該保険薬局等から被保険者証の提出を求められたときは，当該処方せん及び被保険者証を</u>（被保険者が法第74条第1項第2号又は第3号の規定の適用を受けるときは，高齢受給者証を添えて）<u>提出しなければならない。</u>

（健康保険法施行規則，大正15年7月1日，内務省令第36号）

　これらの規定は，平成14年10月からの高齢者の定率負担制の導入に伴い一部改正されたもので，これ以降，保険薬局において患者の被保険者証を確認することが認められるようになっています。

　とはいえ，残念ながら，保険薬局で被保険者証を提示することが「当たり前」と認識してくれている患者は，まだそれほど多くないのが現状です。そのようなこともあり，通常は処方箋の記載内容から保険者番号や被保険者証の記号・番号などを確認できることから，保険薬局及び保険薬剤師療養担当規則では「処方箋又は被保険者証」となっており，被保険者証を提出しないことだけを理由に調剤を拒否することは難しいでしょう。

　例えば，処方箋に記入されている記号・番号が不鮮明であったり，前回来局時と保険者番号が異なっているような場合には，適切な保険請求ができないため，患者に被保険者証を提出してもらい正しい内容を確認する必要があります。

　しかし，患者としては，保険薬局から被保険者証の提出を求められる理由がわからないと不安を感じてしまうかもしれません。**もし患者に被保険者証の提出を求めるのであれば，その理由をわかりやすく丁寧に説明するなど，患者の理解が得られるように努めることも必要ではないでしょうか。**

　国民・患者から寄せられる問い合わせや苦情の中には，「調剤の際に保険薬局から何も説明なく被保険者証の提示を求められた」，「提出したら黙ってコピーをとられた。個人情報の取り扱いが心配」といった声があるのは事実です。法令上の規則を説明するだけでなく，個人情報の取り扱いを含め，できるだけ患者に不信感を与えないよう心がけることが求められます。

第4章　その他の関連項目

平成22年4月より処方箋様式に「医療機関コード」欄などが設けられており，調剤レセプトにも転記することが必要ですが，処方箋に「医療機関コード」などが記載されていなかった場合は，調剤レセプトへの記載はどうすればよいのでしょうか。

A

処方箋に「医療機関コード」などが記載されていなかった場合には，**処方箋を交付した保険医療機関に連絡して確認するか，地方厚生（支）局のホームページ上で公表されている医療機関コードの一覧などを調べて，調剤レセプトに転記することが必要です。**

記載漏れとして取り扱われないよう注意してください。

調剤報酬明細書や請求書を支払基金や国保連へ送付する際，メール便を使用することは認められていないと聞きましたが本当ですか。どのような方法で送れば問題ないのでしょうか。

A

調剤報酬明細書や請求書（以下，レセプト）のうち，紙媒体で作成された文書は「信書」に該当するため，**日本郵便株式会社もしくは総務大臣の許可を受けた信書便事業に依頼する必要があります。** ただし，電磁的記録物（すなわち，CD-ROMなどに格納された電子レセプト）を送付することは，信書の送達に該当しません。

郵便法第4条第2項において，「信書」とは「特定の受取人に対し，差出人の意思を表示し，又は事実を通知する文書」と定義されており，手紙やはがきをはじめ，見積書，納品書，領収書などのほか，会議の招集通知や許可証などが該当するとされています。一方，信書に該当しない文書としては，新聞や雑誌などの書籍，カタログ，小切手，プリペイドカードなどがあります（表1，2）。

「信書」は通信手段の1つであって，この「信書」を送達することができるのは，郵便法および信書便法（民間事業者による信書の送達に関する法律）に

その他

277

表1　「信書」の基本的な考え方

> 「信書」とは，
> 「特定の受取人に対し，差出人の意思を表示し，又は事実を通知する文書」と郵便法及び信書便法に規定されています。
>
> 「特定の受取人」とは，
> 差出人がその意思又は事実の通知を受ける者として特に定めた者です。
> 「意思を表示し，又は事実を通知する」とは，
> 差出人の考えや思いを表現し，又は現実に起こりもしくは存在する事柄等の事実を伝えることです。
> 「文書」とは，
> 文字，記号，符号等人の知覚によって認識することができる情報が記載された紙その他の有体物のことです（電磁的記録物を送付しても信書の送達には該当しません。）。

（総務省情報流通行政局郵政行政部：信書に該当する文書に関する指針）

より，①日本郵便株式会社と，②総務大臣の許可を受けた信書便事業者に限定されています。なお，信書便事業者については，総務省のホームページなどで確認することが可能です。

　ただし，ここでいう信書に該当する「文書」とは，「文字，記号，符号等人の知覚によって認識することができる情報が記載された紙その他の有体物のこと」を指しています。これに対し，電磁的記録物であるフロッピーディスクやコンパクトディスクなどは，「そこに記載された情報が，人の知覚によって認識することができないもの」であることから，これらを送付しても「郵便法第4条第2項に規定する信書の送達には該当しない」とされており，これらの考え方は，総務省が作成したガイドラインや関連するQ&A集で示されています（**表3**）。

　したがって，紙媒体のレセプトは「信書」に該当する文書になることから，前述の①または②の事業者に依頼して，「信書」として送達することが必要です。ただし，電子媒体に格納された電子レセプトは「信書」に該当しないため，①または②の事業者に依頼しなければならないというわけではありません。

　しかし，使用する媒体の種類の違いに関係なく，レセプトに記録されている内容は，患者の個人情報に加えて医療に関するさまざまなデータを含んでいる非常に重要なものです。「信書」に該当する文書ではないからといって，簡易

第4章　その他の関連項目

表2　「信書」に該当する文書の具体例

信書に該当する文書	信書に該当しない文書
○書状 ○請求書の類 【類例】納品書，領収書，見積書，願書，申込書，申請書，申告書，依頼書，契約書，照会書，回答書，承諾書，<u>レセプト※（診療報酬明細書等）</u>，推薦書※，注文書※，年金に関する通知書・申告書※，確定申告書※，給与支払報告書※ ○会議招集通知の類 【類例】結婚式等の招待状，業務を報告する文書 ○許可書の類 【類例】免許証，認定書，表彰状 注：カード形状の資格の認定書などを含みます。 ○証明書の類 【類例】印鑑証明書，納税証明書，戸籍謄本，住民票の写し，健康保険証※，登記簿謄本※，車検証※，履歴書※，給与支払明細書※，産業廃棄物管理票※，保険証券※，振込証明書※，輸出証明書※，健康診断結果通知書・消防設備点検表・調査報告書・検査成績票・商品の品質証明書その他の点検・調査・検査などの結果を通知する文書※ ○ダイレクトメール ・文書自体に受取人が記載されている文書 ・商品の購入等利用関係，契約関係等特定の受取人に差し出す趣旨が明らかな文言が記載されている文書	○書籍の類 【類例】新聞，雑誌，会報，会誌，手帳，カレンダー，ポスター，講習会配布資料※，作文※，研究論文※，卒業論文※，裁判記録※，図面※，設計図書※ ○カタログ ○小切手の類 【類例】手形，株券，為替証書※ ○プリペイドカードの類 【類例】商品券，図書券，プリントアウトした電子チケット※ ○乗車券の類 【類例】航空券，定期券，入場券 ○クレジットカードの類 【類例】キャッシュカード，ローンカード ○会員カードの類 【類例】入会証，ポイントカード，マイレージカード ○ダイレクトメール ・専ら街頭における配布や新聞折り込みを前提として作成されるチラシのようなもの ・専ら店頭における配布を前提として作成されるパンフレットやリーフレットのようなもの ○その他 説明書の類※（市販の食品・医薬品・家庭用又は事業用の機器・ソフトウェアなどの取扱説明書・解説書・仕様書，定款，約款，目論見書），求人票※，配送伝票※，名刺※，パスポート※，振込用紙※，出勤簿※，ナンバープレート※

※印は個々の相談において判断された事例

〔総務省：信書のガイドライン，平成26年4月1日更新
（http://www.soumu.go.jp/yusei/shinsho_guide.html）〕

表3　電磁的記録物の取り扱い

Q5　電磁的記録物はなぜ信書ではないのですか
　電磁的記録物（例：情報をCD，DVD，USBメモリ等に電子データとして記録したもの）は，その物を人が見るだけでは情報の内容がわからないことから，「文書」とはならないため，信書に該当しません。
※文書とは，文字，記号，符号等人の知覚によって認識することができる情報が記載された紙その他の有体物のことをいいます。

〔総務省：「信書に該当する文書に関する指針」Q＆A集，平成27年4月21日更新
（http://www.soumu.go.jp/yusei/111117_01.html）〕

な通信手段で構わないと考えるのではなく，できるだけ安全な方法によりレセプト提出することが求められます。

先日,学校でケガをしたという児童(患者)が処方箋を持って来局した際に,保護者から「災害共済給付金の申請に必要なので,書類に記入してほしい」との依頼があり,調剤報酬明細書を渡されました。学校から,薬局で作成してもらうよう依頼があったそうです。このような文書の作成については,手数料などの費用をいただくことは可能なのでしょうか。

A

災害共済給付制度に係る文書(調剤報酬明細書)の作成費については,薬局では無料としてください。

 災害共済給付制度とは,学校・幼稚園・保育所の管理下における児童生徒等の災害(負傷,疾病,障害,死亡)に対して,災害共済給付(医療費・障害見舞金・死亡見舞金)を行うものです。災害の範囲や給付金額の具体的内容については,独立行政法人日本スポーツ振興センター法に基づき規定されており(表),①国,②学校の設置者,③保護者——の三者で費用を負担するという仕組みになっています(共済制度)。

 同制度のうち,保険薬局は医療費の給付という部分で関わることになりますが,調剤業務にあたっては通常の保険調剤と全く同じですので,健康保険法で規定されている患者負担割合に基づいて一部負担金を窓口で徴収するととも

表 災害共済給付について(概要)

災害の種類	災害の範囲	給付金
負傷	学校の管理下の事由によるもので,療養費5,000円以上のもの	〈医療費〉 ・医療保険並の療養費の4割(うち1割は療養に伴い要する費用としての加算分)。ただし,高額療養費の対象となる場合は,自己負担額に療養費の1割を加算した額。 ・入院時食事療養費の標準負担額がある場合はその額を加算
疾病	学校の管理下の事由によるもので,療養費5,000円以上のもののうち,文部科学省令で定めるもの(学校給食等による中毒,ガス等による中毒,熱中症,溺水,異物の嚥下,漆等による皮膚炎,外部衝撃等による疾病,負傷による疾病)	
障害	省略	〈障害見舞金〉省略
死亡	省略	〈死亡見舞金〉省略

第4章 その他の関連項目

に，後日，調剤報酬明細書（調剤レセプト）を作成し，審査支払機関を通じて保険請求します。

ただし，保護者が災害共済給付を受ける際の手続として，学校の設置者が日本スポーツ振興センターに対して費用請求を行うために，保険薬局はその必要書類である所定様式の調剤レセプト（学校の設置者が所持。学校側から保護者に渡されるそうです）に必要事項を記入のうえ，患者に交付する必要があります。また，その際の文書料については，昭和45年に日本薬剤師会と日本スポーツ振興センターの前身である日本学校安全会との間で，無料とすることを取り決めています。

したがって，災害共済給付制度に係る文書料については，薬局では無料として取り扱ってください。

ある内服薬を30日分処方された患者から「服用の2日後に発疹などの副作用が出てしまい，服用を中止することになったため，残りの28日分を返品するのでその分を返金または，ほかの医薬品の分と交換して欲しい」と言われました。薬局としては，その要望には応じられないことを説明したのですが，ある雑誌に，その分の代金を患者に返却した事例もあるという記事がありました。このような事例は薬局ごとに対応しても構わないのでしょうか。

A

副作用などの理由により服用を中止した場合であっても，薬局における調剤はすでに完了していますので，患者から残薬を返却されたとしても，その分の代金を返却しなければならないという義務はありません。

薬剤師は，正当な理由がない限り患者からの調剤の求めを拒否することはできません（薬剤師法第21条）。また薬剤師には，医師が交付した処方箋に基づき，薬歴や患者インタビューから副作用などについて問題がないか確認したうえで，適正に調剤することが求められています。そのように適正に調剤が行われていれば，診療契約として成立しており，薬剤師としての注意義務も果たされていることになるでしょう。患者には，残薬分の代金は返却できない理由をきちんと説明し，理解してもらうしか方法はないでしょう。

なお，ご質問にもあるように，薬局によっては使用しなかった残薬分の代金を患者に返却しているというケースがあるかもしれません。ここではその是非について言及しませんが，患者から残薬を返却されたとしても，医師が誤って処方したということではありませんし，また，薬局として再利用（調剤）できるわけでもないことから，返金という行為は必ずしも好ましいことであるとは考えられません。長期投薬が心配されるような場合には，薬歴や患者インタビューはもちろんのこと，分割調剤を活用することも1つの有効な方法と考えられます。

先日，処方箋を持ってきた患者から「処方箋のコピーが欲しい」と言われました。このような場合，調剤済みの処方箋のコピーを渡しても構わないのでしょうか。法令上，特に問題はないのでしょうか。

患者が調剤済みの処方箋を必要とする理由はわかりませんが，**そもそも処方箋は患者が薬局に持参するものです。また法令上，調剤済みの処方箋の開示を禁止しているものではありませんので，特段問題はないものと考えられます。**ただし，疑義照会の内容が記入されている場合には，治療に際して支障がないことなどを十分確認したうえで開示に応じる必要があるでしょう。

また，平成17年4月より，「個人情報の保護に関する法律」が全面施行されています（平成28年5月27日改正）。個人情報取扱事業者（薬局）としては，利用者（患者）から保有個人データについて開示するよう求めがあった場合には，法令上，その開示要求に応じなければなりません（**表**）。調剤済みの処方箋を開示する際は，その薬局で定めている必要な手続き（開示請求のための申請書類など）に沿って，適切に応じることが必要です。

表　個人情報保護法における開示義務

（開示）
第28条　本人は，個人情報取扱事業者に対し，当該本人が識別される保有個人データの開示を請求することができる。
2　個人情報取扱事業者は，前項の規定による請求を受けたときは，本人に対し，政令で定める方法により，遅滞なく，当該保有個人データを開示しなければならない。ただし，開示することにより次の各号のいずれかに該当する場合は，その全部又は一部を開示しないことができる。
　1　本人又は第三者の生命，身体，財産その他の権利利益を害するおそれがある場合
　2　当該個人情報取扱事業者の業務の適正な実施に著しい支障を及ぼすおそれがある場合
　3　他の法令に違反することとなる場合
3　個人情報取扱事業者は，第1項の規定による請求に係る保有個人データの全部又は一部について開示しない旨の決定をしたとき又は当該保有個人データが存在しないときは，本人に対し，遅滞なく，その旨を通知しなければならない。
4　他の法令の規定により，本人に対し第2項本文に規定する方法に相当する方法により当該本人が識別される保有個人データの全部又は一部を開示することとされている場合には，当該全部又は一部の保有個人データについては，第1項及び第2項の規定は，適用しない。

（平成15年5月30日，法律第57号）

Q253 薬袋について質問があります。薬袋の裏面に広告が入ったものがあると聞きましたが，そのような薬袋は法的に認められているのでしょうか。

薬剤師法や健康保険法などの関係法規では明確に禁止されているわけではありませんが，少なくとも健康保険に係る調剤（保険調剤）においては広告付きの薬袋は使用するべきではないと考えます。

　薬袋への記載事項（調剤された薬剤の表示）については，薬剤師法第25条および薬剤師法施行規則第14条において，患者の氏名，用法，用量，調剤年月日，調剤した薬剤師の氏名，調剤した薬局の名称・所在地などを明記することが義務付けられています。そのため，1つの考え方として，薬剤師法で具体的に規定されている事項以外は記載するべきでないという意見もありますが，現時点においては，必ずしも明確にそれが禁じられているというわけではあり

ません。

　しかし，調剤報酬点数表においては，報酬業務に必要な費用はすべてその中に含まれているものと解釈されています。薬袋に係るコストはいくらというように個別の積算が行われているわけではありませんが，当然ながら薬袋についても必要なコストとして点数に含まれているものと解釈されています。したがって，保険薬局としては，保険調剤に係る薬袋分のコストもきちんと費用請求していることになります。

　広告付きの薬袋については，法的な側面だけでその是非を判断できる問題ではありません。広告付きとは，その広告主であるスポンサーがある程度の費用を負担するものであることから，保険薬局にとっては無償あるいは通常よりも安価で購入できるという経営面でのメリットがあるかもしれません。しかし，現在の健康保険のシステムとしては，もう一方で患者からその分の費用を徴収していることになりますので，ある意味では保険薬局が二重に費用徴収していることと似たような状況になってしまいます。また，その分の差を患者に還元するということもできません。したがって，少なくとも保険調剤においては広告付きの薬袋は使用すべきではないと判断します。

広告付きの薬袋は好ましくないとの説明がありましたが，それは調剤報酬の中にすでに薬袋の費用が含まれているということだけが理由なのでしょうか。それとも，広告という行為自体が健康保険としては好ましくないということなのでしょうか。もし薬袋の金額（無料もしくは通常より安価であること）が問題ということであれば，通常の広告なしの薬袋と同じ金額であれば構わないということでしょうか。

A

　薬袋に係るコストが無料もしくは通常よりも安価であるという費用面としての問題はもちろんですが，健康保険の趣旨などあらゆる観点から判断して，保険調剤において広告付きの薬袋を使用するという行為自体が好ましいものではないと考えます。

　保険調剤において広告付きの薬袋を使用することについては，薬袋に係るコ

ストというものがすでに調剤報酬点数に含まれているということが一番大きな問題点であると考えられます。広告付きの薬袋，すなわち無料もしくは通常よりも安価な薬袋を使用することで，保険薬局における経営面での負担が軽減するメリットはありますが，その分の費用はすでに，調剤報酬点数の一部に含まれているということから考えると，患者側および保険者側が負担する費用には何も反映されていないと指摘されてしまうかもしれません。

広告付きの薬袋の法的解釈もしくは適否については，それを具体的に禁止しているものはありません。しかし，健康保険の趣旨やその位置付けなど，あらゆる側面から総合的に考えると，それは費用面や広告内容だけの問題ではなく，営利目的である広告が健康保険という患者の療養を目的とする行為の中にあるということ自体がなじまないことであると思われます。

また，「保険薬局及び保険薬剤師療養担当規則」においては，「保険薬局は，その担当する療養の給付に関し，健康保険事業の健全な運営を損なうことのないよう努めなければならない」（第2条の3第2項）と規定されています。これらの観点から考えても，広告付きの薬袋は健康保険においてなじまない行為であると指摘される可能性も考えられますので，十分に注意してください。

Q255 医療機関の待合室にいる患者あてに，保険薬局が調剤した薬を届けることは不正請求に該当すると聞きました。本当ですか。

A

処方箋により調剤した薬剤を保険医療機関の待合室にいる患者に届けたという事実だけをみて，直ちに不正請求に該当すると断定できるわけではありません。しかし，**保険医療機関の待合室に薬剤を届けるという行為が常態化し，さらには処方箋が交付されていることさえ患者が知らないままに行われているという事実があれば，それは不正請求に該当しているものと判断されるでしょう。**

健康保険法に基づく「保険薬局及び保険薬剤師療養担当規則」や「保険医療機関及び保険医療養担当規則」では，健康保険事業の健全な運営の確保に努めることや，特定の保険薬局への誘導の禁止などが規定されています。医薬分業

としての目的や意義を考えた場合，保険薬局が保険医療機関の待合室へ調剤した薬剤を届けるという行為は認められるようなことではありません。また，それを通常のサービス行為として常態化しているのであれば，本来は院内投薬として給付されるべきものであると解釈されるでしょう。

しかし，処方箋の交付を受けた患者が保険医療機関の待合室で急に具合が悪くなり，動けなくなってしまうこともまれにあると思いますので，そのようなケースまで絶対に認められないということではないと考えます。ただし，それを故意に悪用し，その保険薬局の通常のサービスとして常態的に実施しているような悪質な行為については，共同指導や個別指導などにおいても指摘事項として挙げられるでしょう。そして，患者が処方箋を交付されたことを知らないままに行われているような事実が認められれば，それは明らかに不正行為，不正請求と判断されます。

Q256 カラーコピーされた偽造処方箋や，処方内容の一部が改ざんされた処方箋を受け付けてしまった場合，保険薬局としてはどのような対応をしなければならないのでしょうか。

A

偽造または改ざんされた処方箋により，患者が不正に調剤を受けた場合，もしくは受けようとした場合には，**全国健康保険協会（協会けんぽ）または健康保険組合に連絡するほか，最寄りの警察署への通報，最寄りの保健所や薬剤師会などへの情報提供を行ってください。**

カラーコピーによる偽造処方箋や処方内容の一部を改ざんした処方箋を悪用した，向精神薬などを不正に得ようとする事件がいまだに散見されるようです。このような場合の対応として，「保険薬局及び保険薬剤師療養担当規則」では，患者が不正行為により療養の給付（調剤）を受けようとしたときには，保険薬局に対し，「遅滞なく，意見を付して，その旨を全国健康保険協会又は当該健康保険組合に通知しなければならない」と規定しています（表1）。

また，厚生省（当時）から都道府県に対する通知においても，偽造処方箋が発見された場合には，「速やかに最寄りの警察署へ通報するとともに，最寄りの保健所，薬剤師会等へ遅滞なく情報提供を行い，被害拡大の防止に努めるよ

第4章　その他の関連項目

表1　詐欺や不正行為の際の対応

（通知）
第7条　保険薬局は，患者が次の各号の一に該当する場合には，遅滞なく，意見を付して，その旨を全国健康保険協会又は当該健康保険組合に通知しなければならない。
1　正当な理由がなくて，療養に関する指揮に従わないとき。
2　詐欺その他不正な行為により，療養の給付を受け，又は受けようとしたとき。

（保険薬局及び保険薬剤師療養担当規則，昭和32年4月30日，厚生省令第16号）

表2　偽造処方箋

　処方せんの取扱いについては，薬剤師法（昭和35年8月10日 法律第146号）第24条の規定に基づき，薬剤師は，処方せん中に疑わしい点があるときは，その処方せんを交付した医師，歯科医師又は獣医師に問い合わせて，その疑わしい点を確かめた後でなければ，これによって調剤してはならないこととされているが，今般，別添参考*のとおり北海道及び静岡県よりカラーコピーによる処方せんの偽造に関する報告があったことから，貴管下薬局，関連機関等へ注意を喚起し，改めて徹底するよう指導されたい。
　なお，当方に寄せられた報告は，いずれの場合も向精神薬の処方せんに関するものであることから，向精神薬が処方されている場合は，特に留意するよう周知されたい。
　また，当方に報告があった事例については，いずれの場合も複数の薬局に相次いで偽造処方せんを持ち込んでいることから，偽造処方せんが発見された場合には，速やかに最寄りの警察署へ通報するとともに，最寄りの保健所，薬剤師会等へ遅滞なく情報提供を行い，被害拡大の防止に努めるよう指導されたい。
（※別添は省略）

（カラーコピーによる偽造処方せんに関する留意事項について，平成11年5月14日，
医薬企第61号・医薬麻第747号）

う指導されたい」と求めています（表2）。

　普段からご所属の都道府県薬剤師会もしくは支部薬剤師会と相談しておくなど，そのようなケースが起きた場合の具体的な対応方法などについて確認しておくとよいでしょう。

その他

287

資　料

── 疑義解釈資料掲載について ──

　　診療報酬および調剤報酬に関わる厚生労働省，日本薬剤師会の解釈資料は，これまで年度ごとに掲載していました。しかし，掲載項目が増加し，必要な解釈部分を探しにくい状況となっていたことから，本書平成22年版から点数の組み立てに沿った並びに変更し利便性の向上を図っています。

　　各解釈の頭にある番号は便宜的につけています。出典を確認する場合は下記の脚注をご覧ください。なお，平成30年度改定以前の解釈資料については，内容を一部修正または削除しています。

【脚注の記載】
■厚生労働省保険局医療課（事務連絡）
　厚2①→令和2年度診療報酬改定に係る疑義解釈資料（その1）（令和2年3月31日）
　厚2⑤→令和2年度診療報酬改定に係る疑義解釈資料（その5）（令和2年4月16日）
　厚30①→平成30年度診療報酬改定に係る疑義解釈資料（その1）（平成30年3月30日）
　厚30④→平成30年度診療報酬改定に係る疑義解釈資料（その4）（平成30年5月25日）
　厚28　→平成28年度診療報酬改定に係る疑義解釈資料
　　　　　　　　　　　　　　　　（平成28年3月31日・4月25日・5月19日）
　厚26　→平成26年度診療報酬改定に係る疑義解釈資料
　　　　　　　　　　　　　　　　（平成26年3月31日・4月4日・4月10日）
　厚24　→平成24年度診療報酬改定に係る疑義解釈資料
　　　　　　　　　　　　　　　　（平成24年3月30日・4月20日・4月27日）
　厚22　→平成22年度診療報酬改定に係る疑義解釈資料
　　　　　　　　　　　　　　　　（平成22年3月29日・4月30日・6月4日・6月11日）
　厚20　→平成20年度診療報酬改定に係る疑義解釈資料（平成20年3月28日・5月9日）
　厚18　→平成18年度診療報酬改定に係る疑義解釈資料（平成18年3月28日）
　厚16　→平成16年度診療報酬改定に係る疑義解釈資料（平成16年3月30日）
■日本薬剤師会
　薬22　→平成22年度調剤報酬改定等に係るQ&A（平成22年3月19日）
　薬20　→平成20年度調剤報酬改定等に係るQ&A（平成20年3月25日・4月17日）
　薬18　→平成18年度調剤報酬改定等に係るQ&A（平成18年3月29日・4月7日）
　薬16　→平成16年度調剤報酬改定等に係るQ&A（平成16年4月1日）

1．調剤技術料

（1）調剤基本料

Q1　注1のただし書きの施設基準（医療を提供しているが，医療資源の少ない地域に所在する保険薬局）及び注2の施設基準（保険医療機関と不動産取引等その他特別な関係を有している保険薬局）のいずれにも該当する場合，調剤基本料1と特別調剤基本料のどちらを算定するのか。

A　必要な届出を行えば，注1のただし書きに基づき調剤基本料1を算定することができる。
（厚2①）

Q2　複数の保険医療機関が交付した処方箋を同時にまとめて受け付けた場合，注3の規定により2回目以降の受付分の調剤基本料は100分の80となるが，「同時にまとめて」とは同日中の別のタイミングで受け付けた場合も含むのか。

A　含まない。同時に受け付けたもののみが対象となる。
（厚2①）

Q3　特別調剤基本料への該当性の判断には，保険薬局の開局年月日が含まれている。保険薬局の開設者の変更等の理由により，新たに保険薬局に指定された場合であっても遡及指定を受けることが可能な程度に薬局や患者の同等性が保持されているときには，当該薬局が最初に指定された年月日により特別調剤基本料への該当性を判断することで良いか。

A　最初に保険薬局として指定された年月日により判断する。
（厚2⑤）

Q4　特定の保険医療機関に係る処方箋による調剤の割合を算出する際に除くこととしている，同一グループの保険薬局の勤務者には，保険薬局に勤務する役員も含まれるか。また，例えば本社の間接部門の勤務者等についても，含まれるか。

A　同一グループの保険薬局の勤務者には役員を含める。また，間接部門の勤務者等でも，保険薬局業務に関与する部門の勤務者であれば含める。
（厚30①）

1. 調剤技術料

Q5 特定の保険医療機関に係る処方箋による調剤の割合（処方箋集中率）について，「特定の保険医療機関に係る処方箋の受付回数（同一保険医療機関から，歯科と歯科以外の処方箋を受け付けた場合は，それらを合計した回数とする。）を，当該期間に受け付けた全ての処方箋の受付回数で除して得た値」とされたが，以下の場合の当該保険薬局の処方箋受付回数と集中率はどのように算出することになるか。

　　保険薬局の1年間の処方箋受付回数

　　A医療機関（歯科以外）　　　2,000回

　　A医療機関（歯科）　　　　　　100回

　　A医療機関以外　　　　　　20,000回

　　※A医療機関が最も処方箋受付回数が多い

A 処方箋受付回数について

2,000 + 100 + 20,000 = 22,100回　となる。

処方箋集中率について

$((2,000 + 100) / 22,100) \times 100 = 9.5\%$　となる。　　　　　　（厚30①）

Q6 年度内に新規に開設した保険薬局に対する調剤基本料注3（50/100減算）及び薬剤服用歴管理指導料の特例の適用期間はどのように考えたらよいか。

A 開設日の属する月の翌月1日から1年間の実績により判断し，それ以降は前年3月から当年2月末までの実績により当年4月からの適用について判断すること。最初の判定までの間はこれらの減算又は特例は適用しないこと。　　　　　　（厚30①）

Q7 同一グループ内の処方箋受付回数の合計が1月に4万回を超えるグループが新規に開設した保険薬局については，新規指定時における調剤基本料の施設基準の届出時には同一グループ内の処方箋受付回数が1月に4万回を超えるグループに属しているものとして取り扱うことでよいか。

A 貴見のとおり。　　　　　　（厚28）

Q8 新規に指定された保険薬局（遡及指定が認められる場合を除く。）が，新規指定時に調剤基本料の施設基準を届出後，一定期間を経て，処方箋受付回数の実績の判定をした際に，算定している調剤基本料の区分が変わらない場合は，施設基準を改めて届け出る必要はないと考えてよいか。

A 貴見のとおり。ただし，毎年7月1日現在で届出の基準の適合性を確認し，その結

291

果について報告を行うことが必要となる。

なお，新規指定時に届け出た調剤基本料の区分から変更になった場合は速やかに届け出ること。

(厚28)

Q9 既に指定を受けている保険薬局がある薬局グループに新たに属することになり，その結果，調剤基本料3の施設基準の要件に該当することになった場合は，年度の途中であっても調剤基本料の区分を変更するための施設基準を改めて届け出る必要があるか。

A 既に指定を受けている保険薬局としては，調剤基本料は4月1日から翌年3月末日まで適用されているので，同一グループに新たに所属したことをもって改めて届け出ることは不要であり，所属する前の調剤基本料が算定可能である。なお，次年度の調剤基本料の区分は，当年3月1日から翌年2月末日までの実績に基づき判断し，現在の区分を変更する必要がある場合は翌年3月中に調剤基本料の区分変更の届出を行うこと。

(厚28)

Q10 同一グループ内の処方箋受付回数を計算する際，2月末時点に所属する保険薬局のうち，前年3月1日以降に所属することになった保険薬局については，処方箋受付回数を計算する際に同一グループに所属する以前の期間も含めて計算することでよいか。

A 貴見のとおり。前年3月1日から当年2月末の処方箋受付回数をもとに計算すること。

(厚28)

Q11 不動産の賃貸借取引関係について，同一グループの範囲の法人が所有する不動産を保険医療機関に対して賃貸している場合は対象となるという理解でよいか。

A 貴見のとおり。

(厚28)

Q12 同一グループの確認はどのようにするのか。

A 同一グループの範囲については，保険薬局の最終親会社等に確認を行い判断すること。また，当該最終親会社等にあっては，保険薬局が同一グループに属していることを確認できるよう，グループ内の各保険薬局に各グループに含まれる保険薬局の親会社，子会社等のグループ内の関係性がわかる資料を共有し，各保険薬局は当該資料を保管しておくこと。

(厚28)

1. 調剤技術料

Q13 不動産の賃貸借の取引を確認する際，名義人として対象となる開設者の近親者とはどの範囲を指すのか。

A 直系2親等，傍系2親等を指す。 (厚28)

Q14 不動産の賃貸借取引関係を確認する範囲は「保険医療機関及び保険薬局の事業の用に供されるもの」とされているが，薬局の建物のほか，来局者のための駐車場（医療機関の駐車場と共有している場合も含む。）も含まれるのか。

A 含まれる。 (厚28)

Q15 調剤基本料の注4におけるかかりつけ薬局の基本的な機能に係る業務の算定回数について，処方箋受付1回につき複数項目を算定した場合は，算定項目ごとに回数をカウントしてよいか。

A 貴見のとおり。 (厚28)

Q16 調剤基本料の注4（所定点数の100分の50に相当する点数により算定）に該当する保険薬局は，地域支援体制加算を算定することが可能か。また，当該保険薬局の薬剤服用歴管理指導料についてはどのように取り扱えばよいか。

A 算定できる。薬剤服用歴管理指導料については43点または57点を算定する。

(厚28)

Q17 特定の保険医療機関に係る処方箋受付回数及び特定の医療機関に係る処方箋による調剤の割合（集中率）の計算については，調剤基本料の施設基準に規定されている処方箋の受付回数に従い，受付回数に数えない処方箋を除いた受付回数を用いることでよいか。

A 貴見のとおり。 (厚28)

Q18 調剤基本料および後発医薬品調剤体制加算の適用区分の計算にあたっては，健康保険法，国民健康保険法および後期高齢者医療制度に係る処方箋のみ（これらとの公費併用を含む）が対象であると理解してよいか。たとえば，公費単独扱いである生活保護に係る処方箋については，除外して計算するものと理解してよいか。

A その通り。 (薬22)

①分割調剤時の調剤基本料（医師の分割指示に係る処方箋によるものを除く場合）

Q1 2回目と3回目の分割調剤を行った場合，それぞれ5点を算定することが可能か。

A 分割して調剤をする毎にそれぞれ算定する（ただし，長期投薬に係る処方箋の場合に限る。後発医薬品に係る処方箋の場合は，2回目のみ算定する）。 (厚16)

Q2 2回目以降の分割調剤にかかる調剤基本料の算定は内服薬のみが対象ということか。

A 内服薬以外の薬剤も対象となる。 (厚16)

Q3 2回目以降の分割調剤にかかる調剤基本料は，時間外加算等の対象となるか。

A 時間外加算，休日加算及び深夜加算を算定する場合の基礎額に含まれるので，当該加算の対象となる。 (厚16)

Q4 同一薬局で分割調剤した場合，2回目以降（後発医薬品の試用に係る分割調剤の場合は2回目のみ）の調剤基本料は分割調剤として5点を算定するが，2回目以降を別の薬局で調剤した場合は何点となるのか。

A 2回目以降を異なる薬局で調剤した場合は，その薬局に適用される調剤基本料を算定する。 (薬16)

Q5 分割調剤に係る調剤基本料（5点）は，投与日数が14日分以下の処方箋についても算定できるか。

A 薬剤の保存の困難性などの理由による場合には，14日分以下の処方箋を分割調剤しても，分割調剤時の調剤基本料（5点）は算定できないが，後発医薬品の試用を目

1. 調剤技術料

的とした場合は算定できる。ただし，分割調剤の行為は，算定の可否にかかわらず実施できる。 (薬16)

Q6 同一薬局で分割調剤した場合，2回目以降の処方箋受付は調剤基本料の区分を判断する上での受付回数としてカウントするのか。

A 同一薬局における分割調剤に係る2回目以降の処方箋受付については，通常の処方箋受付回数としてカウントしない。 (薬16)

Q7 同一医師による処方箋のうち，通常の処方箋（新規）と分割調剤に係る処方箋を同時に調剤した場合，調剤基本料はそれぞれ算定できるか。

A 同一医師による処方箋であるか否かにかかわらず，新規の処方箋については通常の調剤基本料，分割調剤に係る処方箋については調剤基本料として5点をそれぞれ算定できる。 (薬16)

(2) 地域支援体制加算

Q1 調剤基本料1を算定する保険薬局に適用される実績要件については，令和3年3月31日までの間は改定前の基準が適用されることとなっている。改定前に地域支援体制加算の届出を行っていなかった保険薬局であっても，令和3年3月末までの間は，改定前の基準が適用されるのか。

A 改定前の基準が適用される。 (厚2①)

Q2 地域支援体制加算の施設基準における「地域の多職種と連携する会議」とは，どのような会議が該当するのか。

A 次のような会議が該当する。
　ア　介護保険法第115条の48で規定され，市町村又は地域包括支援センターが主催する地域ケア会議
　イ　指定居宅介護支援等の事業の人員及び運営に関する基準（平成11年厚生省令第38号）第13条第9号で規定され，介護支援専門員が主催するサービス担当者会議
　ウ　地域の多職種が参加する退院時カンファレンス (厚2①)

Q3 「地域の多職種と連携する会議」への参加実績は，非常勤の保険薬剤師が参加した場合も含めて良いか。

A 良い。ただし，複数の保険薬局に所属する保険薬剤師の場合にあっては，実績として含めることができるのは1箇所の保険薬局のみとする。 (厚2①)

Q4 調剤基本料1を算定する保険薬局であって，注4又は注7の減算規定に該当する場合，地域支援体制加算の実績要件等は調剤基本料1の基準が適用されるのか。

A 調剤基本料1の基準が適用される。
　なお，これに伴い，「疑義解釈資料の送付について（その1）」（平成28年3月31日付け事務連絡）別添4の問12は廃止する。 (厚2①)

Q5 地域支援体制加算が新設され，基準調剤加算が廃止されたが，両加算で共通する施設基準については，その取り扱いに変更はないと解してよいか。
　また，平成30年3月31日において現に基準調剤加算を算定している保険薬局が，4月以降に地域支援体制加算を算定するため4月16日までに施設基準の届出を行う場合，基準調剤加算の施設基準と同一の要件であっても改めて関係書類を添付する必要があるか。

A 変更ないものとして取り扱ってよい。また，改定前の基準調剤加算届出時の添付書類と内容に変更を生じていないものについては，改めて同じ書類を添付しなくても差し支えない。 (厚30①)

Q6 地域支援体制加算の地域医療に貢献する体制を有することを示す相当の実績のうち，（ト）の在宅患者訪問薬剤管理指導料等の単一建物診療患者が1人の場合の算定回数について，改定前の在宅患者訪問薬剤管理指導料等の同一建物居住者以外の場合の算定回数を含めてよいか。

A 届出前の直近1年間に実施したものは含めて差し支えない。 (厚30①)

Q7 地域支援体制加算の算定要件に「当該保険薬局の開局時間は，平日は1日8時間以上，土曜日又は日曜日のいずれかの曜日には一定時間以上開局し，かつ，週45時間以上開局していること」とあるが，祝日を含む週（日曜始まり）については，「週45時間以上開局」の規定はどのように取り扱うのか。

1. 調剤技術料

A 国民の祝日に関する法律（昭和23年法律第178号）第3条に規定する休日並びに1月2日，3日，12月29日，12月30日及び31日が含まれる週以外の週の開局時間で要件を満たすか否か判断すること。 (厚28)

Q8 地域支援体制加算の算定要件について，「土曜日又は日曜日のいずれかの曜日には一定時間以上開局」とあるが，「一定時間以上」は具体的に何時間必要か。

A 地域支援体制加算の開局時間の要件は，特定の医療機関の診療時間にあわせるのではなく，地域住民のため，必要なときに調剤応需や相談等に応じられる体制を評価するために定めたものである。平日は毎日1日8時間以上の開局が必要であるが，土曜日又は日曜日の開局時間に関しては，具体的な時間数は規定しない。ただし，算定要件を満たすためだけに開局するのではなく，地域の保険医療機関や患者の需要に対応できる開局時間を確保することが必要である。 (厚28)

Q9 地域支援体制加算の算定要件について「患者のプライバシーに配慮していること」とされているが，具体的にはどのような対応が必要となるのか。

A 患者との会話のやりとりが他の患者に聞こえないように配慮する必要がある。具体的には，複数のカウンターがある保険薬局はその両サイドをパーテーションで区切ることが考えられる。また，カウンターと待合室との距離が短い場合は十分な距離を確保することや，会話が他の患者に聞こえないような対策をとるなど，やりとりが漏れ聞こえないような対応が必要となる。 (厚28)

Q10 連携する保険薬局の要件である「近隣」の定義はあるか。

A 地域における患者の需要に対応できること等が必要である。 (厚26)

Q11 地域支援体制加算の要件である調剤従事者等の資質の向上を図るための研修とは，地域薬剤師会による研修会でも良いか。

A 良い。職員等に対する研修実施計画を作成し，当該計画書に基づき資質向上のための研修を行うことであり，地域の薬剤師会による研修以外に，研修認定薬剤師制度の対象学会，セミナー等の参加もあり得る。また特に，研修時間，講師などについても規約はない。なお，研修で用いた資料は必要に応じて参照できるよう保存・管理を行うこと。 (厚16)

297

Q12 地域支援体制加算は，時間外加算の対象となるのか。

A 対象となる。時間外加算，休日加算及び深夜加算を算定する場合の基礎額（調剤基本料＋調剤料）には，地域支援体制加算，後発医薬品調剤体制加算，無菌製剤処理加算及び在宅患者調剤加算が含まれる。 (厚16)

Q13 施設基準を満たした調剤薬局において，2回目以降の分割調剤5点の調剤基本料算定時に（医師の分割指示に係る処方箋によるものを除く），地域支援体制加算は認められるのか。

A 認められない。 (厚16)

(3) 後発医薬品調剤体制加算

Q1 後発医薬品調剤体制加算について，いわゆるバイオAG（先行バイオ医薬品と有効成分等が同一の後発医薬品）はバイオ後続品と同様に後発医薬品の使用割合に含まれるのか。

A 含まれる。 (厚2⑤)

Q2 後発医薬品調剤体制加算に係る施設基準の届出については，届出後の内容に変更が生じない限り，改めて行う必要はないのか。

A 届出後については，毎月，直近3カ月間の後発医薬品の規格単位数量が所定割合（75％，80％，85％）以上であることを確認しなければならないが，当該基準を満たしている限りは改めて届出を行う必要はない（別途，毎年7月1日現在の状況については報告が必要）。

当該基準を下回った場合には，速やかに変更の届出を行う必要がある。 (薬20)

Q3 後発医薬品の規格単位数量の計算にあたり，小数点の部分については四捨五入して差し支えないか。それとも，切り捨てるのか。

A 小数点部分は切り捨てた上で判断する。 (薬20)

（4）分割調剤

①処方薬の長期保存の困難その他の理由，後発医薬品の試用

Q1 後発医薬品の分割調剤は，内用薬だけでなく，外用薬なども対象となるのか。

A 医薬品の長期保存の困難性などの理由から分割調剤する場合と同様に，対象となる。
(薬20)

Q2 分割調剤にあたり，医薬品の長期保存の困難性などの理由によるケースと後発医薬品の試用を目的とするケースが混在する場合には，どちらの分割調剤を行ったものとして算定しなければならないのか。

A いずれか一方の点数しか算定できないが，どちらの分割調剤として算定しても差し支えない。ただし，長期保存の困難性などの理由で分割調剤を行った場合には，2回目の調剤時において薬剤服用歴管理指導料等を算定することはできない。 (薬20)

②医師の分割指示に係る処方箋

Q1 分割指示に係る処方箋について，何回目の分割調剤であるかにかかわらず，別紙を含む全ての処方箋が提出されない場合は，処方箋を受け付けられないという理解でよいか。

A 貴見のとおり。 (厚30①)

Q2 同一医療機関で複数の診療科から発行された処方箋を同時に受け付けた際に，ある診療科からの処方箋は分割指示があり，他の診療科の処方箋では分割指示がない場合，調剤報酬の算定はどのように取り扱うべきか。

A 通常，同一患者から同一日に複数の処方箋を受け付けた場合は受付回数を1回とするが，分割指示の処方箋が含まれる場合に限っては，同時に受け付けた場合であっても，分割指示の処方箋として1回，分割指示のない処方箋として1回のように，処方箋ごとに別で取り扱い，それぞれの受付ごとに調剤報酬を算定して差し支えない。
　　なお，このような事例については，特定の診療科の処方箋のみ分割調剤することが妥当かどうか確認の上，医師に疑義照会するなど必要な対応を行うこと。 (厚28)

Q3 上記の際に，分割指示の処方箋が複数あり，分割指示の方法（分割回数や期間）が異なる場合，どのように取り扱うべきか。

A 分割指示が異なる場合は，分割調剤の方法が異なることにより，患者が適切に服薬できるか等の妥当性を確認の上，医師に疑義照会するなど必要な対応を行うべきである。 (厚28)

Q4 調剤基本料の「注10」の医師の指示に伴う分割調剤について，例えば2回目の調剤時に，残薬や副作用が確認され，医師に疑義照会して2回目以降の処方内容が変更された場合，重複投薬・相互作用等防止加算又は在宅患者重複投薬・相互作用等防止管理料の算定は可能と理解してよいか。

A 貴見のとおり。

なお，当該分割調剤時に算定できる点数は，重複投薬・相互作用等防止加算又は在宅患者重複投薬・相互作用等防止管理料を含んだ技術料の合計を分割回数で按分した点数を算定する（ただし，服薬情報等提供料は按分しない）。 (厚28)

Q5 調剤基本料の「注10」の医師の指示に伴う分割調剤について，例えば，分割指示が3回で，1回目は時間外加算の対象，2回目は時間外加算の対象外，3回目は時間外加算の対象の場合，どのように算定することになるか。

A それぞれの分割調剤を実施する日に，当該処方箋について分割調剤を実施しない場合に算定する点数(調剤基本料及びその加算，調剤料及びその加算並びに薬学管理料)を合算した点数の3分の1に相当する点数を算定する（ただし，服薬情報等提供料は按分しない）。したがって，調剤時に時間外加算の要件を満たす場合には，当該加算も合算した点数に基づき算定することになる。

【具体例】（90日分処方 → 30日×3回の分割指示，調剤時には一包化を行う）
※薬剤料は調剤した分を算定
〈1回目〉

・調剤基本料	42点	
・地域支援体制加算	38点	
・調剤料（2剤の場合）	172点	（90日分）
・一包化加算	240点	（90日分）
・時間外加算	252点	
・薬剤服用歴管理指導料	43点	
計	787点 × 1/3 ＝ 262.333≒262点＋薬剤料（30日分）	

1. 調剤技術料

〈2回目〉
・調剤基本料	42点	・服薬情報等提供料1	30点
・地域支援体制加算	38点		
・調剤料（2剤の場合）	172点（90日分）		
・一包化加算	240点（90日分）		
・薬剤服用歴管理指導料	43点		

計　　　　　　　535点 × 1/3 ＋30点 ＝ 208.333≒208点＋薬剤料（30日分）

〈3回目〉※時間外加算を含めて合算する。
・調剤基本料	42点	・服薬情報等提供料1	30点
・地域支援体制加算	38点		
・調剤料（2剤の場合）	172点（90日分）		
・一包化加算	240点（90日分）		
・時間外加算	252点		
・薬剤服用歴管理指導料	43点		

計　　　　　　　787点 × 1/3 ＋30点 ＝ 292.333≒292点＋薬剤料（30日分）

(厚30①)

(5) 調剤料（内服薬，外用薬）

Q1 内服薬と外用薬の調剤料の取扱いについて，同一の有効成分であって同一剤形の薬剤が複数ある場合は，その数にかかわらず1剤（1調剤）とされているが，「同一剤形」の範囲はどのように考えたらよいか。

A 下記の剤形については，それぞれ別剤形として取り扱う。

○内用薬

錠剤，口腔内崩壊錠，分散錠，粒状錠，カプセル剤，丸剤，散剤，顆粒剤，細粒剤，末剤，液剤，シロップ剤，ドライシロップ剤，経口ゼリー剤，チュアブル，バッカル，舌下錠

○外用薬

軟膏剤，クリーム剤，ローション剤，液剤，スプレー剤，ゼリー，パウダー剤，ゲル剤，吸入粉末剤，吸入液剤，吸入エアゾール剤，点眼剤，眼軟膏，点鼻剤，点耳剤，耳鼻科用吸入剤・噴霧剤，パップ剤，貼付剤，テープ剤，硬膏剤，坐剤，膣剤，注腸剤，口嗽剤，トローチ剤

（参考：「薬価算定の基準について」（平成28年2月10日保発0210第1号）の別表1）

なお，本取扱いは，内服薬と外用薬に係る調剤料における考え方であり，例えば，調剤時の後発医薬品への変更に関する剤形の範囲の取扱いとは異なることに留意すること。

(厚28)

Q2 上記の問に関連して，例のように濃度を変更するなどの目的で，2種類以上の薬剤の比率を変えて混合した処方が複数ある場合は，それぞれの処方を別調剤として取り扱った上で，計量混合調剤加算を算定できるか。

例）Rp.1　A剤10g ⎫
　　　　　B剤20g ⎭ 混合

　　Rp.2　A剤20g ⎫
　　　　　B剤20g ⎭ 混合

A　2種類の薬剤を計量し，かつ，混合した処方が複数ある場合は，それぞれについて計量混合調剤加算を算定できる。（例の場合は，Rp.1とRp.2のそれぞれについて，調剤料と計量混合調剤加算を算定できる）

(厚28)

(6) 嚥下困難者用製剤加算

Q1　本来，流通している剤形で品質が保証されているので，なるべく粉砕等は避けたいと考えるが，複数の錠剤などが処方されている場合において，ある特定の1つの医薬品のみ嚥下困難であるため剤形変更を行った場合でも算定可能か。

A　他の医薬品が液剤等のため容易に服用することができる場合であって，当該1医薬品を加工することにより，処方箋中のすべての医薬品が，服用しやすくなる場合は算定可。基本的には，嚥下困難者用として処方箋中のすべての薬剤が容易に服用できるように加工する必要があり，1医薬品のみの剤形変更で技術評価されるものとは限らない。理由により，嚥下困難者用製剤加算ではなく自家製剤加算の散剤を算定することもありえる。

(厚16)

Q2　嚥下困難者用製剤加算は，処方箋の受付1回につき算定は1回と考えて良いか。

A　その通り。

(厚16)

Q3　嚥下困難者用製剤加算は，医師の指示が必要となるのか。

A　医師の指示又は医師の了解が必要である。

(厚16)

302

1. 調剤技術料

Q4 嚥下困難者のために錠剤を粉砕し，他の2種類の散剤と計量混合した場合，嚥下困難者用製剤加算と計量混合調剤加算のどちらも算定可能か。

また，嚥下困難者に対しゼリーやグミ製剤に加工した場合は，自家製剤加算と併せて算定することは可能か。

A 同時に算定することはできない。嚥下困難者用製剤加算は，嚥下困難者用に服用しやすくするために剤形を加工するなど，患者の心身の特性に応じた剤形に加工する調剤技術を評価したものである。　　　　　　　　　　　　　　　　　　　　　　　(厚16)

Q5 嚥下困難者用製剤加算は，屯服薬の場合は算定できないのか。

A 算定できない。　　　　　　　　　　　　　　　　　　　　　　　　　　　　(厚16)

Q6 散剤を飲めない人へのカプセル充填は，自家製剤加算か嚥下困難者用製剤加算か。

A 嚥下障害等により市販の剤形では服用できない患者に対して剤形を加工した場合には算定できるが，カプセル剤の溶出性が散剤の場合と同じであることが担保されなくてはならない。体内動態に問題ないことが確認され，医師の了解が得られ，局方の製剤総則に従って調剤を行った場合に限り自家製剤加算を算定することができる。(厚16)

(7) 一包化加算

Q1 一包化加算を算定した場合においては，自家製剤加算及び計量混合調剤加算は算定できないとされているが，一包化加算の算定と無関係の剤について自家製剤加算又は計量混合調剤加算を算定すること（例えば，以下の処方において，処方1又は処方2で一包化加算，処方3で計量混合調剤加算を算定すること）は可能か。

処方1　A錠，B錠　1日3回毎食後×14日分
処方2　C錠，D錠　1日2回朝夕食後×14日分
処方3　E散，F散　1日1回就寝前×14日分

A 算定可能。

自家製剤加算及び計量混合調剤加算は，原則として1調剤行為に対して算定することとしている。質問の例においては，処方1と処方2で一包化加算の算定要件を満たしており，処方1又は処方2のいずれかで一包化加算を算定することになるが，処方3は，一包化加算の算定対象となる処方1及び処方2のいずれとも服用時点の重複がなく，一包化加算の算定対象とならないことから，処方3について計量混合調剤加算

303

の算定が可能である。 (厚22)

Q2 嚥下困難者用製剤加算を算定した場合においては，一包化加算は算定できないと
されているが，以下のような服用時点の重複のない2つの処方について，処方箋の
指示により，嚥下困難者のために錠剤を粉砕し，服用時点ごとに一包化した場合，
処方1で一包化加算，処方2で嚥下困難者用製剤加算を算定することは可能か。

処方1　A錠，B錠，C錠　　1日3回毎食後×14日分
処方2　D錠，E錠，F錠　　1日1回就寝前×14日分

A　算定不可。
一包化加算と嚥下困難者用製剤加算は，いずれも原則として処方箋中のすべての内
服薬について一包化又は剤形の加工を行うことを前提とし，当該技術全体を評価した
ものであり，処方箋受付1回につき1回の算定としている。したがって，2つの処方
における服用時点の重複の有無にかかわらず，1枚の処方箋について，一包化加算と
嚥下困難者用製剤加算はいずれか一方しか算定できない。 (厚22)

Q3　一包化加算を算定した場合，自家製剤加算および計量混合加算は「算定できな
い」とされているが，この要件は内服用固形剤のみ（一包化加算の算定対象とな
らない部分を除く）に適用されるものであると理解してよいか。

A　その通り。 (薬22)

Q4　一包化加算を算定した場合，自家製剤加算および計量混合加算は「算定できな
い」とされているが，①服用時点の異なる2種類以上の内服用固形剤，または，
②1剤であっても3種類以上の内服用固形剤のいずれにも該当しない部分（剤）に
ついては，適用されないものと解釈してよいか。

例）処方1　　1日3回毎食後×14日分
　　処方2　　1日1回朝食後×14日分
　　処方3　　1日1回就寝前×14日分（薬剤は2種類以下）
　　→　いずれも内服用固形剤が処方されているものと仮定。
　　　　処方1と処方2を一包化。処方3は，処方1・処方2のいずれにも重
　　　　複する服用時点はないが，自家製剤または計量混合に該当する行為
　　　　あり。

304

1. 調剤技術料

A 上記例の場合，一包化加算の算定対象となるのは処方1と処方2のみであり，処方3は一包化加算の対象とならない。したがって，処方3において自家製剤加算または計量混合調剤加算を算定しても差し支えない。 (薬22)

Q5 処方箋の指示により，1剤で3種類の散剤を計量し，かつ，混合して，服用時点ごとに一包化した場合には，計量混合調剤加算を算定するのか，それとも，一包化加算を算定することになるのか。

A 処方箋の指示の具体的内容及び患者の状態（治療上，一包化が必要か否か）にもよるが，基本的には，1剤で3種類の散剤を計量し，かつ，混合して，服用時点ごとに一包化した場合には，計量混合調剤加算を算定する。ただし，患者の状態が一包化加算の算定要件を満たしており，かつ，処方箋における一包化の指示が当該患者の状態を踏まえたものであることが明確である場合には，一包化加算を算定することができる。 (厚20)

Q6 一包化加算の算定要件における「投与日数が7」とは，服用時点に関係なく，実際に調剤された日数と解釈して良いか。

A その通り。隔日投与の場合であっても実際に一包化した調剤日数分となる。 (厚16)

Q7 患者の服薬及び服用する薬剤の識別を容易にすること等の観点から，散剤と錠剤を別々に一包化した場合等でも算定できるとあるが，具体的にどのような場合か。別に一包化した場合の理由として「服用しづらいから」でも良いか。

A 一包化の目的を考えた場合，別々にして患者に交付することは好ましいことではないが，数種類の錠剤と1回数gの散剤を一包化することによって，患者の服薬及び服用する薬剤の識別が困難な場合などは，別々に一包化することは可能である。その際は，別に一包化した理由を調剤録等に記載すること。
また一包化が医師の指示によるものであった場合には，別々に一包化する理由を処方医に伝えて了解を得た上で，その旨も併せて調剤録に記載すること。 (厚16)

305

Q8 同一保険医療機関の異なる診療科から交付された2枚の処方箋を同時に受け付けたケースにおいて，1枚の処方箋だけでは一包化加算の要件を満たさないが，2枚の処方箋を併せれば要件を満たすような場合には，一包化加算を算定しても差し支えないか。

なお，いずれの処方箋についても，処方医による一包化の指示があるものと仮定して考える。

A 差し支えない。具体的には，次のような例が考えられる。

【例1】 処方箋1　A病院　内科　　　　A錠，B錠　　1日3回毎食後

　　　　処方箋2　A病院　整形外科　C散，D散　　1日1回朝食後

　　　→　2枚の処方箋を併せて一包化加算を算定（用法の異なる2剤）

【例2】 処方箋1　A病院　内科　　　　A錠，B錠　　1日3回毎食後

　　　　処方箋2　A病院　整形外科　C散，D散　　1日3回毎食後

　　　→　2枚の処方箋を併せて一包化加算を算定（1剤3種類以上）　　　(薬20)

Q9 異なる保険医療機関から交付された2枚の処方箋を同時に受け付けたケースにおいて，1枚の処方箋だけでは一包化加算の要件を満たさないが，2枚の処方箋を併せれば要件を満たすような場合には，一包化加算を算定しても差し支えないか。

なお，いずれの処方箋についても，処方医による一包化の指示があるものと仮定して考える。

A 算定できない。　　　　(薬20)

(8) 浸煎薬・湯薬

Q1 湯薬の調剤料は調剤日数に応じた点数となったが，薬剤料はどのように計算するのか。1日分を所定単位として計算した上で調剤日数を乗じるのか，それとも，従来どおり1調剤分を所定単位として計算するのか。

A 湯薬の薬剤料については，内服薬に係る計算方法と同様に「1調剤ごとに1日分」を所定単位として計算する。ただし，浸煎薬については，従来どおり「1調剤分」を所定単位とする。　　　　(薬22)

Q2 従来の自家製剤加算における「浸煎剤，湯剤」の算定要件と同様，2種類以上の生薬を混合調剤した場合に算定するものなのか。

A 浸煎薬とは，生薬の種類数に関係なく，生薬を薬局において浸煎し，液剤として製

1．調剤技術料

したものをいい，湯薬とは，薬局において2種類以上の生薬（粗切，中切又は細切したもの）を混合調剤し，患者が服用するために煎じる量ごとに分包したものをいう。

(厚16)

Q3 浸煎薬，湯薬について，自家製剤加算及び計量混合調剤加算を併せて算定することは可能か。

A 従来の浸煎剤，湯剤に係る自家製剤加算を廃止・再編した上で新たに浸煎薬及び湯薬の調剤料を設定したものであり，当該調剤料について自家製剤加算及び計量混合調剤加算を併せて算定することはできない。

(厚16)

Q4 浸煎薬又は湯薬を屯服として服用した場合の調剤料の算定はどうなるのか。

A 浸煎薬及び湯薬の調剤料については，それぞれの調製にかかる調剤技術を評価したものであることから，浸煎薬及び湯薬の定義に合致するものであれば，浸煎薬及び湯薬として算定する。

(厚16)

Q5 次のような場合，浸煎薬または湯薬の調剤料は何調剤として算定するか。

例）処方1　　生薬A末　　3g
　　　　　　　生薬B末　　3g
　　　　　　　生薬C末　　6g　　　分3毎食後×28日分
　　　処方2　　生薬D末　　3g
　　　　　　　生薬E末　　3g　　　分3毎食後×14日分

A 2調剤として算定する。

(薬16)

(9) 無菌製剤処理加算

Q1 施設基準に適合した薬局において麻薬を無菌製剤処理した場合，無菌製剤処理加算と併せて麻薬加算も算定可能と理解して良いか。
　さらに，当該麻薬の服用及び保管状況等について説明の上で必要な薬学管理等を行った場合は，無菌製剤処理加算及び麻薬加算と併せて麻薬管理指導加算についても算定可能と理解して良いか。

A いずれも貴見のとおり。

(厚26)

307

Q2 中心静脈栄養法用輸液及び抗悪性腫瘍剤のうち1以上に加えて麻薬を合わせて1つの注射剤として無菌製剤処理を行い，主たるものとして，中心静脈栄養法用輸液又は抗悪性腫瘍剤の所定点数のみを算定した場合であっても，無菌製剤処理加算と併せて麻薬加算も算定可能と理解して良いか。

さらに，当該麻薬の服用及び保管状況等について説明の上で必要な薬学管理等を行った場合は，無菌製剤処理加算及び麻薬加算と併せて麻薬管理指導加算についても算定可能と理解して良いか。

A いずれも貴見のとおり。 (厚26)

Q3 中心静脈栄養法用輸液，抗悪性腫瘍剤又は麻薬のうち2以上を合わせて1つの注射剤として無菌製剤処理を行った場合，無菌製剤処理加算については，主たるものの所定点数のみを算定すると理解して良いか。

A 貴見のとおり。 (厚26)

Q4 無菌調剤室を有しない薬局が他の薬局の無菌調剤室を利用して無菌製剤処理を行った場合（医薬品医療機器法施行規則第15条の9第1項のただし書における無菌調剤室の共同利用），予め無菌調剤室提供薬局の名称・所在地について地方厚生局に届け出ていれば，無菌製剤処理加算を算定できると理解して良いか。

A 貴見のとおり。 (厚26)

Q5 以下について，無菌製剤処理加算を算定できると理解して良いか。
① 無菌製剤処理を行うにつき十分な施設又は設備を有しない薬局の薬剤師が，他局の無菌調剤室を利用して無菌製剤処理を行う
② 無菌製剤処理を行うにつき十分な施設又は設備を有しない薬局の薬剤師が，他局のクリーンベンチを利用して無菌製剤処理を行う

A ①については，医薬品医療機器法施行規則第15条の9第1項のただし書に該当するケースであり，届出を行った上で算定可能である。

②の設備（クリーンベンチ，安全キャビネット）の共同利用については，薬機法において認められていない。 (厚26)

1. 調剤技術料

(10) 自家製剤加算

Q1 自家製剤加算について「調剤した医薬品と同一剤形及び同一規格を有する医薬品が薬価基準に収載されている場合は算定できないこと」とされているが，以下のような場合も同様に算定できないと理解してよいか。

RP　Ａ錠200mg 1回1.5錠　　疼痛時服用

（注　Ａ錠と同一有効成分の100mg規格は薬価基準に収載されていないが，300mg規格が収載されている。）

A　この場合，200mg錠を1.5錠調剤したとしても，同量に相当する300mg錠があるので算定不可。
(厚28)

Q2　自家製剤加算および計量混合調剤加算のうち，「特別の乳幼児用製剤を行った場合」の点数は廃止されたが，乳幼児の調剤のために，矯味剤等を加えて製剤した場合や微量のために賦形剤・矯味矯臭剤等を混合した場合には，自家製剤加算又は計量混合調剤加算を算定できるという理解で良いか。

A　貴見のとおり。
(厚24)

Q3　6歳未満の乳幼児（以下単に「乳幼児」という。）の調剤のために，矯味剤等を加えて製剤した場合や微量のために賦形剤・矯味矯臭剤等を混合した場合には，自家製剤加算又は計量混合調剤加算を算定することができるとされているが，当該加算は，乳幼児ごとにその必要性を適切に判断した上で行われるものであって，すべての乳幼児に対して一律に算定できるものではないという理解で良いか。

A　貴見のとおり。
(厚24)

Q4　自家製剤加算において，錠剤の半割を行った場合に算定する区分（錠剤，丸剤，カプセル剤，散剤，顆粒剤又はエキス剤の内服薬。ただし，特別の乳幼児用製剤を行った場合を除く。）については，投与日数が7又はその端数を増すごとに所定点数を算定することとされたが，この「投与日数」とは，服用時点に関係なく，実際に自家製剤の上調剤した日数と解釈してよいか。

A　その通り。隔日投与等の場合であっても実際に自家製剤の上調剤した日数分について算定する。
(厚20)

309

Q5 自家製剤加算を算定した場合には，計量混合調剤加算は算定できないとあるが，剤が異なる場合は，算定可能か。

A 以下の事例のように，「剤」が異なれば，両者の算定は可能である。

◆別剤（2剤）の場合

◆同一剤（1剤）の場合

（厚16）

Q6 1回量が1錠に満たない場合など，錠剤を粉砕し乳糖などを賦形して散剤とした場合などに使用した乳糖は，薬剤料として別途請求可能か。

A 賦形剤は請求できる。なお，自家製剤加算は，個々の患者の特性に合わせ，市販されている剤形，含量では対応できない場合の製剤技術を評価したものであり，製剤工程中に使用した製剤化に必要な安定剤，溶解剤，矯味・矯臭剤などは，薬価収載されているものであっても別に請求することはできない。

（厚16）

Q7 成人用のカプセル剤をあけて，又は錠剤を粉砕して小児用に計量した場合に自家製剤加算を算定できるか。

A 自家製剤加算の算定要件を満たせば算定は可能である。ただし，小児に対しても適応される医薬品であれば，通常，散剤または水剤があると思われるので，医師に照会を行い，処方変更等の可能性があると考えられ，当該製品がない場合に限る。（厚16）

1. 調剤技術料

Q8 処方箋に「半錠」の指示がある場合，自家製剤加算を算定できるか。

A 自家製剤加算の算定要件としては，剤形の変更が伴うものであるが，割線のある錠剤を半分に割る場合は剤形の変更が認められると判断し算定可能である。当然ながら割線のない錠剤の場合は，薬物動態及び品質上の問題がないことが前提であり，また，半錠の含量の製品が薬価収載されている場合には算定できない。　　　　　（厚16）

Q9 割線のある錠剤の4分割は算定可か。

A フルイトランなど客観的に均一にできる根拠があれば算定可能。また，医師の了解を得た上で散剤として製剤した場合には，自家製剤加算が算定可能である。　（厚16）

Q10 割線がない錠剤を分割しても，薬物動態に影響なければ算定可か。

A 含量の均一性を保障できない場合がある。ただし，医師の了解を得た上で散剤とした場合には，自家製剤加算が算定可能である。　　　　　　　　　　（厚16）

Q11 内服薬に係る自家製剤加算の算定方法について見直されたが，錠剤を半割した場合以外の製剤技術についても，7日分につき所定点数（20点）を算定するのか。

A その通り。　　　　　　　　　　　　　　　　　　　　　　　　　　　（薬20）

Q12 内服薬の自家製剤を伴う医薬品を分割調剤した場合（医師の分割指示に係る処方箋によるものを除く），次の例について自家製剤加算はどのように算定するのか。
　　【例】A錠2mg　1.5錠　1日3回毎食後×20日分
　　（※10日分ずつ，2回に分割して調剤）

A 1回目および2回目の調剤時は，いずれも10日分の自家製剤を行っているので，どちらについても自家製剤加算（内服薬）として40点を算定する。　　　（薬20）

(11) 計量混合調剤加算

Q1 医師の指示に基づき，液剤に散剤を加え，用時振とうして服用するよう患者に指示の上交付したものは，計量混合調剤加算が算定可能か。

A 計量混合調剤加算は，①2種類以上の散剤または顆粒剤を各々計量混合した場合，

311

②2種類以上の液剤を各々計量混合した場合, ③2種類以上の軟・硬膏剤を各々計量混合した場合であり, それ以外には, 調剤上の特殊な技術工夫を伴わない, ドライシロップ剤と液剤の混合なども計量混合調剤加算の対象である。 (厚16)

Q2 ブロチン液とセネガシロップを混合した場合には, 計量混合調剤加算を算定するのか。

A その通り。自家製剤加算は, 個々の患者の特性に合わせ, 市販されている剤形, 含量では対応できない場合の製剤技術を評価したものであり, 原則, 剤形変更が伴う場合に算定可能である。一方, 計量混合調剤加算は, 剤形変更を認めない散剤, 顆粒剤, 液剤, 軟・硬膏剤の混合の場合に算定する。
また, 以下のような計量混合の場合も計量混合調剤加算を算定できる。
①軟膏＋クリーム
②散剤＋顆粒 (厚16)

Q3 計量混合調剤加算は, 内服薬及び屯服薬の場合のみか。

A その他, 外用剤として軟・硬膏剤, 外用散剤, 外用液剤も算定可能である。 (厚16)

Q4 服用しやすくするためにシロップ剤に単シロップなどの矯味・矯臭剤を加えても計量混合調剤加算が算定できるか。

A 医療上の必要性が認められる場合は算定可能であるが, 医療上の必要性が認められず, 患者の希望に基づく甘味剤等の添加では計量混合調剤加算は算定できない。なお, 当該サービスについて, 一定の要件を満たせば患者から費用を徴収しても差し支えない。 (厚16)

Q5 計量混合調剤加算の場合, 賦形のみでは算定不可か。

A 算定できない。処方された医薬品が微量のためそのままでは調剤又は服用が困難である場合において, 医師の了解を得た上で賦形剤などを混合した場合に算定できるのは, 乳幼児のみである。ただし, 医療上の必要性から処方箋上に保険医が乳糖などの混合の指示をした場合は, 計量混合調剤加算を算定できる。 (厚16)

312

1. 調剤技術料

(12) 時間外加算等, 夜間・休日等加算

Q1 平日の開局時間が午後7時までの保険薬局において, 来局患者が多かったため, やむを得ず平日の午後8時まで開局時間を延長した場合は, 午後7時から8時までの間に処方箋を持参した患者について, 夜間・休日等加算を算定しても差し支えないか。

A 差し支えない。ただし, 夜間・休日等加算の算定にあたっては, 開局時間を薬局内外に表示するとともに, 同加算の対象となる日および受付時間帯を薬局内に掲示しておく必要がある。 (薬20)

Q2 土曜日の開局時間が午後3時までの保険薬局において, 土曜日の午後3時過ぎにいったん閉局した後, 午後5時に患者から処方箋調剤の求めがあった場合は, 夜間・休日等加算を算定しても差し支えないか。それとも, 従来の時間外加算を算定すべきか。

A 夜間・休日等加算を算定して差し支えない。従来の時間外加算は, 午前8時前と午後6時以降が標準とされているため, 土曜日の午後6時までは算定できない。ただし, 夜間・休日等加算の算定にあたっては, 開局時間を薬局内外に表示するとともに, 同加算の対象となる日および受付時間帯を薬局内に掲示しておく必要がある。 (薬20)

Q3 同一薬局において分割調剤を行った場合であっても（医師の分割指示に係る処方箋によるものを除く）, 2回目以降の調剤時に夜間・休日等加算を算定することは可能か。

A 夜間・休日等加算は「処方箋受付1回につき」算定するものとされている。同一薬局において分割調剤を行った際の2回目以降の調剤は, 処方箋受付回数には含まれない取り扱いとなることから, 夜間・休日等加算は算定することができない。 (薬20)

Q4 平日の開局時間が午後7時までの保険薬局において, いったん午後7時に閉局した後, 午後9時に患者から調剤の求めがあったために, 調剤を実施した上で時間外加算（100分の100）を算定したが, その間, さらに別の患者からも調剤の求めがあった。この場合, 2人目の患者については, 1人目の患者と同様に時間外加算を算定しても差し支えないか。それとも, 夜間・休日等加算を算定しなければならないのか。

A 時間外加算を算定して差し支えない。 (薬20)

313

Q5 日曜日と祝日を休日としている薬局が，近隣の医療機関が急きょ日曜日に診療することとなったため，それに合わせて日曜日に臨時に開局し，常態として調剤応需の態勢をとったような場合には，夜間・休日等加算を算定しても差し支えないか。

A 差し支えない。ただし，夜間・休日等加算の算定要件である開局時間の表示や同加算の対象日・受付時間帯の掲示が必要であることは言うまでもない。

なお，当日の開局が，輪番制などによる休日当番に該当し，「客観的に休日における救急医療の確保のために調剤を行っていると認められる」場合には，従来通り，休日加算を算定することができる。 （薬20）

（13）在宅患者調剤加算

Q1 在宅協力薬局が訪問薬剤管理指導を実施し，在宅基幹薬局が在宅患者訪問薬剤管理指導料を算定した場合，在宅患者調剤加算の届出に係る算定回数については，どちらの薬局のものとして計上するのか。

A 在宅基幹薬局の算定回数として計上する。 （厚24）

Q2 在宅患者訪問薬剤管理指導料を算定している患者について，当該患者の薬学的管理指導計画に係る疾病と別の疾病又は負傷に係る臨時の投薬が行われた場合にも，在宅患者調剤加算は算定できるのか。

A 算定できる。 （厚24）

Q3 在宅患者調剤加算の届出に係る管理・指導の実績は，届出時の直近1年間の在宅薬剤管理指導（在宅患者訪問薬剤管理指導料，居宅療養管理指導費，介護予防居宅療養管理指導費）の合計算定回数により判断するが，同加算は届出からどの程度適用することができると解釈するのか。また，届出を行った以降も，直近1年間の状況を毎月計算する必要があるのか。

A 在宅患者調剤加算は，届出時の直近1年間の実績で判断し，届出が受理された日の属する月の翌月1日（月の最初の開庁日に届出が受理された場合は，当月1日）から当年度の3月末日まで適用することができる（それ以後は，前年3月1日から当年2月末日までの実績により，当年4月1日から1年間適用）。したがって，その間は毎月直近の算定実績を計算する必要はない。 （厚24）

314

2. 薬学管理料

Q4 在宅患者調剤加算の届出に係る在宅薬剤管理指導の実績（直近1年間の合計算定回数）については，①在宅患者訪問薬剤管理指導料（在宅患者オンライン服薬指導料を除く），②居宅療養管理指導費，③介護予防居宅療養管理指導費が対象とされているが，それ以外（在宅患者緊急訪問薬剤管理指導料，在宅患者緊急時等共同指導料，退院時共同指導料）は，算定実績の対象には含まれないのか。

A そのとおり。 （厚24）

2. 薬学管理料

(1) 薬剤服用歴管理指導料

Q1 患者が日常的に利用する保険薬局の名称等の手帳への記載について，患者又はその家族等が記載する必要があるか。

A 原則として，患者本人又はその家族等が記載すること。 （厚2①）

Q2 手帳における患者が日常的に利用する保険薬局の名称等を記載する欄について，当該記載欄をシールの貼付により取り繕うことは認められるか。

A 認められる。 （厚2①）

Q3 国家戦略特区における遠隔服薬指導（オンライン服薬指導）については，一定の要件を満たせば暫定的な措置として薬剤服用歴管理指導料が算定できることとされていた。令和2年度改定により，この取扱いはどうなるのか。

A 国家戦略特区におけるオンライン服薬指導についても，薬剤服用歴管理指導料「4」に基づき算定するものとした。なお，国家戦略特区における離島・へき地でのオンライン服薬指導の算定要件ついては，服薬指導計画の作成を求めないなど，一定の配慮を行っている。
　　また，これに伴い，「疑義解釈資料の送付について（その19）」（令和元年12月26日付け事務連絡）別添の問1は廃止する。 （厚2①）

Q4 「患者に残薬が一定程度認められると判断される場合には，患者の残薬の状況及びその理由を患者の手帳に簡潔に記載し，処方医に対して情報提供するよう努めること。」とされているが，残薬がどの程度あれば手帳に記載すべきか。

A 治療上の重要性や服用頻度が患者や薬剤ごとに異なるため，一概に判断することは

315

困難である。数日分の残薬が判明した場合に必ず手帳に記載することは要しないが，記載の必要性は個別の事例ごとに保険薬剤師により判断されたい。　　　　　（厚2⑤）

Q5 薬剤服用歴管理指導料の4（オンライン服薬指導）の算定要件・施設基準にある「関連通知」とは具体的に何を指すのか。

A　「医薬品，医療機器等の品質，有効性及び安全性の確保等に関する法律等の一部を改正する法律の一部の施行について（オンライン服薬指導関係）」（令和2年3月31日付け薬生発0331第36号厚生労働省医薬・生活衛生局長通知）を指す。　　　（厚2⑤）

Q6 薬剤服用歴管理指導料の特例について，「適切な手帳の活用実績が相当程度あると認められない保険薬局」に該当した場合であっても，直近3月間における割合が50％を上回った場合には，その時点で「適切な手帳の活用実績が相当程度あると認められない保険薬局」に該当しないとされているが，日単位ではなく月単位で判断することでよいか。

A　貴見のとおり。3月で算出した割合が50％を上回った翌月から，通常の薬剤服用歴管理指導料を算定すること。　　　　　　　　　　　　　　　　　　　　　　（厚30①）

Q7 調剤報酬明細書において，薬剤服用歴管理指導料について手帳の持参の有無等により分けて記載することとなったが，患者に交付する明細書についても同様に分けて記載すべきか。

A　貴見のとおり。3月以内に再度処方箋を持参した患者か否か，3月以内に再度処方箋を持参した患者に対しては，手帳持参の有無が患者に分かるように記載すること。例えば，3月以内に再度処方箋を持参した患者の場合は薬剤服用歴管理指導料の記載に加えて「手帳あり」又は「手帳なし」を，3月以内に再度処方箋を持参した患者以外の患者の場合は同指導料の記載に加えて「3月外」を追記することなどが考えられる。　　　　　　　　　　　　　　　　　　　　　　　　　　　　　　　　　（厚30①）

Q8 薬剤服用歴管理指導料「1」について，「原則過去3月内に処方箋を持参した患者」とあるが，「3月内」の判断については，診療報酬改定前である令和2年3月31日以前の来局についても対象となるか。

A　貴見のとおり。　　　　　　　　　　　　　　　　　　　　　　　　　　（厚28）

2. 薬学管理料

Q9 薬剤服用歴管理指導料「1」について，「原則過去3月内に処方箋を持参した患者」とあるが，3月を超えた処方箋であっても，当該指導料を算定するのはどのようなケースか。

A 1回の投薬が3ヶ月を超える場合の次回来局時などが考えられる。 (厚28)

Q10 手帳を持参していない患者に対して，患者から求めがなければ手帳に関する説明をしなくても57点を算定可能か。

A そのような患者については，手帳を保有することの意義，役割及び利用方法等について十分な説明を行い，患者が手帳を用いない場合はその旨を薬剤服用歴の記録に記載することとしているため，手帳に関する説明を全くしていない場合は薬剤服用歴管理指導料を算定してはならない。 (厚28)

Q11 薬剤情報提供料（医科）の手帳記載加算や，薬剤服用歴管理指導料（調剤）の算定に当たっては，薬剤服用歴が経時的に管理できる手帳（経時的に薬剤の記録が記入でき，必要事項を記録する欄があるもの）を用いることとされているが，算定のために必須のこれらの欄に加えて，医療・介護サービスを提供する事業者等による情報共有及び連携のため，患者自らの健康管理に必要な情報の記録（患者の状況・治療内容・サービス提供の状況等）を含めて総合的に記載することができる手帳についても，当該手帳として用いても差し支えないか。

A 差し支えない。 (厚28)

Q12 患者が電子版の手帳を持参してきたが，保険薬局が提携している電子版の手帳の運営事業者と患者が利用する電子版の手帳の運営事業者が異なる場合や運営事業者と提携していない保険薬局の場合など，薬剤師が薬局の電子機器等から患者の手帳の情報を閲覧できない場合はどのようになるのか。

A 電子版の手帳については，「お薬手帳（電子版）の運用上の留意事項について」（平成27年11月27日薬生総発第1127第4号）の「第二　提供薬局等が留意すべき事項」の4（2）に規定する一元的に情報閲覧できる仕組みが公益社団法人日本薬剤師会より提供されているので（平成28年4月1日より），当該仕組みの活用により，患者から手帳の情報が含まれる電子機器の画面を直接閲覧することなく情報把握することを原則とする。

このような仕組みが活用できない保険薬局においては，受付窓口等で患者の保有す

317

る手帳情報が含まれる電子機器の画面を閲覧し，薬剤服用歴に必要情報を転記した場合に限り，薬剤服用歴管理指導料を算定可能とする。この際，患者の保有する電子機器を直接受け取って閲覧等を行おうとすることは，患者が当該電子機器を渡すことを望まない場合もあるので，慎重に対応すること。

　なお，このような方法で情報を閲覧等できない場合は，患者が手帳を持参していない場合の点数（57点）を算定するのではなく，薬剤服用歴管理指導料自体が算定できないことに留意すること。

(厚28)

Q13　上記の保険薬局において，手帳に記載すべき情報はどのように提供すべきか。

A　「お薬手帳（電子版）の運用上の留意事項について」（平成27年11月27日薬生総発第1127第4号）で示しているとおり，QRコード等により情報を提供すること。

(厚28)

Q14　お薬手帳へは相互作用に関する情報についても記載することとされているが，どの程度の範囲まで記載しなければならないのか。

A　処方されている医薬品同士の相互作用がある場合はもちろんだが，その患者が服用している（あるいは服用する可能性のある）一般用医薬品や食物などとの相互作用が把握できる場合には，それらの主な情報についても記載することが求められる。

(薬16)

Q15　薬剤情報提供文書による「後発医薬品に関する情報」の提供にあたり，後発医薬品の有無については，含量違い又は類似した別剤形も含めて判断しなければならないのか。

A　同一規格・同一剤形で判断する。ただし，異なる規格単位を含めた後発医薬品の有無等の情報を提供することは差し支えない。

(厚24)

Q16　調剤した先発医薬品に対応する後発医薬品の有無の解釈については，該当する後発医薬品の薬価収載日を基準に判断するのか。それとも，販売の有無で判断すればよいのか。

A　後発医薬品の販売の時までに適切に対応できれば良い。

(厚24)

2. 薬学管理料

Q17 調剤した先発医薬品に対して，自局において支給可能又は備蓄している後発医薬品が複数品目ある場合，全品目の後発医薬品の情報提供をしなければならないのか。

A いずれか1つの品目に関する情報で差し支えない。 (厚24)

Q18 調剤した薬剤が全て先発医薬品しか存在しない場合又は全て後発医薬品である場合は，「後発医薬品に関する情報」として，薬価収載の有無又は既に後発医薬品であることを患者に提供する事で足りると理解して良いか。また，薬価が先発医薬品より高額又は同額の後発医薬品については，診療報酬上の加算等の算定対象から除外されているが，これらについても後発医薬品であることを薬剤情報提供文書で提供するものと理解して良いか。

A いずれも貴見のとおり。 (厚24)

Q19 調剤した先発医薬品について，薬価基準に後発医薬品は収載されているが，自局の備蓄医薬品の中に該当する後発医薬品が1つもない場合は，「後発医薬品に関する情報」として，薬価収載の有無及び自局では該当する後発医薬品の備蓄がない旨を患者に提供することで足りると理解してよいか。

A 貴見のとおり。 (厚24)

Q20 調剤した先発医薬品に対する後発医薬品の情報提供にあたっては，当該品目の「名称及びその価格」を含むこととされているが，この価格とは，規格・単位当たりの薬価であることが必要か。それとも，たとえば投与日数に応じた患者負担分の金額等でも構わないのか。

A 調剤した先発医薬品との価格差が比較できる内容になっていれば，いずれの方法でも差し支えない。 (厚24)

Q21 薬剤服用歴管理指導料の算定要件である「後発医薬品に関する情報」は，薬剤情報提供文書により提供することとされているが，当該情報は必ず同一の用紙でなければ認められないのか。

A 患者にとってわかりやすいものであれば，別紙であっても差し支えない。

(厚24)

薬剤服用歴管理指導料

319

Q22 薬剤服用歴管理指導料の算定要件である「後発医薬品に関する情報」は，処方箋に後発医薬品への変更不可の指示があるか否かに関わらず，提供する必要があるのか。

A そのとおり。 (厚24)

Q23 薬剤服用歴管理指導料の算定要件である「後発医薬品に関する情報」について，調剤した医薬品が先発医薬品に該当しない場合には，どのように取り扱うべきか。

A 医薬品の品名別の分類（先発医薬品／後発医薬品の別など）については，厚生労働省より「薬価基準収載品目リスト及び後発医薬品に関する情報について（令和2年4月22日適用）」*が公表されている。

　この整理の中で，①「先発医薬品」であり，それに対する同一剤形・同一規格の後発医薬品が薬価収載されている場合は，1）該当する後発医薬品が薬価収載されていること，2）うち，自局で支給可能又は備蓄（以下「備蓄等」という。）している後発医薬品の名称とその価格（ただし，いずれの後発医薬品も備蓄等していなければ，後発医薬品の備蓄等がない旨でも可），②「先発医薬品」であるが，それに対する同一剤形・同一規格の後発医薬品が薬価収載されていない場合は，1）調剤した医薬品は先発医薬品であること，2）これに対する後発医薬品は存在しないこと（含量規格が異なる後発医薬品または類似する別剤形の後発医薬品がある場合に，その情報を提供することは差し支えない），③「後発医薬品」である場合は，調剤した医薬品は既に後発医薬品であること，④いずれにも該当しない場合は，長年に亘り使用されている医薬品であることや，漢方製剤や生薬であり後発医薬品は存在しないことなど−を「後発医薬品に関する情報」として患者へ提供することが求められる。

　また，「後発医薬品に関する情報」に関しては，「可能であれば一般的名称も併せて記載することが望ましい」とされていることにも留意されたい。

※「薬価基準収載品目リスト及び後発医薬品に関する情報について（令和2年4月22日適用）」（今後，逐次更新予定。）
厚生労働省トップページ＞政策について＞分野別の政策一覧＞健康・医療＞医療保険＞医療保険が適用される医薬品について＞薬価基準収載品目リスト及び後発医薬品に関する情報について（令和2年4月22日適用）
http://www.mhlw.go.jp/topics/2020/04/tp20200401-01.html

(厚24)

2. 薬学管理料

Q24 薬剤服用歴管理指導料を算定する場合には，患者の体質・アレルギー歴・副作用歴等の患者についての情報の記録，患者又はその家族等からの相談事項の要点，服薬状況，患者の服薬中の体調の変化等を薬剤服用歴の記録に記載することとされているが，これらについて，その有無のみを記載した場合でも算定可能か。

A 従来の薬剤服用歴管理料の場合と同様に，単にこれらの事項の有無を記載しただけでは算定できない。副作用歴等の患者情報等については，どのような副作用等に着目して聴取を行ったかなどの点を含め，薬学的な観点から聴取・確認した内容を記載すること。
（厚20）

Q25 生活習慣病の生活指導も適正使用のための指導となるか。

A 算定要件は処方された薬剤に係る指導である。なお，適正使用とは医薬品を正しく使用することであり，ヒートシールが不燃物であることなどを指導しても算定できないことは当然である。
（厚16）

Q26 薬剤服用歴管理指導料に係る業務の中で，調剤した薬剤に関する情報提供は実施したが，患者から「文書による交付は不要」との申し出があった場合，その他の要件を満たしていれば，薬剤服用歴管理指導料を算定できるか。

A 患者への薬剤情報提供文書の交付は，服薬指導の一環として実施される情報提供の中に含まれている手段の1つである。患者からの特段の申し出があったために，結果として患者に薬剤情報提供文書を交付しなかった場合であっても，患者の医薬品の適正使用が確保されるよう，文書を用いた説明を行うなど調剤した医薬品に関する情報提供が適切に実施されていれば問題ない。

　　ただし，その理由を薬剤服用歴の記録に記載すること。
（薬18）

Q27 薬剤服用歴管理指導料に係る業務に含まれる薬剤情報提供は「文書又はこれに準ずるもの」により行うとあるが，「これに準ずるもの」とは具体的に何を指すのか。口頭による行為も含まれるのか。

A 視覚障害者に対する点字，ボイスレコーダー等への録音などが該当する。口頭による行為は含まれない。
（薬18）

①麻薬管理指導加算

Q1 薬剤服用歴管理指導料において，麻薬を調剤した場合に必要な薬学的管理及び指導を行った場合の加算は，毎回算定可能か。

A 薬剤服用歴管理指導料を算定した日に限り算定可能である。 (厚16)

②重複投薬・相互作用等防止加算

Q1 重複投薬・相互作用等防止加算及び在宅患者重複投薬・相互作用等防止管理料の算定対象の範囲について，「そのほか薬学的観点から必要と認める事項」とあるが，具体的にはどのような内容が含まれるのか。

A 薬剤師が薬学的観点から必要と認め，処方医に疑義照会した上で処方が変更された場合は算定可能である。具体的には，アレルギー歴や副作用歴などの情報に基づき処方変更となった場合，薬学的観点から薬剤の追加や投与期間の延長が行われた場合は対象となるが，保険薬局に備蓄がないため処方医に疑義照会して他の医薬品に変更した場合などは当てはまらない。 (厚28)

Q2 これまでの「重複投薬・相互作用防止加算」では，同一医療機関の同一診療科の処方箋について処方変更があったとしても算定できないとされていたが，平成28年度診療報酬改定で見直した「重複投薬・相互作用等防止加算」及び「在宅患者重複投薬・相互作用等防止管理料」については，同一医療機関の同一診療科から発行された処方箋であっても，重複投薬，相互作用の防止等の目的で，処方医に対して照会を行い，処方に変更が行われた場合は算定可能と理解してよいか。

A 「重複投薬・相互作用等防止加算」及び「在宅患者重複投薬・相互作用等防止管理料」は，薬学的観点から必要と認められる事項により処方が変更された場合には算定可能としているので，上記の内容も含め，これまで算定できないとされていた「薬剤の追加，投与期間の延長」等であっても，要件に該当するものについては算定可能である。 (厚28)

③特定薬剤管理指導加算1

Q1 薬効分類上の「腫瘍用薬」，「不整脈用剤」，「抗てんかん剤」に該当するが他の効能も有する薬剤については，それぞれ，「悪性腫瘍」，「不整脈」，「てんかん」の目的で処方され，必要な指導等を実施した場合に限り算定可能と理解してよいか。

A 貴見のとおり。

2. 薬学管理料

なお，対象薬剤の一覧については，厚生労働省のホームページに掲載している。
http://www.iryohoken.go.jp/shinryohoshu/　　　　　　　　　　　　　　　　（厚28）

Q2　これまで薬効分類上「腫瘍用薬」，「不整脈用剤」及び「抗てんかん剤」以外の
薬効分類に属する医薬品であって，悪性腫瘍，不整脈及びてんかんに対応する効
能を有するものについて，当該目的で処方された場合は「特に安全管理が必要な
医薬品」に含まれるとされてきたが，この取扱いに変更はないか。また，薬局で
は得ることが困難な診療上の情報の収集については必ずしも必要としないとある
が，前述に該当する場合，当該目的で処方された場合か否かの確認をする必要は
あるか。

A　処方内容等から「特に安全管理が必要な医薬品」に該当するか否かが不明である場
合には，これまで通り，当該目的で処方されたものであるかの情報収集及び確認を
行った上で，当該加算の算定可否を判断する必要がある。　　　　　　　　　　　（厚24）

Q3　特定薬剤管理指導加算1の対象となる「特に安全管理が必要な医薬品」の範囲
は，診療報酬点数表の薬剤管理指導料の「2」の対象となる医薬品の範囲と同じと
考えてよいか。

A　その通り。　　　　　　　　　　　　　　　　　　　　　　　　　　　　　　（厚22）

Q4　「特に安全管理が必要な医薬品」の範囲については，以下の考え方でよいか。
①「抗悪性腫瘍剤」には，薬効分類上の「腫瘍用薬」が該当するほか，それ以外
の薬効分類に属する医薬品であって悪性腫瘍に対する効能を有するものについ
て，当該目的で処方された場合が含まれる。
②「不整脈用剤」には，薬効分類上の「不整脈用剤」が該当するほか，それ以外
の薬効分類に属する医薬品であって不整脈に対する効能を有するものについ
て，当該目的で処方された場合が含まれる。
③「抗てんかん剤」には，薬効分類上の「抗てんかん剤」が該当するほか，それ
以外の薬効分類に属する医薬品であっててんかんに対する効能を有するものに
ついて，当該目的で処方された場合が含まれる。

A　いずれもその通り。　　　　　　　　　　　　　　　　　　　　　　　　　　（厚22）

薬剤服用歴管理指導料

323

Q5 特定薬剤管理指導加算1の対象となる「免疫抑制剤」の範囲については，以下の考え方でよいか。

① 薬効分類245「副腎ホルモン剤」に属する副腎皮質ステロイドの内服薬，注射薬及び外用薬は含まれるが，副腎皮質ステロイドの外用薬のうち，その他の薬効分類（131「眼科用剤」，132「耳鼻科用剤」，225「気管支拡張剤」，264「鎮痛，鎮痒，収斂，消炎剤」等）に属するものについては含まれない。

② 関節リウマチの治療に用いられる薬剤のうち，メトトレキサート，ミゾリビン，レフルノミド，インフリキシマブ（遺伝子組換え），エタネルセプト（遺伝子組換え），アダリムマブ（遺伝子組換え）及びトシリズマブ（遺伝子組換え）は含まれるが，金チオリンゴ酸ナトリウム，オーラノフィン，D-ペニシラミン，サラゾスルファピリジン，ブシラミン，ロベンザリット二ナトリウム及びアクタリットは含まれない。

③ 移植における拒絶反応の抑制等に用いられるバシリキシマブ（遺伝子組換え），ムロモナブ-CD3，アザチオプリン，エベロリムス，塩酸グスペリムス，タクロリムス水和物，シクロスポリン及びミコフェノール酸モフェチルは含まれる。

A いずれもその通り。 (厚22)

Q6 特定薬剤管理指導加算1の対象となる「血液凝固阻止剤」には，血液凝固阻止目的で長期間服用するアスピリンは含まれるが，イコサペント酸エチル，塩酸サルポグレラート，ベラプロストナトリウム，リマプロストアルファデクス及び解熱・鎮痛を目的として投与されるアスピリンは含まれないと考えてよいか。

A その通り。 (厚22)

Q7 特定薬剤管理指導加算1の対象となる「精神神経用剤」には，薬効分類112「催眠鎮静剤，抗不安剤」に属する医薬品及び薬効分類116「抗パーキンソン剤」に属する医薬品は含まれないと考えてよいか。

A その通り。薬効分類117「精神神経用剤」に属する医薬品のみが対象となる。

(厚22)

Q8 特定薬剤管理指導加算1の対象となる「抗HIV薬」には，薬効分類625「抗ウイルス剤」に属する医薬品のうち，HIV感染症，HIV-1感染症，後天性免疫不全症候群（エイズ）等の効能・効果を有するものが該当すると考えてよいか。

2. 薬学管理料

A その通り。 (厚22)

Q9 複数の適応を有する医薬品であって，特定薬剤管理指導加算1の対象範囲とされている適応以外の目的で使用されている場合であっても，同加算は算定可能であると理解してよいのか。

A 特定薬剤管理指導加算1の対象範囲以外の目的で使用されている場合には，同加算の算定は認められない。 (薬22)

④特定薬剤管理指導加算2

Q1 特定薬剤管理指導加算1と特定薬剤管理指導加算2は併算定可能か。

A 特定薬剤管理指導加算2の算定に係る悪性腫瘍剤及び制吐剤等の支持療法に係る薬剤以外の薬剤を対象として，特定薬剤管理指導加算1に係る業務を行った場合は併算定ができる。 (厚2①)

Q2 患者が服用等する抗悪性腫瘍剤又は制吐剤等の支持療法に係る薬剤の調剤を全く行っていない保険薬局であっても算定できるか。

A 算定できない。 (厚2①)

Q3 電話等により患者の副作用等の有無の確認等を行い，その結果を保険医療機関に文書により提供することが求められているが，算定はどの時点から行うことができるのか。

A 保険医療機関に対して情報提供を行い，その後に患者が処方箋を持参した時である。

　この場合において，当該処方箋は，当該加算に関連する薬剤を処方した保険医療機関である必要はない。なお，この考え方は，調剤後薬剤管理指導加算においても同様である。 (厚2①)

Q4 電話等による服薬状況等の確認は，メール又はチャット等による確認でもよいか。

A 少なくともリアルタイムの音声通話による確認が必要であり，メール又はチャット等による確認は認められない。なお，電話等による患者への確認に加え，メール又は

325

チャット等を補助的に活用することは差し支えない。 (厚2①)

⑤乳幼児服薬指導加算

Q1 乳幼児服薬指導加算について，「指導の内容等について，手帳に記載すること」とされているが，手帳を持参していない患者に対して，手帳を交付又は手帳に貼付するシール等を交付した場合であっても，当該加算を算定できると理解してよいか。

A 乳幼児服薬指導加算については，手帳を利用しているが手帳を持参し忘れた患者にはシール等を交付することでよいが，手帳を利用していない患者に対しては手帳を交付した場合に算定できるものであること。

　なお，シール等を交付した患者が次回以降に手帳を持参した場合は，当該シール等が貼付されていることを確認すること。 (厚28)

⑥吸入薬指導加算

Q1 かかりつけ薬剤指導料を算定する患者に対して吸入薬指導加算は算定できないが，同一月内にかかりつけ薬剤指導料を算定した患者に対し，当該保険薬局の他の保険薬剤師が吸入指導を実施した場合には吸入薬指導加算を算定できるか。

A 算定できない。 (厚2①)

(2) かかりつけ薬剤師指導料，かかりつけ薬剤師包括管理料

Q1 かかりつけ薬剤師指導料において，「必要に応じ，患者が入手している調剤及び服薬指導に必要な血液・生化学検査結果の提示について，患者の同意が得られた場合は当該情報を参考として，薬学的管理及び指導を行う。」とされているが，具体的にどのような業務を想定しているのか。

A 例えば，腎機能低下により投与量の調節が必要な薬剤が処方されている患者に対して，腎機能検査結果（血清クレアチニン（Cr），推定糸球体濾過量（eGFR））を参照するなどにより，用法・用量の適切性や有害事象の発現の有無を確認することが想定される。 (厚30①)

2. 薬学管理料

Q2 かかりつけ薬剤師指導料及びかかりつけ薬剤師包括管理料の患者の同意取得について、例えば、患者が最初に来局した際にアレルギー歴や後発医薬品を使用することの意向等を確認するアンケートの中でかかりつけ薬剤師についても意向を確認した場合、そのアンケートの署名をもって同意を取得したことになるのか。

A アンケートを行う際に、アンケートとは別に、かかりつけ薬剤師を選択することの意向確認を行うことは差し支えないが、同意の取得に当たっては、かかりつけ薬剤師の業務内容、かかりつけ薬剤師を持つことの意義、役割等について、当該指導料を算定しようとする薬剤師が改めて説明した上で、かかりつけ薬剤師に対する患者の同意を取得する必要がある。また、アンケートへの署名ではかかりつけ薬剤師の同意を取得したことにならないので、別途、かかりつけ薬剤師への同意に係る署名であることが明確にわかるようにすること。 (厚28)

Q3 患者がかかりつけ薬剤師を別薬局の薬剤師に変更する場合はどのような対応が必要になるか。

A かかりつけ薬剤師指導料及びかかりつけ薬剤師包括管理料については、同一月内は同じ薬剤師により算定することが必要である。このため、患者の希望によりかかりつけ薬剤師を変更する場合、変更後のかかりつけ薬剤師は、変更前の算定状況を患者に確認して、算定可能となる時期(変更前のかかりつけ薬剤師が算定していた翌月以降)に留意して対応すること。この場合、変更前後の薬局においては、薬剤服用歴の記録に、かかりつけ薬剤師が変更された旨記載しておくこと。

なお、かかりつけ薬剤師は頻繁に変更されるものではないが、患者の引っ越し等の理由により、患者が別薬局で新たなかかりつけ薬剤師を選択する場合も想定されるため、かかりつけ薬剤師は患者に対して、かかりつけ薬剤師を変更する場合は、その旨を事前に伝えるよう説明しておくこと。 (厚28)

Q4 かかりつけ薬剤師が退職する等の理由で、当該薬局の別の薬剤師に引き継ぎを行う場合、新たなかかりつけ薬剤師として当該薬剤師が継続してかかりつけ薬剤師指導料又はかかりつけ薬剤師包括管理料を算定することは可能か。

A 同一薬局内であっても、かかりつけ薬剤師を変更する場合には、新たなかかりつけ薬剤師を選択することの患者の同意が必要である。また、同一月内は同じ薬剤師により算定することとしているため、患者の同意を取得する時期も含め、薬局内で円滑に引き継ぎを行うこと。

なお、かかりつけ薬剤師指導料及びかかりつけ薬剤師包括管理料は、患者の同意を

取得した後の次回処方箋受付時以降に算定可能となるので，患者の同意を得る時期によっては，継続して算定することができない場合があることにも留意すること。

(厚28)

Q5 薬剤服用歴管理指導料，かかりつけ薬剤師指導料又はかかりつけ薬剤師包括管理料のいずれを算定するかは，薬局側が選択できるという理解でよいか。

A かかりつけ薬剤師指導料及びかかりつけ薬剤師包括管理料については，患者の同意を得た薬剤師が算定できるものであり，算定要件を満たす場合は患者の同意の下でいずれかの点数を算定する。それ以外の場合は，算定要件を満たせば薬剤服用歴管理指導料を算定することになる。

(厚28)

Q6 かかりつけ薬剤師指導料及びかかりつけ薬剤師包括管理料の算定要件に「患者から24時間相談に応じる体制をとり，開局時間外の連絡先を伝える」とあるが，担当患者に伝える連絡先は，かかりつけ薬剤師が専有する携帯電話等でなければならないか。

A 相談に応じる体制は，かかりつけ薬剤師が対応することを原則としているが，やむを得ない場合は当該薬局の別の薬剤師による対応でも可能である。したがって，かかりつけ薬剤師又はあらかじめ患者に伝えた当該薬局の別の薬剤師が対応できる連絡先であればよい。

(厚28)

Q7 かかりつけ薬剤師指導料及びかかりつけ薬剤師包括管理料を算定する際の患者の同意については，患者本人の同意取得が困難な場合は，介護を行っている家族等の同意でもよいか。

A 貴見のとおり。
　なお，施設の入所者等に対する患者本人の同意取得については，患者ごとの状況に応じて個別に判断すべきものであり，施設単位でまとめて同意取得すべきではない。

(厚28)

Q8 特別養護老人ホーム入所者に対して，患者の同意を得た場合，かかりつけ薬剤師指導料及びかかりつけ薬剤師包括管理料を算定することは可能か。

A 特別養護老人ホームに入所している患者に対して，かかりつけ薬剤師指導料及びかかりつけ薬剤師包括管理料は算定できない。施設での適切な服薬管理等を支援するた

めの評価として設けられた薬剤服用歴管理指導料「3」を算定すること。 (厚28)

Q9 かかりつけ薬剤師指導料及びかかりつけ薬剤師包括管理料の施設基準について，「保険薬剤師として3年以上の薬局勤務経験があること」とされているが，病院薬剤師の勤務経験についても勤務実績の期間に含めることは可能か。

A 病院薬剤師としての勤務経験が1年以上ある場合，1年を上限として薬局勤務経験の期間に含めることができる。

　なお，この考え方については，地域支援体制加算の施設基準である，管理薬剤師の勤務経験の取扱いも同様である。 (厚28)

Q10 かかりつけ薬剤師指導料及びかかりつけ薬剤師包括管理料の施設基準について，別薬局と併任して勤務を行っていた期間であっても，当該期間については在籍期間とみなしてよいか。

A 施設基準として当該保険薬局に週32時間以上の勤務を求めていることを踏まえると，在籍期間に関しても勤務要件と同等の当該保険薬局における十分な勤務を前提とするものであり，当該保険薬局において施設基準と同等の十分な勤務時間が必要である。

　なお，この考え方については，地域支援体制加算の施設基準である，管理薬剤師の在籍期間の取扱いも同様である。 (厚28)

Q11 保険薬局の在籍・勤務期間に関しては，施設基準の届出時点における直近の連続した在籍・勤務期間になるのか。例えば，3年前に当該保険薬局に「継続して1年間の在籍期間」又「3年間の勤務期間」があれば，それぞれ「当該保険薬局に継続して1年以上の在籍」又は「3年以上の薬局勤務経験」を満たすのか。

A 届出時点における直近の連続した在籍・勤務期間が必要となる。例示のような場合は，要件を満たさない。

　なお，この考え方については，地域支援体制加算の施設基準である，管理薬剤師の在籍・勤務期間の取扱いも同様である。 (厚28)

Q12 かかりつけ薬剤師指導料及びかかりつけ薬剤師包括管理料の施設基準について，M＆Aで店舗を買収した場合，買収前の薬局における在籍期間を買収後の在籍期間に含めることは可能か。

A 開設者の変更（親から子へ，個人形態から法人形態へ，有限会社から株式会社へ等）又は薬局の改築等の理由により医薬品医療機器法上の薬局の開設許可を取得し直し，保険薬局の指定について薬局の当該許可の日までの遡及指定が認められる場合は，当該期間を在籍期間に含めることは可能。 (厚28)

Q13 かかりつけ薬剤師指導料及びかかりつけ薬剤師包括管理料に関する施設基準の研修要件について，「薬剤師認定制度認証機構が認証している研修認定制度等の研修認定を取得していること」とされているが，「等」には日本学術会議協力学術研究団体である一般社団法人日本医療薬学会の認定制度は含まれるか。

A 含まれる。 (厚28)

Q14 かかりつけ薬剤師指導料及びかかりつけ薬剤師包括管理料の施設基準として，「医療に係る地域活動の取組に参画していること」とあるが，具体的にはどのような取組が該当するか。

A 地域の行政機関や医療関係団体等が主催する住民への説明会，相談会，研修会等への参加や講演等の実績に加え，学校薬剤師として委嘱を受け，実際に児童・生徒に対する医薬品の適正使用等の講演等の業務を行っている場合が該当する。
なお，企業が主催する講演会等は，通常，地域活動の取組には含まれないと考えられる。 (厚28)

Q15 かかりつけ薬剤師指導料及びかかりつけ薬剤師包括管理料については，「患者の同意を得た後の次回の処方箋受付時以降に算定できる」とされているが，午前中に処方箋を持参した患者の同意を取得し，午後に当該患者が別の処方箋を持参した場合，かかりつけ薬剤師指導料及びかかりつけ薬剤師包括管理料を算定することは可能か。

A 同一患者から同一日に複数の処方箋を受け付けた場合，同一保険医療機関の同一医師によって交付された処方箋又は同一の保険医療機関で一連の診療行為に基づいて交付された処方箋については算定できない。それ以外の場合は，別の受付となるので，午後の処方箋受付時に算定できる。 (厚28)

Q16 患者の同意を得ていても，来局時に患者が手帳を持参し忘れた場合，かかりつけ薬剤師指導料又はかかりつけ薬剤師包括管理料を算定できないのか。

2. 薬学管理料

A 手帳を持参し忘れたことのみをもって，当該指導料及び管理料が算定できないものではないが，患者や処方医等から確認すること等により，必要な情報を収集した上で指導等を行う必要がある。 (厚28)

Q17 かかりつけ薬剤師指導料及びかかりつけ薬剤師包括管理料の同意取得のために患者へ説明する際に，かかりつけ薬剤師を変更する際の対応についても説明が必要か。

A 貴見のとおり。
　なお，かかりつけ薬剤師指導料及びかかりつけ薬剤師包括管理料は，患者が薬剤師を選択するものであり，患者の意向によって変更することも可能であることから，患者が本制度の取扱いを理解できるよう，同意取得時にはその旨を併せて説明すること。 (厚28)

Q18 かかりつけ薬剤師指導料及びかかりつけ薬剤師包括管理料の施設基準である，「医療に係る地域活動の取組に参画していること」について，どのように考えればよいか。

A 「医療に係る地域活動の取組に参画していること」の要件についての考え方が，次のような活動に主体的・継続的に参画していることである。
・地域包括ケアシステムの構築に向けた，地域住民を含む，地域における総合的なチーム医療・介護の活動であること。
・地域において人のつながりがあり，顔の見える関係が築けるような活動であること。

　具体的には，地域における医療・介護等に関する研修会等へ主体的・継続的に参加する事例として以下のようなことが考えられる。
①地域ケア会議など地域で多職種が連携し，定期的に継続して行われている医療・介護に関する会議への主体的・継続的な参加
②地域の行政機関や医療・介護関係団体等（都道府県や郡市町村の医師会，歯科医師会及び薬剤師会並びに地域住民に対して研修会等サービスを提供しているその他の団体等）が主催する住民への研修会等への主体的・継続的な参加 (厚28)

Q19 上記の活動のほかに，「医療に係る地域活動の取組に参画していること」に該当するものはあるのか。

A 本来の地域活動の取組としては，上記のような考え方に基づく活動に薬局の薬剤師

かかりつけ薬剤師指導料，かかりつけ薬剤師包括管理料

331

として積極的に参画することが求められるが，以下のような事例も当面の間は要件に該当すると考えられる。

　なお，薬局として対応している場合は，届出に係る薬剤師が関与していることが必要である。

・行政機関や学校等の依頼に基づく医療に係る地域活動（薬と健康の週間，薬物乱用防止活動，注射針の回収など）への主体的・継続的な参画（ただし，薬局内でのポスター掲示や啓発資材の設置のみでは要件を満たしているとはいえない。）
・行政機関や地域医師会，歯科医師会，薬剤師会の協力のもとで実施している休日夜間薬局としての対応，休日夜間診療所への派遣・委嘱を受けて行う学校薬剤師の業務等　　　　　　　　　　　　　　　　　　　　　　　　　　　　　　　（厚28）

(3) 服用薬剤調整支援料
①服用薬剤調整支援料1

Q1　服用薬剤調整支援料1に規定する内服薬に，浸煎薬及び湯薬は含まれないと理解してよいか。

A　貴見のとおり。　　　　　　　　　　　　　　　　　　　　　　　（厚30①）

Q2　服用薬剤調整支援料1について，内服薬の種類数は2種類以上同時に減少する必要があるか。同時でなくてもよい場合，内服薬の種類数の減少はいつを起点とすればよいか。

A　同時でなくてよい。保険薬剤師が減薬の提案を行った日以降に，内服薬の種類数が2種類以上減少し，その状態が4週間以上継続した場合に算定する。　　　（厚30①）

Q3　服用薬剤調整支援料1について，「保険医療機関から提供された処方内容の調整結果に係る情報は，薬剤服用歴の記録に添付する等の方法により記録・保持する。」となっているが，医療機関から情報が得られるのか。

A　保険薬局において服用薬剤調整支援料1を算定する場合，基本的に保険医療機関は薬剤総合評価調整管理料の算定要件を満たすことになり，保険医療機関から情報提供がなされることが想定される。
（参考：薬剤総合評価調整管理料の算定要件（抜粋））
　保険薬局からの提案を踏まえて，処方内容の評価を行い，処方内容を調整した場合には，その結果について当該保険薬局に情報提供を行う。　　　　　　（厚30①）

2. 薬学管理料

②服用薬剤調整支援料2

Q1 重複投薬等の解消に係る提案を行い，服用薬剤調整支援料2を算定した後に，当該提案により2種類の薬剤が減少して服用薬剤調整支援料1の要件を満たした場合には，服用薬剤調整支援料1も算定できるか。

A 算定できない。 (厚2①)

Q2 同一患者について，同一月内に複数の医療機関に対して重複投薬等の解消に係る提案を行った場合，提案を行った医療機関ごとに服用薬剤調整支援料2を算定できるか。

A 同一月内に複数の医療機関に対して提案を行った場合でも，同一患者について算定できるのは1回までである。 (厚2①)

Q3 医療機関Aに重複投薬等の解消に係る提案を行って服用薬剤調整支援料2を算定し，その翌月に医療機関Bに他の重複投薬等の解消に係る提案を行った場合，服用薬剤調整支援料2を算定できるか。

A 服用薬剤調整支援料2の算定は患者ごとに3月に1回までであり，算定できない。
(厚2①)

Q4 保険薬局が重複投薬等の解消に係る提案を行ったものの状況に変更がなく，3月後に同一内容で再度提案を行った場合に服用薬剤調整支援料2を算定できるか。

A 同一内容の場合は算定できない。 (厚2①)

Q5 医療機関に提供する患者の重複投薬等に係る報告書における「現在服用中の薬剤の一覧」については，一覧表に記載することに代えて手帳の写しを添付することで差し支えないか。

A 患者が服用中の全ての薬剤を容易に把握できる一覧を作成することが目的であることから，手帳の写しの添付では不十分である。このため，要件を満たさない。 (厚2⑤)

服用薬剤調整支援料

333

(4) 服薬情報等提供料

Q1 かかりつけ薬剤師指導料や在宅患者訪問薬剤管理指導料等を算定していない患者について，当該患者の介護にかかわっている介護支援専門員等からの求めに応じ，服薬状況の確認及び必要な指導の内容について提供した場合に，服薬情報等提供料2を算定して差し支えないか。

A 患者の同意を得るなどの要件を満たせば，算定して差し支えない。 (厚30①)

Q2 服薬情報等提供料2について，患者，その家族等へ必要な情報提供，指導等を行った場合は月1回の算定制限がないと考えてよいか。

A 貴見のとおり。 (厚28)

Q3 服薬情報等提供料について，かかりつけ薬剤師指導料，かかりつけ薬剤師包括管理料又は在宅患者訪問薬剤管理指導料を算定している場合には算定できないこととされているが，同一月内でこれらの指導料等を算定していれば，服薬情報等提供料は算定できないのか。

A かかりつけ薬剤師指導料等を算定している月であれば，服薬情報等提供料に相当する業務も当該指導料等の中で行うことになるので，服薬情報等提供料は算定できない。 (厚28)

Q4 点数表の簡素化の観点から，調剤情報提供料と服薬情報提供料が廃止され，平成24年4月から服薬情報等提供料に統合された。平成24年3月までは，①吸湿性等の理由により長期保存の困難性等から分割調剤する必要がある場合や，②粉砕等の特殊な技術工夫により薬剤の体内動態への影響を認める場合には，調剤情報提供料を算定できたが，平成24年4月以降については，これに代わり服薬情報等提供料を算定するという理解で良いか。

A そのとおり。 (厚24)

Q5 服薬情報等提供料（患者またはその家族等の求めによる場合を除く）は，医療機関ごとに月1回算定できると考えて良いか。

A その通り。ただし，異なる医療機関又は診療科に対する服薬情報提供であれば，当該医療機関又は診療科ごとに月1回に限り算定できる。 (厚16)

2. 薬学管理料

Q6 服薬情報等提供料は，薬剤服用歴管理指導料を算定していなくても算定可能か。

A 算定できる。薬歴に基づき保険薬局が情報提供の必要性を認めた場合のほか，医師の求めに応じ患者の服薬状況を保険医療機関に情報提供する場合や，患者又はその家族等の求めにより処方箋受付時に提供した薬剤情報以外の情報で患者の服薬期間中に新たに知り得た情報を提供した場合もある。 （厚16）

Q7 服薬情報等提供料は，処方箋受付のない日でも，算定要件を満たせば算定可能か。

A 可能。次回の処方箋受付時に算定できる。 （厚16）

Q8 服薬情報等提供料を算定した場合には，レセプト摘要欄への記載が必要か。

A レセプト摘用欄への記載は必要ないが，医療機関等に情報提供した文書の写しを薬剤服用歴の記録などに添付しておくことが求められる。 （厚16）

Q9 処方箋の記入上の疑義等では算定できないとあるが，具体的にはどのようなものか。

A 薬学的な判断を伴わない，以下のようなものがあげられる。
①単なる処方箋上の記入漏れ，記入ミス，判読不能。
②軟膏をどこに塗るか。
③点眼をどちらの目にさすか。　など （厚16）

Q10 調剤上問題のある処方が繰り返して続く場合は，その都度算定してよいか。

A 算定できない。 （厚16）

Q11 患者又はその家族等の求めに応じて実施した情報提供については，次回処方箋受付時に算定できるが，前回の処方箋受付日から次回の処方箋受付日までの経過時間に制限はないと考えて良いか。

A その通り。 （厚16）

服薬情報等提供料

335

Q12 患者又はその家族等の求めに応じて実施した情報提供については，患者や家族からの電話により服薬指導を行った場合であっても算定可能か。

A 算定できる。ただし，本情報提供料の算定について患者の同意が得られている場合であって，かつ次回受付時に再度，服薬状況や患者の体調変化などを確認した場合に限る。 (厚16)

Q13 患者又はその家族等の求めに応じて実施した情報提供については，算定日の間隔に制限はないと考えて良いか。

A その通り。 (厚16)

Q14 服用期間中の患者に重大な影響を与える新たに知り得た情報とはどういうものか。

A 医薬品緊急安全性情報（いわゆるドクターレター），医薬品等安全性情報などがあげられる。薬歴に基づき，新たに認められた一部の併用薬，飲食物との「相互作用」や「警告」，「禁忌」などの重篤な副作用の追加などが，服用期間中の患者に重大な影響を与えると判断される場合を想定している。当該情報提供に当たっては，単に患者を不安がらせ，薬剤の中止や一律に受診を促すなどのことがないよう十分な経験を積んだ薬剤師により適切に行われるものと理解している。 (厚16)

Q15 患者またはその家族等の同意については，文書により得る必要があるのか。

A 文書による同意は必要ない。ただし，その旨を薬歴または調剤録に記載しておく必要がある。 (薬16)

(5) 外来服薬支援料

Q1 外来服薬支援料については，どの時点で算定するのか。

A 実施した時点で，その都度，算定する。 (薬20)

Q2 外来服薬支援料に係る服薬支援は，当該薬局で調剤した薬剤のみ対象になるのか。

A 当該薬局で調剤した薬剤のほか，他の薬局で調剤された薬剤や医療機関から直接投与された薬剤（院内投薬）についても対象となる。

2. 薬学管理料

ただし，実施にあたっては，他の薬局で調剤された薬剤や院内投薬された薬剤まで含めて整理するよう努めることが求められている。　　　　　　　　　　　　（薬20）

(6) 在宅患者訪問薬剤管理指導料

Q1　在宅患者訪問薬剤管理指導料は，保険薬剤師1人につき「1」から「3」までを合わせて週40回に限り算定できるとされたが，当該回数には，介護保険の居宅療養管理指導費及び介護予防居宅療養管理指導費の算定回数は含まれないと理解して良いか。

A　貴見のとおり。　　　　　　　　　　　　　　　　　　　　　　　　（厚26）

Q2　在宅協力薬局が訪問薬剤管理指導を実施する場合にも，在宅患者訪問薬剤管理指導を行う旨を地方厚生（支）局長へ届出を行う必要があるという理解で良いか。

A　貴見のとおり。　　　　　　　　　　　　　　　　　　　　　　　　（厚24）

Q3　既に在宅基幹薬局として訪問薬剤管理指導を実施している保険薬局が，在宅協力薬局となることはできるのか。

A　できる。ただし，同一の患者において，在宅基幹薬局と在宅協力薬局との位置付けが頻繁に変わることは認められない。　　　　　　　　　　　　　　　　　（厚24）

Q4　在宅協力薬局についても，在宅基幹薬局と同様に，患家からの距離が16km以内でなければならないのか。

A　貴見のとおり。ただし，特殊の事情のあった場合を除く。　　　　　　　（厚24）

Q5　在宅協力薬局として1つの保険薬局が，複数の在宅基幹薬局と連携することは可能か。

A　可能。ただし，在宅協力薬局として在宅業務に支障がない範囲で対応する必要がある。　　　　　　　　　　　　　　　　　　　　　　　　　　　　　　（厚24）

外来服薬支援料／在宅患者訪問薬剤管理指導料

337

Q6 在宅協力薬局が在宅基幹薬局に代わり医療用麻薬を使用している患者の訪問薬剤管理指導を実施する場合は，在宅基幹薬局及び在宅協力薬局のいずれの保険薬局も麻薬小売業の免許を取得していなければならないという理解で良いか。

A 貴見のとおり。 (厚24)

Q7 在宅基幹薬局に代わって在宅協力薬局が処方箋調剤及び訪問薬剤管理指導を実施し，在宅基幹薬局が在宅患者訪問薬剤管理指導料を算定した場合，在宅基幹薬局及び在宅協力薬局がレセプト請求できる項目は何か。

A 次のとおりである。

	在宅基幹薬局	在宅協力薬局
調剤技術料（調剤基本料，調剤料）及びその加算	×	○
薬学管理料（在宅患者訪問薬剤管理指導料等）及びその加算※	○	×
薬剤料及び特定保険医療材料料	×	○

※医療用麻薬が処方され，麻薬管理指導加算を算定する場合には，在宅基幹薬局及び在宅協力薬局の双方が麻薬小売業の免許を取得していなければならない。 (厚24)

Q8 在宅訪問薬剤管理指導業務のうち，在宅基幹薬局に代わって在宅協力薬局が実施することができるものはどれか。

A 在宅協力薬局による実施（在宅基幹薬局で算定）が認められているのは，①在宅患者訪問薬剤管理指導料，②在宅患者緊急訪問薬剤管理指導料，③居宅療養管理指導費，④介護予防居宅療養管理指導費に限られる。在宅患者緊急時等共同指導料および退院時共同指導料は認められていない。 (厚24)

Q9 どのような場合に，在宅基幹薬局に代わって在宅協力薬局が在宅訪問薬剤管理指導業務を実施することができるのか。

A 在宅薬剤管理指導は，1人の患者に対して1つの保険薬局（在宅基幹薬局）が担当することが基本であることから，連携している他の保険薬局（在宅協力薬局）に代わりの対応を求めることができるのは，在宅基幹薬局において「緊急その他やむを得ない事由がある場合」に限られている。

2. 薬学管理料

したがって，1人の患者に対して，在宅協力薬局による在宅薬剤管理指導が頻繁に実施されることは認められない。 (厚24)

Q10 在宅患者訪問薬剤管理指導料は月4回まで算定できるが，算定日の間隔は，従来通り6日以上空ける必要があるか。

A その通り。 (厚16)

Q11 在宅患者訪問薬剤管理指導料は，調剤を行っていない日でも算定可能か。

A 在宅患者訪問薬剤管理指導料は投薬又は注射の投与が行われており，投薬期間中であれば，算定可能である。 (厚16)

Q12 介護保険の居宅療養管理指導料を算定している場合には，在宅患者訪問薬剤管理指導料は算定できないのか。

A 算定できない。 (厚16)

Q13 在宅患者訪問薬剤管理指導料は，特別養護老人ホームの入所者についても算定することができるのか。

A 特別養護老人ホームの入所者については，末期の悪性腫瘍の患者である場合に限り算定することができる。それ以外の場合は，薬剤服用歴管理指導料「3」（特別養護老人ホーム入所者に対して行った場合）を算定する。 (薬20)

Q14 在宅患者緊急訪問薬剤管理指導料や在宅患者緊急時等共同指導料など，在宅医療に関連する点数は，介護保険の適用患者である場合にも算定できると解釈して差し支えないか。

A 差し支えない。介護保険の適用患者の場合は，在宅患者訪問薬剤管理指導料（医療保険）ではなく，居宅療養管理指導費または介護予防居宅療養管理指導費（いずれも介護保険）を算定することとされているが，在宅患者緊急訪問薬剤管理指導料や在宅患者緊急時等共同指導料などについては，医療保険を適用（算定）することができる。
また，介護保険の適用患者であって，当該患者の薬学的管理指導計画に係る疾病と別の疾病または負傷に係る臨時の投薬が行われた場合（ただし，在宅患者緊急訪問薬剤管理指導料には該当しない場合）は，薬剤服用歴管理指導料，かかりつけ薬剤師指

在宅患者訪問薬剤管理指導料

339

導料又はかかりつけ薬剤師包括管理料を算定することができる。

※薬学管理料のうち，介護保険の適用患者（居宅療養管理指導費または介護予防居宅療養管理指導費を算定）に算定可能な項目

・在宅患者緊急訪問薬剤管理指導料

・在宅患者緊急時等共同指導料（居宅療養管理指導の実施日は算定不可）

・退院時共同指導料

・薬剤服用歴管理指導料，かかりつけ薬剤師指導料又はかかりつけ薬剤師包括管理料（当該患者の薬学的管理指導計画に係る疾病と別の疾病又は負傷に係る臨時の処方箋によって調剤を行った場合）

(薬20)

Q15 末期の悪性腫瘍の患者および中心静脈栄養法の対象患者については月8日（週2回）まで算定できるとされているが，週2回とはどのように考えるのか。実施日の間隔について制限はあるのか。

A 末期の悪性腫瘍の患者および中心静脈栄養法の対象患者の場合は週2回まで算定できるが，1週間のうちであれば特に実施日の間隔について制限は設けられていない。

(薬16)

Q16 在宅患者訪問薬剤管理指導料の麻薬管理指導加算も，月4回まで算定可能か。

A その通り。

(厚16)

Q17 末期の悪性腫瘍の患者及び中心静脈栄養法の対象患者については，麻薬管理指導加算も月8回まで可能なのか。

A その通り。

(厚16)

Q18 主治医が，在宅医療に必要な衛生材料の提供を指示できる薬局については，当該患者に健康保険に基づく「在宅患者訪問薬剤管理指導」を行っている薬局とされているが，介護保険法に基づく「居宅療養管理指導」又は「居宅予防療養管理指導」を行っている場合についても，同様と理解して良いか。

A 貴見のとおり。

(厚26)

340

2. 薬学管理料

(7) 在宅患者緊急訪問薬剤管理指導料

Q1 当該患者に在宅患者訪問薬剤管理指導料，居宅療養管理指導費又は介護予防居宅療養管理指導費を算定していない保険薬局は，在宅患者緊急訪問薬剤管理指導料2を算定できるか。

A 算定できない。なお，在宅基幹薬局に代わって在宅協力薬局が実施した場合には，在宅基幹薬が在宅患者緊急訪問薬剤管理指導料2を算定できる。 （厚2①）

(8) 在宅患者緊急時等共同指導料

Q1 区分番号「15の3」在宅患者緊急時等共同指導料及び区分番号「15の4」退院時共同指導料における，カンファレンスや共同指導について，やむを得ない事情により対面が難しい場合，「リアルタイムでの画像を介したコミュニケーション（ビデオ通話）が可能な機器を用いた場合」，とあるが，①やむを得ない事情とはどのような場合か。②携帯電話による画像通信でもよいか。

A ①天候不良により会場への手段がない場合や，急患の対応により間に合わなかった場合をいう。②リアルタイムで画像を含めたやり取りが可能であれば機器の種類は問わないが，個人情報を画面上で取り扱う場合は，「医療情報システムの安全管理に関するガイドライン」に準拠した機器を用いること。 （厚30①）

Q2 午前中に在宅患者訪問薬剤管理指導を行った患者について，病状の急変や診療方針の大幅な変更等の必要が生じたことに伴い，同日の夕方に，当該患者の在宅療養を担う保険医の求めにより患家を訪問し，関係する医療関係職種等と共同でカンファレンスを行い，必要な薬学的管理指導を行った場合は，在宅患者訪問薬剤管理指導料と在宅患者緊急時等共同指導料の両方を算定してもよいか。

また，同様に，在宅患者訪問薬剤管理指導料と在宅患者緊急訪問薬剤管理指導料を同日に算定することは可能か。

A 在宅患者緊急時等共同指導料は，計画的な訪問薬剤管理指導の内容に加えてカンファレンスの結果を踏まえた療養上必要な薬学的管理指導を行うことを評価したものであるため，同日に両方を算定することはできない。

なお，在宅患者訪問薬剤管理指導料と在宅患者緊急訪問薬剤管理指導料については，それぞれの算定要件を満たしていれば，同日でも両方を算定することが可能である。 （厚20）

341

Q3 在宅患者緊急時等共同指導料は，医療関係職種等によるカンファレンスとともに，それに伴う薬学的管理指導を実施した場合に算定できるが，カンファレンス1回につき指導を2回実施した場合には，当該点数を2回算定することは可能か。

A カンファレンス1回につき薬学的管理指導を2回実施した場合であっても，在宅患者緊急時等共同指導料は1回しか算定できない。　　　　　　　　　　（薬20）

(9) 経管投薬支援料

Q1 当該患者に調剤を行っていない保険薬局は，経管投薬支援料を算定できるか。

A 算定できない。　　　　　　　　　　　　　　　　　　　　　　　（厚2①）

Q2 在宅患者訪問薬剤管理指導料，居宅療養管理指導費又は介護予防居宅療養管理指導費を算定していない患者であっても，必要な要件を満たせば経管投薬支援料を算定できるか。

A 算定できる。　　　　　　　　　　　　　　　　　　　　　　　　（厚2①）

(10) 退院時共同指導料

Q1 退院時共同指導料については，どの時点で算定するのか。

A 指導を実施した時点で算定する。　　　　　　　　　　　　　　　　（薬20）

Q2 退院時共同指導料は，介護保険の適用患者についても算定できるのか。

A 算定できる（医療保険が適用される）。ただし，退院後に在宅で療養を行う患者が対象であり，他の保険医療機関，社会福祉施設，介護老人保健施設，介護老人福祉施設に入院もしくは入所する患者（いわゆる転院や転床），または，死亡退院した場合については算定できない。　　　　　　　　　　　　　　　　　　　　（薬20）

Q3 退院時共同指導料の算定後に患者が死亡退院した場合，当該指導料の保険請求についてはどう取り扱うべきか。

A 患者が死亡退院した場合は，退院時共同指導料に係る保険請求を取り下げる必要がある。　　　　　　　　　　　　　　　　　　　　　　　　　　　　　（薬20）

Q4 入院から在宅医療へ移行するにあたっては，病院（入院中）ではなく，退院直後に患家でカンファレンスを実施することもあるが，患家でカンファレンスを実施した場合にも退院時共同指導料は算定できるのか。

A 退院時共同指導料は入院中の患者について算定するものであり，患家で指導を実施した場合には算定できない。 (薬20)

3. その他

(1) 領収証，明細書

Q1 自己負担のない患者への明細書は，患者から求めのない場合も発行しなければならないのか。

A 全額公費負担の患者である場合を除き，発行する必要がある。 (厚28)

Q2 公費負担医療であれば，全て今回の明細書無料発行の対象となるのか。例えば，生活保護受給者は対象となるのか。

A 費用負担が全額公費により行われる場合を除き，対象となる。生活保護については，健康保険と公費併用のものは対象となる。 (厚28)

Q3 経過措置の対象となる「正当な理由」とは具体的にどのような場合か。

A ①一部負担金等の支払がない患者に対応した明細書発行機能が付与されていないレセコンを使用している場合，②一部負担金等の支払がない患者への明細書発行を行うに当たり，自動入金機の改修が必要な場合が経過措置の対象となる。 (厚28)

Q4 明細書を希望しない患者の場合，その意向確認は書類で行う必要があるのか。

A 必ずしも書類で行う必要はない。 (厚22)

Q5 会計を患者の家族の方が代わりに行った場合，明細書はどのように取り扱えばよいのか。

A 明細書は，保険医療機関や保険薬局が支払を受けた際に発行すべきものであり，その支払を患者が家族に代理させた場合には，本人に発行すべき明細書を代理の者に発行することとしても差し支えない。ただし，患者のプライバシーの観点から，患者が

家族に病名等を知られたくない場合も考えられるため，会計窓口に「明細書には薬剤の名称や行った検査の名称が記載されます。ご家族の方が代理で会計を行う場合のその代理の方への交付も含めて，明細書の交付を希望しない場合は事前に申し出て下さい。」と掲示すること等を通じて，その意向を的確に確認できるようにすること。

(厚22)

Q6 「医療費の内容の分かる領収証及び個別の診療報酬の算定項目の分かる明細書の交付について」（令和2年3月5日保発0305第2号 厚生労働省保険局長通知）において，医療費の内容の分かる領収証は「調剤報酬にあっては点数表の各節単位で金額の内訳の分かるもの」とされ，別紙様式3では「調剤技術料」等の項目は点数を記載することになっているが，金額を表記することでも差し支えないか。

A 点数，金額のいずれかで表記することでよいが，単位を表記すること。 (厚18)

Q7 医療費の内容の分かる領収証の様式について，医療機関及び薬局によっては，算定することがほとんどない項目（部）（薬局の場合は節。以下同じ。）がある。そのような項目（部）は当該医療機関及び薬局で使用する領収証の様式からあらかじめ除外しても差し支えないか。

A 差し支えない。 (厚18)

Q8 一部負担金を徴収する際に，患者から「領収証は不要である」旨の意思表示があったため文書に署名を得て確認した上，領収証を交付しなかったが，後日当該患者が診療当日の領収証の交付を求めた場合，交付しなければならないのか。

A この場合，あらためての交付は義務とはならない。 (厚18)

Q9 医療費の内容の分かる領収証について，紛失など患者の都合により領収証の再交付を求められた場合，領収証を再交付しなければならないのか。

A 医療機関及び薬局はすでに領収証を交付しており，再交付の義務はない。 (厚18)

344

3. その他

Q10 「保険薬局及び保険薬剤師療養担当規則」の一部改正により内容の分かる領収証・明細書の交付が義務付けられ，領収証・明細書の標準様式が通知（令和2年3月5日保発0305第2号）にて示されたが，保険薬局において実際に使用する様式は，当該標準様式の内容を具備していれば施設ごとに異なるものであっても問題ないと解釈してよいか。

A 差し支えない。内容が患者にわかるよう表記されていればよい。 (薬18)

(2) 評価療養

Q1 薬機法上の承認後90日間は，薬剤料について患者から特別の料金を徴収することができるが，90日以前に保険収載されたことが明らかな場合は，どうなるのか。

A 処方箋受付時に当該医薬品が保険収載されていた場合は，保険上の取り扱いとなる。処方箋受付時に当該医薬品が保険収載されていなければ，処方箋受付時点が薬機法上の承認後90日以内の範囲であれば，服用時点が91日目以降となっても特別の料金を徴収することができる。 (厚16)

Q2 収載前医薬品を処方箋により交付する場合においても，医療機関において当該医薬品の名称，用法・用量，効能・効果，副作用及び相互作用に関する主な情報を文書により患者に提供することとなっているが，保険薬局で患者に提供した場合，薬剤服用歴管理指導料などが算定可能か。

A 薬剤料以外は保険上の請求が可能である。 (厚16)

Q3 収載前医薬品の投与日数の制限はあるか。

A 薬機法上の承認内容に従い，個々の患者の疾患及び当該医薬品の特性に応じ，処方医の判断による。 (厚16)

(3) 消費税

Q1 消費税率の引き上げに伴い，すでに入院している患者に対して，差額室料やオムツ代の同意書は，あらためて取り直す必要があるか。

A 徴収額に変更がある場合は，改めて同意書を取り直す必要がある。 (厚26)

345

Q2 徴収する額がすべて変わることになるが，選定療養費分など各厚生局に届け出
ている額については，改めて各厚生局への届出が必要となるか。

A 各厚生局に届け出ている額について変更がある場合は，改めて届出を行う必要があ
る。 (厚26)

（4）掲示

Q1 調剤報酬点数表の通則に，「患者が薬局における業務内容及びその費用を理解で
きるよう，調剤報酬点数表の一覧等について，薬剤を交付する窓口等，患者が指
導等を受ける際にわかりやすい場所に掲示するとともに，患者の求めに応じて，
その内容を説明すること」とあるが，これは，告示内容そのものを掲示するよう
求めているのか。それとも，項目名称と点数が記載されている簡便な一覧表でも
差し支えないか。

A 調剤報酬点数表の各項目とその点数が一覧になっているものでも差し支えない。
(薬20)

（5）後発医薬品への変更調剤

Q1 処方箋において変更不可とされていない処方薬については，後発医薬品への変
更調剤は認められているが，基礎的医薬品への変更調剤は行うことができるか。

A 基礎的医薬品であって，それらが基礎的医薬品に指定される以前に変更調剤が認め
られていたもの（「診療報酬における加算等の算定対象となる後発医薬品」等）につ
いては，従来と同様に変更調剤を行うことができる。なお，その際にも「処方せんに
記載された医薬品の後発医薬品への変更について」（平成24年3月5日付保医発0305
第12号）に引き続き留意すること。 (平成30④)

Q2 処方箋の交付にあたり，後発医薬品のある医薬品を一般名処方で行った場合，
保険医療機関では「該当する医薬品の薬価のうち最も低いものの薬価とみなす」
とされているが，保険薬局において当該処方箋を調剤する際にも，最も低い薬価
の後発医薬品を調剤しなければならないのか。

A 患者と相談の上，当該薬局で備蓄している後発医薬品の中から選択することで差し
支えない。 (厚24)

3. その他

Q3 一般名処方による処方箋を受け付け，先発医薬品もしくは後発医薬品のいずれを調剤した場合であっても，実際に調剤した医薬品の名称等に関する処方箋発行医療機関への情報提供は必要か。

A 必要となる。ただし，当該医療機関との間であらかじめ合意が得られている場合には，当該合意に基づく方法で情報提供することで差し支えない。 (厚24)

Q4 後発医薬品への変更調剤において，処方医から含量規格や剤形に関する変更不可の指示がなく，かつ，変更調剤後の薬剤料が変更前と同額以下である場合に限り，含量規格が異なる後発医薬品または類似する別剤形の後発医薬品に変更できるが，一般名で記載された処方箋により，先発医薬品を調剤する場合にも，含量規格や剤形の変更は可能か。

A 含量規格が異なる医薬品または類似する別剤形の医薬品への変更については，後発医薬品へ変更調剤する場合に限り認められる。変更調剤は，後発医薬品の使用促進のための一環として導入されている措置であることから，一般名処方に基づき，先発医薬品を調剤する場合は対象とされていない。 (厚24)

Q5 処方箋に含量規格や剤形に関する変更不可の指示がなく，変更調剤後の薬剤料が変更前と同額以下であれば「含量規格が異なる後発医薬品又は類似する別剤形の後発医薬品」に変更できるが，一般名処方に基づいて後発医薬品を調剤する際に，該当する先発医薬品が複数存在し，それぞれ薬価が異なる場合には，変更前の薬剤料についてどのように考えるべきか。

A 一般名で記載された先発医薬品に該当していれば，いずれの先発医薬品の薬剤料と比較するものであっても差し支えない。ただし，患者が当該一般名に該当する先発医薬品を既に使用している場合は，当該医薬品の薬剤料と比較すること。 (厚24)

Q6 一般名処方の場合，当該調剤に係る処方箋を発行した保険医療機関に，情報提供することとされているが，すべてのケースで実施される必要はなく，例えば医療機関との合意に基づき，保険薬局で調剤した薬剤が前回の来局時に調剤した薬剤と同一である場合には，保険薬局から保険医療機関へ改めて情報提供する必要はないものとしてよいか。

A よい。 (厚24)

Q7 類似する別剤形の後発医薬品への変更調剤に関して，変更調剤後の薬剤料が変更前のものと比較して同額以下であり，かつ，患者の同意が得られた場合，以下の例についても，処方医に事前に確認することなく変更調剤することが可能と考えてよいか。

（注：「↓」の上側が処方箋の記載内容，下側が調剤する内容を示す。）

　　　先発医薬品（10mg錠剤）　1錠
　　　（「錠剤を粉砕すること」との指示あり）
　　　　1日1回　朝食後
　　　　　　　　↓
　　　後発医薬品（散剤）　　10mg
　　　　1日1回　朝食後

A　差し支えない。　　　　　　　　　　　　　　　　　　　　　　　　　（厚22）

Q8　処方箋に記載された医薬品を①含量規格が異なる後発医薬品または②類似する別剤形の後発医薬品－に変更調剤する場合，「患者に対して説明し同意を得ることを条件」に，「変更調剤後の薬剤料が変更前のものと比較して同額以下であるものに限り」認められているが，比較にあたっては薬価（円）でなく，薬剤料（点）によるものと理解してよいか。

A　その通り。　　　　　　　　　　　　　　　　　　　　　　　　　　　（薬22）

Q9　処方箋に記載された医薬品を含量規格が異なる後発医薬品に変更して調剤する場合，患者の同意が得られ，かつ，薬剤料が同額以下であれば可能だが，たとえば1錠10mgが処方されているケースで，1錠20mgを半錠化したものに変更することも可能か。

A　差し支えない。　　　　　　　　　　　　　　　　　　　　　　　　　（薬22）

Q10　処方箋に記載された医薬品を後発医薬品に変更する場合，患者の同意が得られており，かつ，薬剤料が同額以下であれば，①含量規格が異なる後発医薬品または②類似する別剤形の後発医薬品に変更調剤することは可能だが，①と②はどちらか一方しか認められないのか。それとも，①と②をともに満たすケースも認められると理解してよいのか。

348

3. その他

A　①および②をともに満たすケースについても，変更調剤が認められる。　　　　　(薬22)

Q11　一般名で記載された処方箋については，処方医への確認なしに，①含量規格が異なる後発医薬品または②類似する別剤形の後発医薬品−に変更調剤することが可能か。

A　差し支えない。　　　　　(薬22)

Q12　後発医薬品への変更が可能な処方箋において，先発医薬品と後発医薬品で効能・効果などに違いがある医薬品が含まれていた場合は，どのように取り扱うべきか。

A　処方箋に記載されている先発医薬品を後発医薬品に変更して調剤することに差し支えがある場合は，処方医により，処方箋の処方欄（当該医薬品の近傍）もしくは備考欄に変更不可の旨が記載されることになっているが，後発医薬品への変更が可能な処方箋であっても，処方箋に記載されている先発医薬品の用法・用量または併用薬などから後発医薬品が有しない効能・効果に係る使用が推測されるなど，後発医薬品への変更にあたり疑義が生じた場合には，処方医に対して照会する必要がある。

　なお，先発医薬品等と効能・効果等に違いがある後発医薬品リスト（再審査期間中，特許期間中，審査期間中等の理由により，後発医薬品が効能を取得できないもの）については，日本ジェネリック製薬協会のホームページにも掲載されているので参考にされたい（http://www.jga.gr.jp/）。　　　　　(薬20)

Q13　後発医薬品へ変更可能な処方箋の場合であっても，漢方製剤については変更の対象外（すなわち，他の銘柄の漢方製剤へ変更するためには疑義照会が必要）と解釈するのか。

A　その通り。漢方製剤の場合は，先発・後発という概念はないことから，後発医薬品への変更可能という指示には該当しない。　　　　　(薬20)

Q14　後発医薬品への変更が可能な処方箋に基づき，保険薬局において後発医薬品へ変更して調剤した場合，保険薬剤師は，調剤した医薬品の銘柄を処方箋に記載する必要があるのか。

A　処方箋に記載する必要はないが，調剤録には，実際に調剤した医薬品の銘柄を記載しなければならない。ただし，調剤済みの処方箋をもって調剤録として保存する場合

後発医薬品への変更調剤

349

には，実際に調剤した医薬品の銘柄を記載することになる。　　　　　　　（薬18）

Q15　後発医薬品への変更が可能な処方箋に後発医薬品の銘柄が記載されている場合，記載されている銘柄以外の後発医薬品への変更が可能であると解釈してよいか。

A　差し支えない。記載されている銘柄以外の後発医薬品に変更して調剤した場合には，実際に調剤した後発医薬品の銘柄等について，処方箋を交付した保険医療機関へ情報提供すること。　　　　　　　　　　　　　　　　　　　　　　　　（薬18）

(6) 他医療機関の受診

Q1　入院中の患者が他医療機関を受診して処方箋が交付された場合，出来高入院料を算定する病床の入院患者であれば，平成24年3月までは調剤情報提供料を算定できたが，平成24年4月からは，調剤情報提供料及び服薬情報提供料を統合して新設された服薬情報等提供料を算定できるものと理解して良いか。

A　貴見のとおり。　　　　　　　　　　　　　　　　　　　　　　　　（厚24）

Q2　出来高入院料を算定する病床に入院中の患者について，入院医療機関において行うことができない専門的な診療が必要となり，他医療機関を受診した際に，投薬を行った場合には，その費用はどのように取り扱うのか。

A　他医療機関において，専門的な診療に特有な薬剤を用いた投薬に係る費用（調剤料，薬剤料，処方料又は処方箋料等）を算定できる。また，薬局において調剤した場合には，当該薬局において調剤に係る費用を算定できる。

※出来高入院料を算定する病床とは，DPC算定病床以外の病床であって，療養病棟入院基本料，有床診療所療養病床入院基本料及び特定入院基本料を除く入院基本料を算定する病床をいう。　　　　　　　　　　　　　　　　　　　　　　（厚22）

Q3　入院中の患者が他医療機関を受診する場合，入院医療機関，他医療機関，薬局間での処方内容等の情報共有は，どのように行うのか。

A　他医療機関において院内処方を行う場合には，他医療機関が入院医療機関に対して処方の内容を情報提供する。

また，他医療機関が処方箋を交付する場合には，処方箋の備考欄に，①入院中の患者である旨，②入院医療機関の名称，③出来高入院料を算定している患者であるか否かについて記載して交付することとし，当該処方箋に基づき調剤を行った薬局は，調

剤内容について入院医療機関に情報提供する。

※出来高入院料を算定する患者とは，DPC算定病棟に入院する患者以外の患者であっ
て，療養病棟入院基本料，有床診療所療養病床入院基本料及び特定入院基本料を除
く入院基本料を算定する患者をいう。 (厚22)

Q4 入院中の患者（DPC算定病棟に入院している患者を除く。）について，入院医
療機関において行うことができない専門的な診療のため他医療機関の受診が必要
となり，当該他医療機関から交付された処方箋に基づき薬局において調剤した場
合，調剤報酬の算定等は具体的にどのように行うのか。

A 当該薬局において，調剤基本料（加算を含む。）及び服薬情報等提供料（算定要件
を満たす場合に限る。）を算定することができる。ただし，当該患者が出来高入院料
を算定する病床に入院している患者である場合には，これらの費用のほか，調剤料
（加算を含む。），薬剤料及び特定保険医療材料料についても算定することができる（服
薬情報等提供料以外の薬学管理料については，算定することはできない）。

算定に当たっては，調剤報酬明細書の摘要欄に，①入院中の患者である旨，②入院
医療機関の名称，③出来高入院料を算定している患者であるか否かについて記載する
こと。

また，調剤内容（医薬品名，規格単位，用法・用量，調剤数量（投薬日数，調剤回
数等）等）について，入院医療機関に情報提供すること。

※出来高入院料を算定する病床とは，DPC算定病床以外の病床であって，療養病棟
入院基本料，有床診療所療養病床入院基本料及び特定入院基本料を除く入院基本料
を算定する病床をいう。 (厚22)

Q5 入院中の患者（DPC算定病棟に入院している患者に限る。）について，入院医
療機関において行うことができない専門的な診療のため他医療機関の受診が必要
となり，当該他医療機関から交付された処方箋に基づき薬局において調剤した場
合，調剤報酬の算定等は具体的にどのように行うのか。

A 当該薬局における調剤に係る費用は，入院医療機関が行った調剤に係る費用と同様
の取扱いとし，入院医療機関において算定することとなるため，この場合の入院医療
機関と当該薬局との間での診療報酬の分配は，相互の合議により行うこと。

また，調剤内容（医薬品名，規格単位，用法・用量，調剤数量（投薬日数，調剤回
数等）等）について，入院医療機関に情報提供すること。 (厚22)

351

(7) 湿布薬

Q1 湿布薬については，1処方につき70枚の制限となっているが，「70枚」の判断は，湿布薬の種類ごとに70枚ではなく，処方された湿布薬全体の合計枚数が70枚という理解でよいか。

A そのとおり。 (厚28)

(8) その他（医科点数表）
①地域包括診療加算／地域包括診療料

Q1 24時間開局薬局，および24時間対応薬局の定義はどのようなものか。

A 24時間開局薬局とは，以下を満たす薬局である。
- 保険薬剤師が当直を行う等，保険薬剤師を24時間配置し，来局した患者の処方箋を直ちに調剤できる体制を有していること。
- 当該保険薬局が客観的に見て24時間開局していることがわかる表示又はこれに準ずる措置を講じること。なお，防犯上の観点から必要であれば，夜間休日においては，夜間休日専用出入口又は窓口で対応することで差し支えない。

24時間対応薬局とは，以下を満たす薬局である。
- 保険薬剤師が患者の求めに応じて24時間調剤等が速やかに実施できる体制を整備していること。
- 当該保険薬局は，当該担当者及び当該担当者と直接連絡がとれる連絡先電話番号等，緊急時の注意事項等について，原則として初回の処方箋受付時に（変更があった場合はその都度），患者又はその家族等に対して説明の上，文書（これらの事項が薬袋に記載されている場合を含む。）により交付していること。 (厚26)

Q2 地域包括診療料及び地域包括診療加算において，患者に交付する薬剤を院内と院外に分けて交付することは可能か。つまり，処方箋料と処方料のいずれも算定できるか。

A 1回の受診に対して，患者毎に院外処方か院内処方かいずれか一方しか認められない。なお，地域包括診療料においては処方料及び処方箋料は包括されているので院内処方であっても院外処方であっても算定できない。地域包括診療加算においては，該当する処方料又は処方箋料のいずれか一方を患者毎に算定できる。 (厚26)

3. その他

Q3 院内処方を行っている保険医療機関において地域包括診療料又は地域包括診療加算を算定する患者が，他の保険医療機関で院外処方されている場合にも，保険薬局との連携やリストの交付は必要か。

A 当該保険医療機関で院外処方を行わない場合は，必ずしも必要ではない。 (厚26)

Q4 地域包括診療料および地域包括診療加算において，患者に薬局のリストの中から選択させる際，リストの中に該当薬局が1つしかなかった場合であっても算定可能か。

A 院外処方をする際に，保険薬局は原則として複数から選択させる必要があるが，患家や当該保険医療機関の近隣に対応できる薬局が1つしかない場合等，複数の保険薬局リストの作成が事実上困難な場合においては，当該リストの中に該当薬局が1つしかない場合でも差し支えない。 (厚26)

②その他（在宅医療）

Q1 C200薬剤において，「厚生労働大臣の定める注射薬のうち，「注射用抗菌薬」とは，病原体に殺菌的又は静菌的に作用する注射薬をいう。」とあるが，抗真菌薬と抗インフルエンザ薬についても該当するか。

A 該当する。 (厚26)

Q2 C200薬剤の留意事項通知の（1）の厚生労働大臣の定める薬剤に「pH4処理酸性人免疫グロブリン（皮下注射）製剤，電解質製剤及び注射用抗菌薬」が追加されたが，電解質製剤には，脂肪乳剤は含まれるか。

A 該当しない。 (厚26)

調剤報酬

(令和2年4月1日施行)

項目	要件，算定上限	点数
【調剤技術料】		
●調剤基本料	処方箋受付1回につき	注1）妥結率50％以下などは▲50％で算定 注2）異なる保険医療機関の複数処方箋の同時受付，1枚目以外は▲20％で算定
①調剤基本料1	②～④以外，または医療資源の少ない地域に所在する保険薬局	42点
②調剤基本料2	処方箋受付回数および集中率が，次のいずれかに該当する保険薬局 イ）月4,000回超かつ集中率70％超 ロ）月2,000回超かつ集中率85％超 ハ）月1,800回超かつ集中率95％超 ニ）特定の保険医療機関に係る処方箋が月4,000回超 ※1．保険薬局と同一建物内の保険医療機関は合算 ※2．同一グループの他の保険薬局で集中率が最も高い保険医療機関が同一の場合は，当該処方箋受付回数を含む	26点
③調剤基本料3	同一グループの保険薬局の処方箋受付回数の合計が月3.5万回超 かつ次のいずれかに該当する保険薬局 イ）集中率85％超（同一グループ月4万回超，月40万回超） ロ）集中率95％超（同一グループ月3.5万回超～4万回以下） ハ）特定の保険医療機関と不動産の賃貸借関係あり	同一グループの合計月3.5万回超～40万回以下　21点 月40万回超　16点
④特別調剤基本料	次のいずれかに該当する保険薬局 イ）保険医療機関と特別な関係（敷地内）かつ集中率70％超 ロ）調剤基本料に係る届出を行っていない	9点
分割調剤（長期保存の困難性等） 〃　（後発医薬品の試用）	1分割調剤につき（1処方箋の2回目以降） 1分割調剤につき（1処方箋の2回目のみ）	5点 5点
地域支援体制加算		38点
後発医薬品調剤体制加算1 後発医薬品調剤体制加算2 後発医薬品調剤体制加算3	後発医薬品の調剤数量が75％以上 後発医薬品の調剤数量が80％以上 後発医薬品の調剤数量が85％以上	15点 22点 28点
後発医薬品減算	後発医薬品の調剤数量が40％以下	▲2点

項目	要件，算定上限	点数
●調剤料		
内服薬　　7日分以下	1剤につき，3剤分まで	28点
8〜14日分		55点
15〜21日分		64点
22〜30日分		77点
31日分以上		86点
屯服薬		21点
浸煎薬	1調剤につき，3調剤分まで	190点
湯薬　　　7日分以下	1調剤につき，3調剤分まで	190点
8〜28日分 　　　　　（1〜7日目の部分）		190点
〃 　　　　　（8〜28日目の部分）		10点／1日分
29日分以上		400点
注射薬		26点
外用薬	1調剤につき，3調剤分まで	10点
内服用滴剤	1調剤につき	10点
嚥下困難者用製剤加算	※内服薬のみ	80点
一包化加算　42日分以下 　　　　　　43日分以上	※内服薬のみ	34点／7日分 240点
無菌製剤処理加算 　中心静脈栄養法用輸液 　抗悪性腫瘍剤 　麻薬	1日につき　※注射薬のみ 6歳以上，6歳未満の乳幼児 6歳以上，6歳未満の乳幼児 6歳以上，6歳未満の乳幼児	69点，137点 79点，147点 69点，137点
麻薬等加算（麻薬，向精神 薬，覚醒剤原料，毒薬）	1調剤につき	麻薬70点，麻薬以外 8点
自家製剤加算（内服薬） 　錠剤，丸剤，カプセル剤， 　散剤，顆粒剤，エキス剤 　液剤	1調剤につき	20点／7日分 45点
自家製剤加算（屯服薬） 　錠剤，丸剤，カプセル剤， 　散剤，顆粒剤，エキス剤 　液剤	1調剤につき	90点 45点
自家製剤加算（外用薬） 　錠剤，トローチ剤，軟・ 　硬膏剤，パップ剤，リニ 　メント剤，坐剤 　点眼剤，点鼻・点耳剤，浣腸剤 　液剤	1調剤につき	90点 75点 45点
計量混合調剤加算 　液剤 　散剤，顆粒剤 　軟・硬膏剤	1調剤につき　※内服薬・屯服薬・外用薬	35点 45点 80点
時間外等加算（時間外，休 日，深夜）	基礎額＝調剤基本料（各加算を含む） ＋調剤料＋無菌製剤処理加算＋在宅患 者調剤加算	基礎額の100％， 140％，200％

項目	要件，算定上限	点数
夜間・休日等加算 在宅患者調剤加算	処方箋受付1回につき 処方箋受付1回につき	40点 15点
【薬学管理料】		
●薬剤服用歴管理指導料	処方箋受付1回につき	
①3カ月以内に再来局（かつ手帳による情報提供）		43点
②①，③，④以外		57点
③特定養護老人ホーム入所者		43点
④情報通信機器を使用	月1回まで，各加算は算定不可	43点
麻薬管理指導加算 重複投薬・相互作用等防止加算 特定薬剤管理指導加算1	残薬調整以外，残薬調整 厚生労働大臣が定める特に安全管理が必要な医薬品	22点 40点，30点 10点
特定薬剤管理指導加算2	抗悪性腫瘍剤の注射 かつ 悪性腫瘍の治療に係る調剤，月1回まで	100点
乳幼児服薬指導加算 吸入薬指導加算 調剤後薬剤管理指導加算	6歳未満の乳幼児 3月に1回まで 月1回まで（地域支援体制加算に係る届出薬局に限る）	12点 30点 30点
薬剤服用歴管理指導料（特例）	3カ月以内の再来局患者のうち手帳の活用実績が50％以下，各加算は算定不可	13点
●かかりつけ薬剤師指導料	処方箋受付1回につき	76点
麻薬管理指導加算 重複投薬・相互作用等防止加算 特定薬剤管理指導加算1	残薬調整以外，残薬調整 厚生労働大臣が定める特に安全管理が必要な医薬品	22点 40点，30点 10点
特定薬剤管理指導加算2	抗悪性腫瘍剤の注射かつ悪性腫瘍の治療に係る調剤，月1回まで	100点
乳幼児服薬指導加算	6歳未満の乳幼児	12点
●かかりつけ薬剤師包括管理料	処方箋受付1回につき	291点
●服用薬剤調整支援料1	内服薬6種類以上→2種類以上減少，月1回まで	125点
●服用薬剤調整支援料2	内服薬6種類以上→処方医への重複投薬等の解消提案，3月に1回まで	100点
●服薬情報等提供料1 ●服薬情報等提供料2	保険医療機関からの求め，月1回まで 薬剤師が必要性ありと判断（月1回まで），患者・家族からの求め	30点 20点
●外来服薬支援料	月1回まで	185点
●在宅患者訪問薬剤管理指導料	月4回（末期の悪性腫瘍の患者等の場合は週2回かつ月8回）まで	
①単一建物患者 1人	保険薬剤師1人につき週40回まで	650点
②単一建物患者 2〜9人		320点
③単一建物患者 10人以上（①および②以外）		290点

項目	要件，算定上限	点数
在宅患者オンライン服薬指導料	在宅患者訪問薬剤管理指導料を月1回算定の患者，月1回まで，保険薬剤師1人につき週10回まで，各加算および在宅患者重複投薬・相互作用等防止管理料は算定不可	57点
麻薬管理指導加算 乳幼児加算	6歳未満の乳幼児	100点 100点
●在宅患者緊急訪問薬剤管理指導料		
①計画的な訪問薬剤指導に係る疾患の急変	①と②を合わせて月4回まで	500点
②①以外		200点
麻薬管理指導加算 乳幼児加算	6歳未満の乳幼児	100点 100点
●在宅患者緊急時等共同指導料	月2回まで	700点
麻薬管理指導加算 乳幼児加算	6歳未満の乳幼児	100点 100点
●在宅患者重複投薬・相互作用等防止管理料	残薬調整以外，残薬調整	40点，30点
●経管投薬支援料	初回のみ	100点
●退院時共同指導料	入院中1回（末期の悪性腫瘍の患者等の場合は入院中2回）まで	600点
【薬剤料】		
●使用薬剤料（所定単位につき15円以下の場合）	調剤料の所定単位につき	1点
〃 （所定単位につき15円を超える場合）	〃	10円又はその端数を増すごとに1点
【特定保険医療材料料】		
●特定保険医療材料	厚生労働大臣が定めるものを除く	材料価格を10円で除して得た点数

介護報酬

(令和元年10月1日施行)

項目	要件，算定上限	単位
居宅療養管理指導費，介護予防居宅療養管理指導費	月4回（末期の悪性腫瘍の患者等の場合は週2回かつ月8回）まで	
①単一建物居住者　1人 ②単一建物居住者　2～9人 ③単一建物居住者　10人以上（①および②以外）	薬局の薬剤師が行う場合	509単位 377単位 345単位
麻薬管理指導加算 特別地域加算 中山間地域等小規模事業所加算 中山間地域等居住者サービス提供加算		100単位 所定単位数の15％ 所定単位数の10％ 所定単位数の5％

保険調剤Q&A　令和2年版
調剤報酬点数のポイント

定価　本体2,600円（税別）

2002年10月31日　平成14年4月版　発行
2004年11月30日　平成16年4月版　発行
2006年7月15日　平成18年4月版　発行
2008年7月7日　平成20年版　発行
2010年6月24日　平成22年版　発行
2012年6月23日　平成24年版　発行
2014年7月1日　平成26年版　発行
2016年6月20日　平成28年版　発行
2018年6月14日　平成30年版　発行
2020年6月24日　令和2年版　発行

編　集　　公益社団法人　日本薬剤師会

発行人　　武田　正一郎

発行所　　株式会社　じほう

　　　　　　101-8421　東京都千代田区神田猿楽町1-5-15（猿楽町SSビル）
　　　　　　電話　編集　03-3233-6361　販売　03-3233-6333
　　　　　　振替　00190-0-900481
　　　　　＜大阪支局＞
　　　　　　541-0044　大阪市中央区伏見町2-1-1（三井住友銀行高麗橋ビル）
　　　　　　電話　06-6231-7061

©2020　　装丁　竹田壮一朗　　組版　スタジオ・コア　　印刷　(株)暁印刷
Printed in Japan

本書の複写にかかる複製，上映，譲渡，公衆送信（送信可能化を含む）の各権利は
株式会社じほうが管理の委託を受けています。

JCOPY ＜出版者著作権管理機構　委託出版物＞
本書の無断複製は著作権法上での例外を除き禁じられています。
複製される場合は，そのつど事前に，出版者著作権管理機構（電話 03-5244-5088,
FAX 03-5244-5089, e-mail：info@jcopy.or.jp）の許諾を得てください。

万一落丁，乱丁の場合は，お取替えいたします。

ISBN 978-4-8407-5288-6